Florian Ploberger

Chinesische Phytotherapie
Anleitung zur Erstellung einer TCM-Rezeptur

Haftung: Alle Angaben in diesem Buch sind nach bestem wissenschaftlichen Können des Autors gemacht. Weder der Verfasser noch der Verlag können für Angaben über Dosis und Wirkung Gewähr übernehmen. Es bleibt in der alleinigen Verantwortung des Lesers, diese Angaben einer eigenen Prüfung zu unterziehen. Auf die geltenden gesetzlichen Bestimmungen wird ausdrücklich hingewiesen.

Illustrationen mit freundlicher Genehmigung zur Verfügung gestellt großteils von Claude Diolosa sowie vereinzelt entnommen aus Gotthilf Heinrich v. Schubert, *Naturgeschichte des Pflanzenreichs nach dem Linne'schen System*, Stuttgart 1887; *Carl Hoffmann's Botanischer Bilder-Atlas*, Stuttgart, 1896; *Köhler's Medizinal-Pflanzen in naturgetreuen Abbildungen*, 3 Bände, Gera-Untermhaus 1890.
Illustration S. 172 aus *Chinese Herbal Medicine: Materia Medica* by Bensky et al., Eastland Press, USA.

4521 Schiedlberg/Austria, Waidern 42
E-Mail: office@bacopa.at, verlag@bacopa.at
www.bacopa.at

Printed in the EU

ISBN 9783902735430

1. Auflage, 2015

Florian Ploberger

Chinesische Phytotherapie

Anleitung zur Erstellung einer TCM-Rezeptur

Mit einem Vorwort von Simon Becker

BACOPA VERLAG

5

6

Anhang

Vorwort

Das Studium und die Praxis der Chinesischen Arzneitherapie ist eine Leidenschaft fürs Leben. Der Wissensschatz ist so ungemein groß und die Möglichkeiten und Ansätze sind so vielseitig, dass man sich Jahrzehnte lang damit beschäftigen kann, ohne je gelangweilt zu werden. Nie hat man diese immense und abwechslungsreiche Materie ganz begriffen. Immer gibt es noch Neues, Anderes und Ergänzendes zu lernen. Genau darin besteht auch die Faszination.

Das Studium und die Praxis der Chinesischen Arzneitherapie sind unzertrennlich. Die Theorie legt die Grundlage für die Praxis. Die Praxis wiederum informiert die Theorie indem sie diese bestätigt oder verändert. Für den Verschreibenden nehmen die Arzneien und Rezepturen über die Jahre und Jahrzehnte immer klarere und umfassendere Gestalten an. Am Anfang sind sie simpel und relativ gradlinig. Man kennt die Hauptfunktion und wenige Schlüsselindikationen.

Beim Studium der chinesischen Arzneitherapie ist es vorerst wichtig, eine solide Struktur – eine Art «Karteisystem» – aufzubauen, in welchem die Mittel mental sortiert abgelegt werden. Dieses «Karteisystem» kann ein Leben lang aus- und umgebaut werden. Das grobe Gerüst aber sollte anfangs gebaut werden – ohne zu viele Details und überladende Zusatzinformationen. Besteht für eine Arznei oder eine Rezeptur erst einmal ein mentaler Eintrag mit Kategorie und den wichtigsten Funktionen, dann lässt sich dieser Eintrag schnell und einfach erweitern. Ebenfalls lassen sich neue und ähnliche Rezepturen und Arzneien mit bereits gelernten kombinieren, vergleichen und «ablegen». Dies erleichtert das Lernen und Praktizieren sehr.

Das Studium der chinesischen Arzneitherapie kann verglichen werden mit dem Kennenlernen von vielen neuen «Freunden». Jeden der neuen «Freunde» ordnen wir seiner übergeordneten Gruppe zu: einige zu den Aktiven; andere zu den Unterstützenden. Einige zu den Weichen; andere zu den Harten. Gleichzeitig lernen wir aber auch ihre ganz eigenen und speziellen Eigenschaften kennen. Je länger wir uns mit ihnen abgeben und je besser wir sie kennen, desto genauer wird unser Bild. Eine ist sanftmütig und ruhig. Eine andere eher aggressiv und aktiv. Alle haben ihre Stärken und Schwächen. Unsere Aufgabe ist es, sie gut kennen und einschätzen zu lernen. Dann können wir sie angemessen einsetzen.

So wird das Studium der chinesischen Arzneitherapie zur lebendigen und faszinierenden Reise. Eine Reise die niemals endet, auf welcher wir aber von immer mehr und immer besseren Freunden unterstützt werden.

Dieses Buch von Dr. Florian Ploberger ist ein Begleiter auf dieser Reise in die Welt der chinesischen Arzneien. Es ist kein Ersatz für Werke wie jene von Bensky, Clavey und Stöger oder von Chen und Chen. Deren Bücher sind aber auch nicht ideale Begleiter für den Beginn der Reise. Sie erschlagen regelrecht mit ihrem Detailgrad und sind hilfreich zur späteren Vertiefung der Kenntnisse.

Florian Ploberger nimmt ganz bewusst einen anderen Ansatz. Der Fokus liegt dabei nicht in der Menge der Einzelmittel oder Rezepturen oder einer enzyklopädischen Auflistung von Funktionen, Indikationen und Zusatzinformationen. Genau diese Menge und diese Tiefe führen zu Beginn oft zu Überforderung, Verwirrung und Frustration. Dieses Buch vereinfacht und konzentriert sich auf Weniger, dafür auf Grundsätzliches. Es hilft beim Aufbau des «Karteisystems», beim Sortieren der Arznei-Kategorien und zum besseren Kennenlernen der Einzelmittel und Rezepturen.

Dieses Buch eignet sich aber auch für Therapeuten, die bereits ein umfassenderes Verständnis aufgebaut und eigene praktische Erfahrungen gesammelt haben. Florian Ploberger teilt seine Erfahrungen und seine Sicht der Arzneien in verständlicher und zugänglicher Weise. Er trägt dadurch zum Gesamtbild und Gesamtverständnis von Einzelmitteln und Rezepturen bei, schärft damit auch für Fortgeschrittene den Blick und erweitert den Horizont des Arzneiverständnisses insgesamt.

Simon Becker
Horgen, im Januar 2015

Einleitung

Liebe Leserin, lieber Leser,

In der TCM gibt es zahlreiche Einzelkräuter. Aber nur in wenigen Fällen werden Patienten schon durch die Verschreibung eines einzelnen Arzneimittels erfolgreich therapiert. Die Kombination mehrerer Einzelkräuter zu einer Rezeptur ist meistens effizienter. Hierbei sollte bedacht werden, dass sich die Wirkungen der Kräuter nicht einfach addieren, sondern dass sie sich gegenseitig beeinflussen und in ihrer Wirkung ergänzen, vermindern oder auch potenzieren.

In dem vorliegenden Buch wird das Erstellen einer TCM-Rezeptur ausführlich und praxisnah beschrieben. Sie lernen die Funktionen der Einzelkräuter innerhalb einer Rezeptur kennen und erfahren, wie man klassische TCM-Rezepturen durch Hinzufügen oder Weglassen bestimmter Kräuter individuell an das Beschwerdebild des Patienten anpassen kann.

Folgenden Themen sind Kapitel gewidmet:

Die Arzneimitteltherapie in China, Grundsätze der Behandlung; die fünf Geschmacksrichtungen, thermischen Wirkungen und Wirkrichtungen der Einzelkräuter; Klassifizierung der Einzelkräuter, Verschreibung von Einzelkräutern, traditionelle Strategien, die wichtigen vier Bestandteile einer klassischen Rezeptur (Kaiserkraut, Ministerkraut, Botenkraut, Helferkraut) und Variationen klassischer TCM-Rezepturen.

Weitere Kapitel beschäftigen sich mit dem Erstellen eines Rezeptes, der Dosierung und Dauer der Verschreibung einer Rezeptur, galenischen Zubereitungsformen, Nebenwirkungen und Toxikologie, verbotenen Kombinationen, Kontraindikationen und diätetische Unverträglichkeiten, dem Bezug chinesischer Arzneimittel und Qualitätssicherung, einer detaillierten Beschreibung der wichtigsten 160 TCM-Einzelkräuter inklusive Abbildungen und vieles mehr. (Leider ließen sich nicht von allen Kräutern Abbildungen finden.) Für das großzügige zur Verfügung stellen der wunderbaren Abbildungen möchte ich mich sehr herzlich bei Claude Diolosa bedanken. Darüber hinaus sei Elfi Kochwalter für die kontinuierliche Unterstützung bei der Niederschrift dieses Buches sowie Roland Arch für die Korrektur des gesamten Textes gedankt.

Ein ausführlicher Anhang, Literaturverzeichnis und Stichwortregister runden das Buch ab.

Ich hoffe, dass das vorliegende Buch für Studierende und Therapeuten der TCM eine wertvolle Hilfe bei dem Erlernen und der praktischen Umsetzung der chinesischen Phytotherapie bietet und wünsche Ihnen viel Freude mit den TCM-Kräutern!

Mit kollegialen Grüßen,
Florian Ploberger,
im Frühjahr des Holz-Ziegen-Yin-Jahres (2015)

1

1.1 Arzneimitteltherapie in China

Die Phytotherapie ist in China die bedeutendste und am häufigsten angewandte Therapieform der TCM. Heutzutage werden in China bis zu ¾ der Patienten mit der TCM-Arzneimitteltherapie behandelt. Die Materia Medica der TCM umfasst laut einigen Quellentexten über 40 000 Rezepturen – und mehrere tausend Einzelkräuter, von denen ungefähr fünfhundert in Deutschland und Österreich verwendet werden können.

Natürlich war es zu Beginn die Akupunktur, die sich im Westen durchsetzen konnte, doch nun steht vielfach die Phytotherapie mit chinesischen Heilkräutern im Mittelpunkt des Interesses. Akupunktur, Moxibustion und bestimmten Massageformen zählen in China zu den «äußeren» Therapien. Diese dienen dazu, die Qi-Zirkulation zu regulieren. Sie sind immer dann indiziert, wenn das Qi bewegt, Stagnationen gelöst oder Überschüssiges abgeleitet (Xie Fa) werden muss.

Die Arzneimitteltherapie nennt man dagegen «innere» Medizin. Sie ist bei verschiedenen Erkrankungen der inneren Organe, Problemen der Körpersäfte (Jinye) und Blut (Xue) indiziert. Wenn man Leere-Zustände tonisieren (Bu Fa) möchte, ist sie kaum durch andere Methoden ersetzen. Darüber hinaus gibt es eher unspezifische, aber sehr wichtige präventive Methoden, wie Diätetik und Körperübungen (Qi Gong, Tai Ji Quan), die hauptsächlich im Rahmen der allgemeinen Gesundheitspflege eingesetzt werden.

Worin liegen die individuellen Stärken der verschiedenen Methoden?

Während mit der Akupunktur Störungen im Meridiansystem, Qi- und Yang-Störungen meist gut beeinflusst werden können, verlangen Zustände wie ein Blut- und Yin-Mangel (wenn man sie überhaupt mit Akupunktur behandeln möchte) eher diätetische Maßnahmen bzw. chinesische Kräuter. Egal, ob es ein Qi-, Blut-, Yin- oder Yang-Mangel ist, der bei einem Patienten behoben werden soll, diese Mangel-Zustände können durch chinesische Kräuter – wenn der Verdauungstrakt ausreichend gut funktioniert – effizienter ausgeglichen werden als durch Akupunkturbehandlungen, da die Akupunktur hauptsächlich mit dem vorhandenen Qi des Patienten arbeitet. Natürlich ist dies eine ganz grobe Verallgemeinerung, doch vereinfachend gilt, dass Akupunktur als therapeutische Maßnahme verwendet werden kann, um das vorhandene Qi eines Patienten zu bewegen. Die Phytotherapie dient dazu, den Körper durch Zufuhr diverser Substanzen von außen zu stärken. Voraussetzung ist, dass der Verdauungstrakt des Patienten die Fähigkeit besitzt, die Wirkstoffe, die in einer chinesischen

Kräuterrezeptur enthalten sind, aufzunehmen bzw. zu extrahieren.

Natürlich ist es sinnvoll, die verschiedenen Methoden zu kombinieren, denn «ein herausragender Arzt ist fähig, viele Techniken zu nutzen, um die Behandlung flexibel an wechselndes Klima, Umgebung, Lebensstil und andere Variablen der Erkrankten anzupassen», wie es im «Huang-di Nei-jing» («Der Innere Klassiker des Gelben Kaisers») sinngemäß heißt.

Die Kräuterheilkunde des modernen China entstammt der alten traditionellen Medizin, entwickelt sich aber stetig weiter. Dies ist auch daran zu erkennen, dass die in diesem Buch enthaltenen Empfehlungen aus verschiedenen historischen Epochen stammen. Zahlreiche Empfehlungen stammen aus der östlichen Han-Dynastie (25–220 n. Chr.) und der Tang-Dynastie (618–907 n. Chr.), in welcher Zeit die chinesische Kaiserkultur ihre Ursprünge hatte. Weitere stammen aus der Qing-Dynastie (1644–1911 n. Chr.). Ein kleiner Anteil geht auf die Jin-, Song-, Yuan- und Ming-Dynastien zurück. Die restlichen entstanden der modernen Zeit seit 1949.

1.2 Grundsätze der Behandlung

Wurzel (ben) und Manifestationen (biao) einer Erkrankung

Zu diesem Thema steht im Kapitel 5 des Suwen («Einfache Fragen») des Werkes «Huang-di Nei-jing» («Der Innere Klassiker des Gelben Kaisers»):

> «Das Gesetz von Yin und Yang ist die natürliche Ordnung des Universums, die Grundlage aller Dinge, die Mutter jeden Wandels, die Wurzel von Leben und Tod. Um eine Krankheit zu behandeln, muss man die Wurzel der Disharmonie finden, die immer dem Gesetz von Yin und Yang unterworfen ist.»

Um den bestmöglichen Behandlungserfolg mit möglichst wenigen Nebenwirkungen zu erzielen, ist es wichtig zu erkennen, welche Aspekte einer Störung bei dem betreffenden Patienten am vordringlichsten zu therapieren sind. Die TCM-Literatur empfiehlt, die Erscheinungsbilder (Manifestationen – biao) eines Krankheitsbildes von deren Ursache (Wurzel – ben) zu unterscheiden.

- Die Ursache einer Krankheit ist die Wurzel (ben), die Symptomatik die Manifestation (biao).
- Im Verlauf einer Krankheit ist die zugrunde liegende primäre Störung die Wurzel (ben), die sekundären Komplikationen die Manifestation (biao).
- Hinsichtlich der Lokalisation einer Krankheit sind die internen Aspekte die Wurzel (ben), die äußeren die Manifestation (biao).

Die Unterscheidung zwischen Wurzel (ben) und Manifestation (biao) ist in der täglichen Praxis sehr wichtig, um die Behandlung entsprechend planen und auf die speziellen Bedürfnisse eines Patienten abzustimmen zu können. Bei der Behandlung von Krankheitswurzel (ben) und Manifestation (biao) sind folgende Grundregeln einzuhalten:

- Bei akuten Störungen ist die Manifestation (biao) zu behandeln. Beispiele sind akute Blutungen oder Erbrechen sowie all jene Erscheinungen, wo unabhängig von deren Ursachen eine rasche Beseitigung der Symptome lebenswichtig ist.
- Klassische Texte empfehlen darüber hinaus, dass folgende Symptome, wenn sie als Manifestation (biao) vorliegen, unabhängig von der Ursache (ben) primär behandelt werden sollten: Schlafstörungen, starke Schmerzen, Juckreiz sowie Probleme im Bereich des Verdauungstraktes. Den klassischen Texten ist zu entnehmen, dass erst nach erfolgreicher Behandlung der soeben angeführten Symptome eine erfolgreiche Therapie des Patienten durchgeführt werden kann.
- Bei chronischen Störungen ist die Wurzel (ben) zu behandeln. Beispielsweise sei die Therapie einer chronischen Migräne-Symptomatik aufgrund eines zugrunde liegenden Nieren-Yin-Mangels mit aufsteigendem Leber-Yang angeführt: Hier empfiehlt sich (außer während eines akuten Migräneanfalles) die Therapie der Wurzel (ben), also des Nieren-Yin-Mangels. Würde man nur die Manifestation (biao), also das aufsteigende Leber-Yang, behandeln, so würde man das chronische Krankheitsbild Migräne nicht erfolgreich therapieren können. Es kommt jedoch äußerst selten vor, dass sich die Behandlung nur auf die Behandlung der Wurzel (ben) konzentriert und die Symptome (biao) völlig außer Acht gelassen werden. In der Mehrzahl der Fälle kommt es zu einer gleichzeitigen Behandlung von Wurzel (ben) und Manifestation (biao).
- Gleichzeitige Behandlung von Wurzel (ben) und Manifestation (biao). Ein Beispiel dafür ist Leere-Hitze durch Yin-Mangel. Abhängig von der Intensität der Hitze verlangt die geeignete Strategie entweder völlige Konzentration auf die Stärkung des Yin (Wurzel) oder eine direkte Ausleitung der vom Mangel bedingten Leere-Hitze (Manifestation). Meistens wird hier innerhalb einer Rezeptur beides gleichzeitig behandelt – Wurzel (ben) und Manifestation (biao).

Ein weiterer Aspekt von Wurzel (ben) und Manifestation (biao) betrifft die grundsätzliche Strategie; also ob die Art der Störung es verlangt, dass das Qi eines Patienten zu stärken (tonisieren) ist oder ob der «Pathogene Erreger» auszuleiten (sedieren) ist. Sind z.B. sowohl das Qi als auch der «Pathogene Erreger» schwach, kann der «Pathogene Erreger» durch Tonisierung des normalen Qi ausgeschaltet werden. Anderseits kann durch das Bekämpfen des «Pathogenen Erregers» durch eine ausleitende Methode indirekt das Qi des Patienten unterstützt werden.

Normale und gegensätzliche Behandlung

Die Behandlung einer Krankheit ist in der TCM im Allgemeinen antagonistisch zum Krankheitsverlauf, das heißt, sie benutzt Strategien und Substanzen, die gegensätzlich zur Art der Krankheit sind. Mangel-Zustände werden tonisiert, Fülle-Zustände sediert, Hitze wird mit Kälte behandelt, Kälte mit Hitze, Stagnation mit der Förderung von Bewegung, etc. Man nennt diese Vorgangsweise «normale Behandlung» (zheng zhi). Es gibt aber Fälle, wo die Behandlung als «gegensätzlich» (fan zhi) bezeichnet wird, weil sie von den allgemeinen Regeln abweicht. Es gibt in der Kräuterheilkunde zwei Arten von gegensätzlicher Behandlung.

Erstens kann eine Rezeptur verwendet werden, die von ähnlicher Natur wie die Krankheit ist. Dazu gehört beispielsweise das Verschreiben einer aus hauptsächlich thermisch heißen Inhaltsstoffen zusammengestellten Rezeptur zur Behandlung einer offensichtlich durch Hitze verursachten Störung; oder auch eine aus thermisch kalten Bestandteilen zusammengestellten Rezeptur zur Behandlung einer durch Kälte verursachten. Obwohl diese Art der Verschreibung auf den ersten Blick als «gegensätzlich» erscheint, so ist sie doch geeignet in jenen Fällen, wo Störungen durch «falsche» bzw. «irreführende» Symptome gekennzeichnet sind.

So ist zum Beispiel eine wärmende Strategie bei der Behandlung eines Patienten mit «falscher» Hitze und «echter» Kälte durchaus angebracht. Die Symptome sind in diesem Fall: Reizbarkeit, ein gerötetes Gesicht, manchmal Halsweh, alles Zeichen, die normalerweise auf Hitze hinweisen. Tatsächlich leidet der Patient jedoch an Kälte, die sich in folgenden Symptomen äußert: kalte Extremitäten, wässriger Durchfall und leerer (xu) Puls. Daher wird die Behandlung der zugrunde liegenden kalten Natur der Störung durch thermisch wärmende Rezepturen wie Si ni tang (Kalte Extremitäten-Dekokt) angebracht sein.

Si ni tang (Kalte Extremitäten-Dekokt)

- Rx. Lateralis Aconiti Carmichaeli (Fuzi) 6 g Kaiserkraut
- Rz. Zingiberis (Ganjiang) 4,5 g Ministerkraut
- Rx. Glycyrrhizae Tosta (Zhigancao) 3 g Helferkraut

Diese Rezeptur entstammt dem «Shang han lun» und wurde in der Han-Dynastie ca. im Jahr 220 n.Chr. von Zhang Zhong-jing verfasst. Der Autor empfiehlt, bei Vorliegen von «falscher» Hitze und «echter» Kälte das Dekokt kalt einzunehmen.

Si ni tang mit dem scharfen, thermisch heißen Rx. Lateralis Aconiti Carmichaeli (Fuzi) als Kaiserkraut und dem scharfen, thermisch heißen Rz. Zingiberis (Ganjiang) als Ministerkraut kann natürlich nur verschrieben werden, wenn wirklich eine «falsche» Hitze bei zugrunde liegender «echter» Kälte vorliegt. Sollte der Patient jedoch im Gegensatz dazu unter «echter» Hitze und «falscher» Kälte leiden, so würde er die Rezeptur nicht vertragen und nach der Einnahme unter massiven Nebenwirkungen leiden. Bei der Diagnose «echte» Hitze und «falsche» Kälte liegen folgende Symptome vor: Kältegefühl im Bereich der Ext-

remitäten, Durst mit einem Verlangen nach kalten Getränken, ein dunkler Urin, ein roter Zungenkörper mit einem gelben Zungenbelag.
Die zweite Art der gegensätzlichen Behandlung betrifft nicht «falsche» oder «irreführende» Symptome, sondern besteht einfach in der offensichtlichen Abweichung vom Grundsatz der antagonistischen Behandlung. Eine Obstipation (Verstopfung) wird z.B. normalerweise behandelt, indem ausgeleitet (sediert) und nach unten abgesenkt wird. Ist die Obstipation (Verstopfung) jedoch auf einen Qi-Mangel (meist Milz-Qi-Mangel) zurückzuführen, besteht die Behandlung in einer Tonisierung. Wird der Qi-Mangel behoben, verschwindet diese Art der Obstipation (Verstopfung), ohne dass ausgeleitet werden muss. Auch wenn eine solche Behandlungsstrategie auf den ersten Blick gegensätzlich zu den normalen Behandlungsprinzipien erscheint, ist sie doch indiziert.

Verschiedene Behandlungsmethoden für ein Krankheitsbild; eine Behandlungsmethode für verschiedene Krankheitsbilder

Die Behandlungsstrategie hängt in der TCM von den zugrunde liegenden Krankheitsursachen bzw. dem zugrunde liegenden energetischen Zustand des Patienten ab, und nicht vom schulmedizinisch definierten Krankheitsbild. Dies bedeutet, dass ein und dieselbe Krankheit auf unterschiedliche Arten behandelt wird.

Beispielsweise gibt es in der TCM nicht eine Art von Migräne, sondern verschiedene energetische Zustände, die zu dem westlich, schulmedizinisch definierten Krankheitsbild «Migräne» führen können. Dazu zählen beispielsweise eine Leber-Qi-Stagnation, ein aufsteigendes Leber-Yang, Nahrungsmittel-Stagnationen, eine Blut-Stagnation wegen eines Blut-Mangels, loderndes Leber-Feuer, etc. Je nach Verlauf des Krankheitsbildes, der Schmerzlokalisation, des Schmerzcharakters, eventuell vorhandener Zusatzsymptome sowie dem Zungen- und Pulsbefund wird vor einer Behandlung eine entsprechende Diagnostik durchgeführt und daraufhin die entsprechende Therapiestrategie gewählt. Sollten zehn Patienten mit Migräne in die Ordination kommen, so werden mit großer Wahrscheinlichkeit zehn verschiedene Rezepturen zur Anwendung kommen.

Umgekehrt kann die Behandlung unabhängig davon, wie verschieden die Krankheiten und deren Symptome dem Anschein nach sind, ähnlich sein, wenn dieselben energetischen Zustände involviert sind. Beispielsweise kann eine Leber-Qi-Stagnation zu folgenden westlich definierten Krankheitsbildern führen:

- PMS (Prämenstruelles Syndrom)
- Dysmenorrhoe (Schmerzen bei der Menstruation)
- Uterusmyome (gutartige Knoten in der Muskulatur der Gebärmutter)
- Mastitis (Brustentzündung)
- Mastopathie (Knoten in der Brust)
- Interkostalneuralgie (Entzündung der Zwischenrippenbereiche)

- Migräne (anfallsweise, seitliche Kopfschmerzen)
- Struma (Schilddrüsenvergrößerung und Knoten)
- Cholezystitis und Cholezystolithiasis (Gallenblasenentzündung bzw. Steinleiden)

Die soeben angeführten Krankheitsbilder können, wenn sie auf eine Leber-Qi-Stagnation zurückzuführen sind, mit einer ähnlichen Rezeptur behandelt werden. Natürlich kann durch Variation der Basisrezeptur bzw. durch Abänderung von Botschaftskräutern die Rezeptur an die individuellen Beschwerden des Patienten angepasst werden.

Die Behandlung beeinflussende Faktoren

Eine wirksame Therapie mit chinesischen Kräutern verlangt mehr als die bloße Auswahl einer geeigneten Behandlungsstrategie und –rezeptur.

Die Behandlung muss auch an die Jahreszeit, Klima und die persönlichen Merkmale des Patienten (Alter, Geschlecht, Konstitution, Gewicht, Gemütszustand, eventuell vorhandene Medikamenteneinnahme, etc.) angepasst werden. Für chinesische Ärzte ist es wichtig, diese beeinflussenden Faktoren zu kennen, da bei Nichtbeachtung dieser Regeln nicht nur die heilende Wirkung der Behandlung ausbleiben, sondern dem Patienten möglicherweise auch geschadet werden kann. Interessant ist folgende Anmerkung, die in Kapitel 78 des Werkes «Huang-di Nei-jing» («Der Innere Klassiker des Gelben Kaisers») zu finden ist:

> «Gelingt es einem Arzt nicht, dauerhafte Heilung zu erzielen, dann liegt der Grund dafür oft darin, dass er die äußerlich manifesten Symptome und Zeichen sowie die inneren Krankheitsursachen nicht genau genug analysiert und evaluiert.»

In Kapitel 77 desselben Werkes steht über die Fehler eines Arztes:

> «Der erste Fehler geschieht bei der Diagnose. Der zweite Fehler geschieht bei der Behandlung.»

Und in Kapitel 74 ist zu lesen:

> «Erinnert Euch: Findet die eigentliche Natur der Krankheit heraus, bevor Ihr Euch auf eine Behandlung einlasst. Wenn Ihr diese allgemeinen Regeln befolgt, wird Eure Behandlung erfolgreich sein.»

2

2.1 Die fünf Geschmacksrichtungen der Einzelkräuter

Zu diesem Thema ein kurzer Ausschnitt aus Kapitel 74 des Werkes «Huang-di Nei-jing» («Der Innere Klassiker des Gelben Kaisers»). Hier fragte Huangdi:

> «Könnt Ihr die Beschaffenheit und Eigenschaften der verschiedenen Heilkräuter anhand ihrer Aromen sowie die Erstellung einer wirksamen Rezeptur erklären?»

Qi Bo erläuterte:

> «Scharfe und süße Kräuter zerstreuen und stärken. Milde Kräuter wirken harntreibend und vertreiben Feuchtigkeit. Diese Kräuter gelten als Yang. Saure und bittere Kräuter vertreiben in alle Richtungen. Salzige Kräuter machen geschmeidig und lösen Verhärtungen auf. Diese Kräuter werden als Yin betrachtet.»

Eine der großen Stärken der TCM liegt in der äußerst detaillierten Beschreibung der Wirkung der Einzelkräuter. Jedem Kraut werden ein oder mehrere Geschmäcker, eine thermische Wirkung, aber auch ein Organbezug und spezielle Wirkungen zugeordnet. Durch die Analyse dieser Eigenschaften kann die Wirkung eines Krautes präzise beschrieben werden. Bei der Erstellung einer Rezeptur werden aufgrund verschiedener Überlegungen Kräuter, die bestimmte Geschmäcker, thermische Wirkungen, etc. aufweisen, miteinander kombiniert. Aus diesem Grund werden in den folgenden Abschnitten des Buches die Themen Geschmack und thermische Wirkung abgehandelt.

Der chinesische Begriff für den Geschmack einer Arznei lautet «Wei». Urprünglich hat sich der Begriff «Wei» wahrscheinlich auf eine geschmackliche Wahrnehmung von Speisen und Arzneisubstanzen bezogen, die im Laufe der Jahrtausende weiter abstrahiert wurde und heute meist für bestimmte Eigenschaften von Arzneimitteln steht. Aus diesem Grunde empfinden wir manche als süßlich eingeordnete Substanzen heute nicht als süß. Rz. Atractylodes macrocephalae (Baizhu) wird beispielsweie als bitter und süß beschrieben, schmeckt aber extrem bitter. Der Grund ist, daß das «süß» hier gleichbedeutend mit «tonisierend» ist, da Rz. Atractylodes macrocephalae (Baizhu) ein Qi-stärkendes Mittel ist.

Die fünf Geschmacksrichtungen lauten:

sauer	bitter	süß	scharf	salzig

Bereits im «Huang-di Nei-jing» («Der Innere Klassiker des Gelben Kaisers») wird ein weiterer Geschmack angeführt: Der neutrale bzw. fade Geschmack. Er ist vorwiegend bei diuretisch wirkenden Pilzen wie zum Beispiel Sclerotium Poriae Cocos (Fuling) und Sclerotium Polypori Umbellati (Zhuling) zu finden. Auch der neutrale bzw. fade Geschmack wird in diesem Buch vorgestellt. Wichtig zu wissen ist, dass manchen Kräutern mehrere Geschmacksrichtungen zugeordnet werden.

Der **saure** (suan) Geschmack wird der Wandlungsphase Holz zugeordnet. Saure Kräuter werden zum Festigen des Nieren-Qi, bzw. zum Bewahren der Körpersäfte (Jinye) eingesetzt. (Beispielsweise Fr. Schisandrae (Wuweizi)). Sauer unterstützt die Ernährung des Yin, insbesondere des Nieren-Yin, hält das Yin und festigt die Essenz (Jing). In Maßen eingesetzt, stärkt sauer die Leber.

- Sauer-kühl wird oft benutzt, um Hitze in der Leber zu kühlen.
- Indikationen für den sauren Geschmack sind: Diarrhoe (Durchfall), Inkontinenz (Unfähigkeit, den Harn zu halten), übermäßige Schweißsekretion, spontane Spermatorrhoe (nächtliche Samenergüsse), Leukorrhoe (Ausfluss) und andere Flüssigkeitsverluste.
- Ein Überschuss des sauren Geschmackes kann eine Leber-Qi-Stagnation begünstigen.
- Kondraindiziert ist der saure Geschmack bei Qi-Stagnation und Magen-Feuer sowie im Anfangsstadium von Erkältungskrankeiten (Grund: Zieht die äußeren «Pathogenen Faktoren» (Xie Qi) ins Köperinnere).
- Adstringierende Mittel sind in ihrer Wirkung den saueren gleichzusetzen, doch werden sie besonders bei Verlust von Körpersäfte (Jinye) eingesetzt.

Der **bittere** (ku) Geschmack wird der Wandlungsphase Feuer zugeordnet. Bitter wirkt abführend, purgierend, harntreibend, austrocknend, beruhigend, entzündungshemmend, blutungshemmend (bei Blut-Hitze), absenkend, Toxische-Hitze-ausleitend und durchblutungsfördernd.

Bittere, thermisch warme Kräuter stärken das Herz-Qi. Bittere, thermisch kalte kühlen Hitze und beruhigen Feuer. Indikationen für den bitteren Geschmack sind: eitrige Entzündungen, Hepatitis (Leberentzündung), Herpes genitalis (Virusinfektion im Genitalbereich), Herpes labialis (Fieberblasen), Insomnia (Schlaflosigkeit), trockene Obstipation (Verstopfung), PMS (Prämenstruelles Syndrom), Dysmenorrhoe (Schmerzen bei der Menstruation), etc.
Anmerkung: Es ist empfehlenswert, bittere Kräuter am Vormittag einzunehmen. Eine abendliche Einnahme würde das Milz-Qi zu sehr verletzten; auch müssten Patienten auf Grund der diuretischen Wirkung bitterer Kräuter möglicherweise in der Nacht Harn lassen.

- Kontraindiziert ist der bittere Geschmack: bei Körpersäfte-Mangel, Blut- und Yin-Mangel.
- Cave!: Bei Obstipation (Verstopfung) durch einen Blut- oder Flüssigkeits-Mangel kann der bittere Geschmack nur symptomatisch und kurzfristig eingesetzt werden. Bei langfristiger Anwendung droht sonst eine weitere Austrocknung.

Der **süße** (gan) Geschmack wird der Wandlungsphase Erde zugeordnet. Süß stärkt, nährt und tonisiert (besonders Milz und Magen), diese Organe harmonisiert der süße Geschmack ebenfalls; ferner beruhigt er akute Symptome wie Schmerz und Spasmen und wirkt befeuchtend.
- In Maßen und besonders in Kombination mit thermisch warmen Kräutern wird das Qi und Yang von Milz und Magen gestärkt.
- Indikationen für den süßen Geschmack sind: Schwächezustände, Körpersäfte-(Jinye)-Mangel bei trockenen Dermatosen (Hauterkrankungen) und trockenem Husten, Spasmen (Krämpfen), Kachexie (Auszehrung des Körpers), Schmerzen und hohes Fieber etc.
- Übermäßiger Konsum süßer Kräuter und Nahrungsmittel, speziell wenn diese thermisch «kalt» sind, können das Milz-Qi schwächen. Bei vorbestehendem Milz-Qi- und -Yang-Mangel mit Feuchtigkeits- und/oder Schleimretention sind süße Kräuter mit befeuchtenden Eigenschaften wie beispielsweise Rx. Glycyrrhizae (Gancao) zu meiden.
- Kontraindiziert ist der süße Geschmack bei Feuchtigkeits- und Schleimerkrankungen.

Der **scharfe** (xin) Geschmack wird der Wandlungsphase Metall zugeordnet. Scharf stärkt das Lungen-Qi und zerstreut äußere «Pathogene Faktoren», welche die äußere Körperschicht (biao) befallen haben. Darüber hinaus fördert der scharfe Geschmack die Zirkulation von Qi, insbesondere die verteilende Funktion der Lunge, sowie die Zirkulation von Blut. Einige scharfe Kräuter machen die Meridiane durchgängig, z.B. Cx. Cinnamomi Cassiae (Rougui). In den meisten Fällen sind scharfe Kräuter thermisch warm. Es gibt nur wenige scharfe, thermisch kühle Kräuter wie zum Beispiel die Pfefferminze (Hb. Menthae).
- Indikationen für den scharfen Geschmack sind: Anfangsstadium von Erkältungskrankheiten, Allergien, einige dermatologische Erkrankungen, Myome, Rheuma, etc.
- Übermäßiger Konsum von scharfen, thermisch heißen Nahrungsmitteln und Kräutern begünstigt die Entwicklung eines Lungen-Yin-Mangels.
- Bei Stagnationen mit konsekutiver Hitzeentwicklung wie z.B. Leber-Qi-Stagnation mit aufsteigendem Leber-Yang eventuelle Verstärkung der Hitze-Symptome durch scharfe, thermisch heiße Kräuter.
- Kontraindiziert ist der scharfe Geschmack bei Qi-Mangel, Spasmen (Krämpfen), Sehstörungen und Vertigo (Schwindelgefühl). Auch bei

Hauterkrankungen mit Blut-Hitze sind scharfe, thermisch heiße Kräuter kontraindiziert.

Der **salzige** (xian) Geschmack wird der Wandlungsphase Wasser zugeordnet. Der salzige Geschmack wird durch den hohen Kochsalzkonsum in unserer Gesellschaft in vielen Fällen schon übermäßig verwendet. In der Therapie muss deshalb zwischen einer Kochsalzrestriktion und der Anwendung einzelner, spezifisch wirkender Substanzen mit salzigem Geschmack differenziert werden.

- Salzig stärkt das Nieren-Qi, nährt das Yin, senkt das Yang ab, und wirkt aufweichend, fördert den Stuhlgang und regt die Diurese an.
- Für das Verständnis des salzigen Geschmackes ist Folgendes wichtig: manche behaupten, der salzige Geschmack wirkt austrocknend; andere wiederum behaupten, er wirkt befeuchtend. Beide haben Recht! Man muß sich nur die Wirkung von Glaubersalz (Natrii Sulfas (Mangxiao)) vor Augen halten: Im Bereich des Darmes wirkt Natrii Sulfas (Mangxiao) befeuchtend, im restlichen Körper austrocknend.
- Indikationen für den salzigen Geschmack sind: Vertigo (Schwindelgefühl), Tinnitus (Ohrensausen), Konjunktivitis (Bindehautentzündung), Lymphknotenschwellungen, Knoten in der Schilddrüse, Hitzewallungen, etc.
- Ein übermäßiger Konsum des salzigen Geschmackes schwächt das Nieren-Yin.
- Kontraindiziert ist der salzige Geschmack bei manchen Formen von Hypertonie (Bluthochdruck).

Der **neutrale** bzw. **fade** (dan) Geschmack wird der Wandlungsphase Erde zugeordnet. Neutral bzw. fad wirkt beruhigend, entschleimend auf die Herzkanäle und harntreibend. Wie bereits oben angeführt, sind vorwiegend Pilze wie zum Beispiel Sclerotium Poriae Cocos (Fuling) und Sclerotium Polypori Umbellati (Zhuling) vom Geschmack her neutral bzw. fad.

- Indikationen für den neutralen bzw. faden Geschmack sind: Oligurie (Ungenügende Urinausscheidung), Anurie (Harnverhalten), Ödeme (abnorme Ansammlung von Flüssigkeit in Körpergeweben), Zystitis (Blasenentzündung), Prostatitis (Entzündung der Vorsteherdrüse), Verwirrungszustände und Depressionen. Da neutrale bzw. fade Kräuter relativ mild wirken, führt ein übermäßiger Konsum zu keiner Verletzung des Körpers.
- Es bestehen keine Kontraindikationen.

Tabelle der fünf Geschmacksrichtungen					
sauer	**bitter**	**süß**	**scharf**	**salzig**	**fad**
zusammen-ziehend	abführend	befeuchtend	zerstreuend	nährt das Yin	beruhigend
einschnürend	purgierend	stärkend	erwärmend	senkt das Yang ab	entschleimend
zusammen-haltend	austrocknend	entspannend	bahnbrechend	aufweichend	harntreibend
	Toxische-Hitze-ausleitend	beruhigend			
	entzündungs-hemmend	harmoni-sierend			
	blutungs-hemmend	kühlend			
	absenkend				

Jeder Geschmack kann sich auch negativ auf den Körper auswirken. So steht in Kapitel 23 des Suwen («Einfache Fragen») des Werkes «Huang-di Nei-jing» («Der Innere Klassiker des Gelben Kaisers»):

> Zuviel *saurer* Geschmack verletzt Leber und Sehnen.
> Zuviel *bitterer* Geschmack verletzt Herz und Blut.
> Zuviel *süßer* Geschmack verletzt Milz und Fleisch.
> Zuviel *scharfer* Geschmack verletzt Lunge und Haut.
> Zuviel *salziger* Geschmack verletzt Nieren und Knochen.

Darüber hinaus ist in diesem Kapitel Folgendes zu lesen:

> «Die fünf Geschmacksrichtungen wirken sich dank ihrer natürlichen Eigenschaften auf spezifische Weise auf den Körper aus. Aus diesem Grund bestehen auch spezifische Kontraindikationen. Da der scharfe Geschmack Qi zerstreut, sollte man bei Erkrankungen des Qi nichts Scharfes zu sich nehmen. Salziges reinigt das Blut, also sollte man bei Bluterkrankungen salzige Speisen vermeiden. Ein bitteres Aroma erschöpft die Knochen, also sollte man bei Knochenerkrankungen auf bittere Speisen verzichten. Süßes bläht das Fleisch auf, daher sollte man es bei Erkrankungen des Fleisches meiden. Saures kontrahiert die Sehnen und sollte daher bei Sehnenerkrankungen nicht genossen werden.»

2.2 Die thermischen Wirkungen der Einzelkräuter

In Kapitel 74 des Werkes «Huang-di Nei-jing» («Der Innere Klassiker des Gelben Kaisers») steht geschrieben:

> «Wenn ein Hitzezustand nicht auf kalte oder kühle Kräuter anspricht, dann meist deswegen, weil die Natur der Krankheit nicht exakt festgestellt wurde.»

Die thermischen Wirkungen der Kräuter werden einerseits nach dem subjektiven Empfinden, andererseits nach objektiven Kriterien wie Atemfrequenz, Pulsdiagnostik, oder einer Hyperämie in gewissen Körperstellen, beurteilt. Die thermische Wirkung (chinesisch: «xing») bezieht sich somit auf die Wirkung, die eine Arznei im Körper entfaltet; und nicht auf die Temperatur, in der man eine Rezeptur zu sich nimmt. Natürlich kann die thermische Wirkung durch die Zubereitungsart modifiziert werden. Ursprünglich wurden vier thermische Wirkungen unterschieden:

kalt	kühl	warm	heiß

Dazu kam mit der Zeit noch der Begriff der thermisch «neutralen» Wirkung. Später wurden zusätzliche Zwischenstufen wie zum Beispiel: leicht warm, sehr heiß, usw. eingeführt.

Kühlende Kräuter können bei Hitze-Symptomen (entsprechend einer Yang-Fülle oder Yin-Leere mit «falscher» Hitze) angewendet werden, wie z.B. bei bakteriellen oder viralen Infektionen, bei «Hitzewallungen» etc.

Bei Hitze-Erkrankungen ist dem Patienten heiß, er verträgt Hitze nicht, schwitzt stark, der Urin ist konzentriert und übelriechend, der Zungenkörper ist rot, der Zungenbelag gelb und der Puls schnell (shuo) (1: 6 oder mehr).

Wärmende Kräuter können bei Kälte-Symptomen (Yang-Leere, also «falsche» Kälte, oder Eindringen von Kälte und Nässe) eingesetzt werden. Bei Kälte-Erkrankungen friert der Patient, er liebt die Wärme, der Urin ist hell, der Stuhl ist weich, die Zunge ist blass, der Zungenkörper ist blass, der Zungenbelag weiß und der Puls langsam (chi) (1: 4 oder weniger).

Aufgrund weiterer Eigenschaften wie dem Geschmack und der speziellen Wirkungen kann meist ein ideal passendes Kraut für eine bestimmte Störung gefunden werden. Es ist kein Fehler, Kräuter verschiedener Temperaturwirkung miteinander zu kombinieren. Oft ist es sogar notwendig, Kräuter verschiedener Temperaturwirkungen, speziell bei komplizierten Krankheitsbildern, zu kombinieren.

Wie wirken die Kräuter mit verschiedener thermischer Wirkung?

- Thermisch heiße Kräuter wie zum Beispiel Rz. Zingiberis Officinalis (Ganjiang) wirken wärmend, schmerzstillend und können zu Beginn einer Infektionserkrankung eingesetzt werden, um den «Pathogenen Erreger» zu vertreiben (Ra. Cinnamomi Cassiae (Guizhi)).

- Thermisch warme Kräuter tonisieren das Yang, wirken aromatisch (Fr. Amomi Kravanh (Baidoukou)) oder karminativ (Pericarpium Citri Reticulatae (Chenpi)).
- Thermisch kühle Kräuter wie Fl. Chrysanthemi (Juhua) oder Hb. Ecliptae (Hanliancao) vertreiben äußere Wind-Hitze, nähren das Yin und wirken beruhigend.
- Thermisch kalte Kräuter wie zum Beispiel Rx. et Rz. Rhei (Dahuang), Rx. Coptidis (Huanglian) oder Rx. Scutellariae baicalensis (Huangqin) leiten Hitze aus, wirken abführend, absenkend, entgiftend und entzündungshemmend.

2.3 Wirkrichtung der Einzelkräuter

Definiert den durch Kräuter beeinflussten Körperbereich oder korrigiert pathologische Bewegungsrichtungen des Qi. Es werden vier Wirkrichtungen beschrieben:

DIE VIER WIRKRICHTUNGEN			
	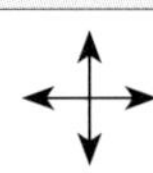	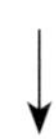	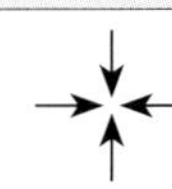
aufsteigend – sheng	**zerstreuend – fu**	**absenkend – jiang**	**zusammenziehend – chen**
das Yang hebend	Oberfläche öffnend	diuretisch	befestigend
das Qi hebend	Wei-Qi anregend	abführend	bewahrend
Brechreiz auslösend	Taiyang belebend	Yang absenkend	festhaltend
aus Ohnmacht weckend	schweißtreibend	Lungen-Qi absenkend	Schweißbildung hemmend
	Kälte zerstreuend	antiemetisch	

In einigen klassischen Texten ist beschrieben, dass sich die Wirkrichtung in Abhängigkeit von verschiedenen Faktoren wie: Temperatur, Geschmack, Gewicht und Zubereitung der Kräuter ändern kann.
Kräuter mit scharfen, süßen, thermisch warmen und heißen Eigenschaften weisen meist eine steigende und zerstreuende Wirkqualität auf; saure, bittere, salzige, thermisch kühle und kalte Kräuter eine sinkende oder zusammenziehende.

Weiters haben verschiedene Pflanzenbestandteile auch verschiedene Wirkrichtungen: So haben Blüten und Blätter vorwiegend eine steigende, Samen und Früchte bzw. Mineralien vorwiegend eine sinkende Wirkrichtung.

Aufsteigende Wirkrichtung

Kräuter mit dieser Wirkrichtung haben eine nach oben gerichtete Bewegungsrichtung und heben das Yang. Diese Bewegungsrichtung entspricht der Wandlungsphase Holz im Frühling. Sie können eingesetzt werden, um abwärts gerichtete Symptome wie Diarrhoe (Durchfall) oder Uterusprolaps (Vorfall der Gebärmutter) zu behandeln.

Kräuter mit steigender Wirkrichtung sollen vermehrt im Frühling verschrieben werden. Die steigende Wirkrichtung geht meist mit den Geschmacksrichtungen süß und den thermischer Wirkung neutral und warm einher.

Wichtige Kräuter mit steigender Wirkrichtung sind: Rx. Astragali (Huangqi) und Rx. Bupleuri (Chaihu).

Zerstreuende Wirkrichtung

Kräuter mit dieser Wirkrichtung besitzten neben der aufsteigenden auch eine auswärts gerichtete Qualität. Sie wirken auf die Körperoberfläche und vertreibt äußere «Pathogene Faktoren». Oft wirken sie schweißtreibend. Diese Bewegungsrichtung entspricht der Wandlungsphase Feuer im Sommer.

Anwendungsbeispiele für Kräuter mit dieser Wirkrichtung sind frühe Stadien einer Erkältungen sowie Hautprobleme.

Die zerstreuende Wirkrichtung geht meist mit Geschmacksrichtungen süß und scharf und den thermischen Wirkungen neutral, warm oder heiß einher.

Wichtige Kräuter mit zerstreuender Wirkrichtung sind: Ra. Cinnamomi Cassiae (Guizhi), Fol. Perillae Frutescentis (Zisuye), Rx. Ledebouriellae Divaricatae (Fangfeng), Rx. Angelicae Dahuricae (Baizhi), Rz. Zingiberis Officinalis Recens (Shengjiang), Fl. Magnoliae (Xinyihua), Hb. Schizonepetae (Jingjie) und Hb. Asari (Xixin).

Absenkende Wirkrichtung

Kräuter mit dieser Wirkrichtung besitzten eine nach unten gerichtete Bewegungsrichtung. Sie wirken abführend, antiemetisch, aufsteigendes Yang absenkend, Lungen-Qi absenkend, laxierend oder diuretisch. Diese Bewegungsrichtung entspricht der Wandlungsphase Metall im Herbst.

Anwendungsbeispiele für Kräuter mit dieser Wirkrichtung sind: Übelkeit, Husten, Anurie (Harnverhalten), Cephalea (Kopfschmerzen) und Hypertonie (Bluthochdruck) bei aufsteigendem Yang. Die sinkende Wirkrichtung geht meist mit den Geschmacksrichtungen bitter oder salzig und einer thermisch kalten Wirkung einher.

Wichtige Kräuter mit sinkender Wirkrichtung sind: Rx. Achyranthis Bidentatae (Niuxi), Rz. Pinelliae (Banxia), Rx. et Rz. Rhei (Dahuang), Natrii Sulfas (Mangxiao), Hb. Aloes (Luhui), Fol. Sennae (Fanxieye), Sm. Cannabis Sativae (Huomaren), Concha Haliotidis (Shijueming) und Concha Ostreae (Muli).

Zusammenziehende Wirkrichtung

Kräuter mit dieser Wirkrichtung haben eine abwärts und einwärts gerichtete, teilweise adstringierende Qualität. Sie wirkt auf das Körperinnere und halten Qi und Körpersäfte (Jinye) im Inneren. Darüber hinaus unterstützen sie die speichernde und haltende Funktion des Nieren-Qi und helfen bei der Stärkung des Nieren-Yin. Die sinkende Bewegungsrichtung entspricht der Wandlungsphase Wasser im Winter.

Kräuter mit dieser Wirkrichtung können eingesetzt werden, um Symptome wie übermäßige Schweißbildung, Ejaculatio praecox (frühzeitige Samenergüsse), Spermatorrhoe (nächtliche Samenergüsse), Diarrhoe (Durchfall), Inkontinenz (Unfähigkeit, den Harn zu halten) oder einen «unruhigen Fötus» (Abortgefahr), zu behandeln.

Wichtige Kräuter mit zusammenziehender Wirkrichtung sind: Fr. Corni (Shanzhuyu), Fr. Schisandrae (Wuweizi), Fr. Pruni Mume (Wumei), Sm. Nelumbinis Nuciferae (Lianzi), Sm. Ginkgo Bilobae (Baiguo) und Sm. Tritici Aestivi Levis (Fuxiaomai).

Tabelle der Wirkrichtungen			
Steigend	**Zerstreuend**	**Sinkend**	**Zusammenziehend**
hebt das Yang	Oberfläche öffnend	diuretisch	befestigend
hebt das Qi	äußere «Pathogene Faktoren» vertreibend	abführend	bewahrend
	schweißtreibend	antiemetisch	Nieren-Qi unterstützend
		Lungen-Qi absenkend	
		aufsteigendes Yang absenkend	

2.4 Klassifizierung der Einzelkräuter

Es gibt in der TCM eine Einteilung nach Wirk-Gruppen, die vor allem klinische Aspekte berücksichtigt. Dadurch wird es möglich, rasch Arzneien mit unterschiedlichem Wirkungs- und Nebenwirkungsspektrum zu vergleichen; beispielsweise Kräuter, die das Blut tonisieren, die die Blutzirkulation anregen, die den Geist beruhigen etc. Es sei jedoch an dieser Stelle darauf hingewiesen, dass in klassischen Texten der TCM verschiedene Möglichkeiten der Einteilung anzutreffen sind. Je nach Autor gab es in China eine unterschiedliche Anzahl an beschriebenen Wirk-Gruppen (zwischen 12 und 32). In diesem Buch wird auf eine Einteilung zurückgegriffen, wie sie in dem Werk «Materia Medica» von Dan Bensky und Randall Barolet beschrieben wurde.

Die in diesem Teil des Buches angeführten Kräuter sollen dem Ersteller einer Rezeptur als Anregung dienen. Im Kapitel 6 ab Seite 167 sind detailierte Beschreibungen der wichtigsten TCM-Einzelkräuter, (zum besseren Auffinden) in alphabetischer Reihenfolge angeordnet, angeführt.

Einteilung nach Wirk-Gruppen

Abkürzungen			
Geschmack	**Thermisch**	**Organ**	
Sa = sauer	K = kalt	B = Blase	Mi = Milz
B = bitter	Kü = kühl	H = Herz	Lu = Lunge
Sü = süß	W = warm	Le = Leber	Ma = Magen
Sc = scharf	H = heiß	Di = Dickdarm	Pe = Perikard
Sz = salzig	N = neutral	Dü = Dünndarm	3E = Dreifacher Erwärmer
Ar = aromatisch		G = Gallenblase	
✖ = toxisch		N = Niere	

Scharfe, thermisch warme Kräuter, die die Oberfläche befreien				
Pharmazeutische Bezeichnung	Chinesisch	Geschmack	Thermisch	Organ
Hb. Ephedrae	**Mahuang**	Sc B	W	Lu B
Ra. Cinnamomi Cassiae	**Guizhi**	Sc Sü	W	H Lu B
Fol. Perillae Frutescentis	**Zisuye**	Sc Ar	W	Lu Mi
Hb. seu Fl. Schizonepetae Tenuifoliae	**Jingjie**	Sc Ar	W	Lu Le
Rx. Ledebouriellae Divaricatae	**Fangfeng**	Sc Sü	W	B Le Mi
Rz. et Rx. Notopterygii	**Qianghuo**	Sc B Ar	W	B Ni

Scharfe, thermisch warme Kräuter, die die Oberfläche befreien				
Pharmazeutische Bezeichnung	Chinesisch	Geschmack	Thermisch	Organ
Rz. et Rx. Ligustici	**Gaoben**	Sc	W	B
Rx. Angelicae Dahuricae	**Baizhi**	Sc	W	Lu Ma
Hb. Asari	**Xixin**	Sc	W	Lu Ni
Rz. Zingiberis Officinalis Recens	**Shengjiang**	Sc	W	Lu Mi Ma
Bulbus Allii Fistulosi	**Congbai**	Sc	W	Lu Ma
Hb. Elsholtziae seu Moslae	**Xiangru**	Sc Ar	W	Lu Ma
Fl. Magnoliae	**Xinyihua**	Sc	W	Lu Ma

Scharfe, thermisch kalte Kräuter, die die Oberfläche befreien				
Pharmazeutische Bezeichnung	Chinesisch	Geschmack	Thermisch	Organ
Hb. Menthae Haplocalycis	**Bohe**	Sc	Kü	Lu Le
Fr. Arctii Lappae	**Niubangzi**	Sc B	K	Lu Ma
Periostracum Cicadae	**Chantui**	Sü Sz	Kü	Lu Le
Fol. Mori Albae	**Sangye**	Sü B	K	Le Lu
Fl. Chrysanthemi Morifolii	**Juhua**	Sü B	Kü	Le Lu
Fr. Viticis	**Manjingzi**	B Sc	Kü	B Le Ma
Sm. Sojae Praeparatum	**Dandouchi**	Sü B	Kü	Lu Ma
Hb. Equiseti Hiemalis	**Muzei**	Sü B	N	Le Lu
Rx. Puerariae	**Gegen**	Sü Sc	Kü	Mi Ma
Rx. Bupleuri	**Chaihu**	B Sc	Kü	G Le Pe
Rz. Cimicifugae	**Shengma**	Sü Sc	Kü	Di Lu Mi Ma

Arzneien, die Hitze kühlen und Feuer ausleiten				
Pharmazeutische Bezeichnung	Chinesisch	Geschmack	Thermisch	Organ
Gypsum fibrosum	**Shigao**	Sü Sc	K	Lu Ma
Rz. Anemarrhenae Asphodeloidis	**Zhimu**	B	K	L Lu Ma N
Fr. Gardeniae Jasminoidis	**Zhizi**	B	K	H Le Lu Ma
Hb. Lophatheri Gracilis	**Danzhuye**	Sü B	K	H Dü Ma
Spica Prunellae Vulgaris	**Xiakucao**	B Sc	K	G Le
Calcitum	**Hanshuishi**	Sc Sz	K	H Ma N
Plumula Nelumbinis Nuciferae	**Lianxin**	B	K	H Pe
Rz. Phragmitis Communis	**Lugen**	Sü	K	Lu Ma
Sm. Cassiae	**Juemingzi**	B Sü	Kü	Le N Di
Excrementum Verspertilionis Murini	**Yemingsha**	Sc	K	Le
Vesica Fellea ursi	**Xiongdan**	B	K	G H Le

Blut-kühlende Kräuter				
Pharmazeutische Bezeichnung	Chinesisch	Geschmack	Thermisch	Organ
Rx. Rehmanniae	**Shengdihuang**	Sü B	Kü	H N Le
Rx. Scrophulariae Ningpoensis	**Xuanshen**	Sz Sü	K	N Lu Ma
Cx. Moutan Radicis	**Mudanpi**	Sc B	Kü	H Le N
Rx. Arnebiae seu Lithospermi	**Zicao**	Sü	K	H Le
Cx. Lycii Radicis	**Digupi**	Sü	K	Lu Le N
Rx. Cynanchi Baiwei	**Baiwei**	B Sz	K	Lu Ma N
Rx. Stellariae Dichotomae	**Yinchaihu**	Sü	Kü	Le Ma

Kräuter, die Hitze kühlen und Feuchtigkeit trocknen				
Pharmazeutische Bezeichnung	Chinesisch	Geschmack	Thermisch	Organ
Rx. Scutellariae Baicalensis	**Huangqin**	B	K	G Di Lu Ma
Rz. Coptidis	**Huanglian**	B	K	H Di Le Ma
Cx. Phellodendri	**Huangbai**	B	K	N B
Rx. Gentianae Longdancao	**Longdancao**	B	K	G Le Ma
Rx. Sophorae Flavescentis	**Kushen**	B	K	B H Le Di Dü
Cx. Fraxini	**Qinpi**	B	K	G Di Le
Rz. Picrorhizae	**Huhuanglian**	B	K	Le Ma Di

Hitze-kühlende, antitoxische Kräuter				
Pharmazeutische Bezeichnung	Chinesisch	Geschmack	Thermisch	Organ
Fl. Lonicerae Japonicae	**Jinyinhua**	Sü	Kü	Di Lu Ma
Fr. Forsythiae Suspensae	**Lianqiao**	B Sc	Kü	H Le G
Fol. Daqingye	**Daqingye**	B	K	H Lu Ma
Rx. Isatidis	**Banlangen**	B	K	H Lu Ma
Hb. Taraxaci Mongolici et Radice	**Pugongying**	B Sü	K	Le Ma
Hb. et Rx. Violae Yedoensitis	**Zihuadiding**	Sc B	Kü	H Le
Fl. Chrysanthemi Indici	**Yejuhua**	B Sc	Kü	Lu Le
Hb. Begoniae Fimbristipulatae	**Zibeitiankui**	Sü	Kü	Le Ma
Hb. et Rx. Patriniae	**Beijiangcao**	Sc B	Kü	Di Le Ma
Hb. et Rx. Houttuyniae Cordatae	**Yuxingcao**	Sc	Kü	Di Lu
Hb. Lygodii Japonici	**Jinshateng**	Sü	Kü	B Dü
Hb. Andrographitis Paniculatae	**Chuanxinlian**	B	Kü	Di Lu Dü
Hb. Hedyotidis Diffusae	**Baihuasheshecao**	B Sü	Kü	Le Ma Di
Rx. Pulsatillae Chinensis	**Baitouweng**	B	Kü	Di Le Ma
Fr. Brucae Javanicae	**Yadanzi** ✖	B	Kü	Di Le

Hitze-kühlende, antitoxische Kräuter				
Pharmazeutische Bezeichnung	Chinesisch	Geschmack	Thermisch	Organ
Hb. Portulacae Oleraceae	**Machixian**	Sa	Kü	Di Le
Caulis Sargentodoxae Cuneatae	**Hongteng**	B	N	Di Le
Cx. Dictamni Dasycarpi Radicis	**Baixianpi**	B	Kü	Mi Ma
Rz. Smilacis Glabrae	**Tufuling**	Sü	N	Le Ma
Hb. Scutellariae Barbatae	**Banzhilian**	Sc B	Kü	Di Le Lu Ma
Fructificatio Lasiosphaerae seu Calvatiae	**Mabo**	Sc	N	Lu
Rx. Sophorae Tonkinensis	**Shandougen**	Sc	N	Di Lu
Rz. Belamcandae Chinensis	**Shegan**	B	Kü	Lu
Rx. Achyranthis	**Tuniuxi**	B Sa	N	Le N
Rx. Rhapontici seu Echinops	**Loulu**	B Sz	Kü	Di Ma
Hb. Selaginellae Doederleinii	**Shishangbai**	Sü Sc B	Kü	Le

Kräuter, die Sommer-Hitze klären				
Pharmazeutische Bezeichnung	Chinesisch	Geschmack	Thermisch	Organ
Fol. Nelumbinis Nuciferae	**Heye**	B Sü	N	H Le Mi
Sm. Phaseoli Radiati	**Ludou**	Sü	Kü	H Ma
Fr. Citrulli Vulgaris	**Xigua**	Sü	Kü	B H Ma
Sm. Dolichoris Lablab	**Biandou**	Sü	N	Mi Ma
Hb. Artemisiae Annuae	**Qinghao**	B	Kü	N Le G

Abführende Kräuter				
Pharmazeutische Bezeichnung	Chinesisch	Geschmack	Thermisch	Organ
Rx. et Rz. Rhei	**Dahuang**	B	K	H Di Le Ma
Natrii Sulfas	**Mangxiao**	Sc B Sz	sehr K	Ma Di
Fol. Sennae	**Fanxieye**	Sü B	Kü	Di
Hb. Aloes	**Luhui**	B	Kü	Di Le Ma
Sm. Cannabis Sativae	**Huomaren**	Sü	N	Di Mi Ma
Sm. Pruni	**Yuliren**	Sc B Sü	N	Di Dü Mi
Sm. Pharbitidis	**Qianniuzi** ✖	B Sc	Kü	N Di Lu
Rx. Euphorbiae Kansui	**Gansui** ✖	B Sü	K	N Di Lu
Rx. Euphorbiae seu Knoxiae	**Daji** ✖	B Sc	K	N Di Lu
Fl. Daphnes Genkwa	**Yuanhua** ✖	B Sc	W	N Di Lu
Sm. Croton Tiglii	**Badou** ✖	Sc	H	Ma Di Lu
Rx. Phytolaccae	**Shanglu** ✖	B	Kü	B N Di

Kräuter, die Feuchtigkeit ausleiten				
Pharmazeutische Bezeichnung	Chinesisch	Geschmack	Thermisch	Organ
Sclerotium Poriae Cocos	**Fuling**	Sü F	N	H Mi Lu
Sclerotium Polypori Umbellati	**Zhuling**	Sü F	Kü	Mi N B
Talcum	**Huashi**	Sü F	Kü	Mi B
Sm. Coicis Lachryma	**Yiyiren**	Sü F	Kü	Mi Lu N
Sm. Benincasae Hispidae	**Dongguaren**	Sü	Kü	Lu Mi Di
Caulis Akebiae	**Mutong**	B	Kü	B H Dü
Medulla Tetrapanacis Papyriferi	**Tongcao**	Sü F	Kü	Lu Ma
Medulla Junci Effusi	**Dengxincao**	Sü F	Kü	H Lu Dü
Hb. Dianthi	**Qumai**	B	K	B H Dü
Fr. Kochiae Scopariae	**Difuzi**	Sü B	K	B
Hb. Poligoni Avicularis	**Bianxu**	B	Kü	B
Fol. Pyrrosiae	**Shiwei**	B Sü	Kü	B Lu
Sm. Plantaginis	**Cheqianzi**	Sü	Kü	B N Le Lu
Sm. Abutili seu Malvae	**Dongkuizi**	Sü	Kü	B Di Dü
Rz. Dioscoreae Hypoglaucae	**Beixie**	B	Kü	B Le Ma
Hb. Lysimachiae	**Jinqiancao**	Sü F	N	B G N Le
Sm. Phaseoli Calcarati	**Chixiaodou**	Sü Sa	N	H Dü
Rz. Alismatis Orientalis	**Zexie**	Sü F	N	N B
Hb. Artemisiae Yinchenhao	**Yinchenhao**	B Sc	Kü	Le Mi G
Rx. Stephaniae Tetrandrae	**Hanfangji**	B Sc	Kü	B Mi N
Hb. Lobeliae Chinensis et Radice	**Banbianlian**	Sü	N	H Lu Dü
Stylus Zeae Mays	**Yumixu**	Sü	N	B G Le

Kräuter, die Wind-Feuchtigkeit vertreiben				
Pharmazeutische Bezeichnung	Chinesisch	Geschmack	Thermisch	Organ
Rx. Angelicae Pubescentis	**Duhuo**	B Sc	W	N B
Rx. Gentianae Macrophyllae	**Qinjiao**	B Sc	Kü	G Le Ma
Rx. Clematidis	**Weilingxian**	Sc Sz	W	B
Cx. Erythrinae	**Haitongpi**	B Sc	N	Le Mi N
Fr. Chaenomelis	**Mugua**	Sa	W	Le Mi
Ra. Mori Albae	**Sangzhi**	B Sc	Kü	Le
Cx. Acanthopanacis Gracilistyli Radicis	**Wujiapi**	Sc B	W	N Le
Fr. Xanthii Sibirici	**Cangerzi** ✖	Sü B	W	Lu
Hb. Siegesbeckiae	**Xixiancao**	B	Kü	N Le

Kräuter, die Wind-Feuchtigkeit vertreiben

Pharmazeutische Bezeichnung	Chinesisch		Geschmack	Thermisch	Organ
Fol. Clerodendri Trichotomi	**Chouwutong**		Sc B Sü	Kü	Le
Caulis Trachelospermi Jasminoidis	**Luoshiteng**		B	Kü	Le
Caulis Piperis Futokadsurae	**Haifengteng**		Sc B	W	Le
Rz. Homalomenae Occultae	**Qiannianjian**		Sc B	W	N Le
Agkistrodon seu Bungarus	**Baihuashe**	✖	Sü Sz	W	Le Mi
Ra. Tinosporae Sinensis	**Kuanjinteng**		B	Kü	Le
Lignum Pini Nodi	**Songjie**		B	W	Le

Kühle Kräuter, die heißen Schleim umwandeln

Pharmazeutische Bezeichnung	Chinesisch		Geschmack	Thermisch	Organ
Rx. Peucedani	**Qianhu**		B Sc	Kü	Lu
Bulbus Fritillariae Cirrhosae	**Chuanbeimu**		B Sü	Kü	H Lu
Bulbus Fritillariae Thunbergii	**Zhebeimu**		B	Kü	H Lu
Fr. Trichosanthis	**Gualou**		Sü	Kü	Di Lu Ma
Sm. Trichosanthis	**Gualouren**		Sü	Kü	Di Lu Ma
Rx. Trichosanthis Kirilowii	**Tianhuafen**		B Sü	Kü	Lu Ma
Concretio Silicea Bambusae Textillis	**Tianzhuhuang**		Sü	Kü	G H Le
Succus Bambusae	**Zhuli**		Sü	K	H Lu Ma
Caulis Bambusae in Taeniis	**Zhuru**		Sü	Kü	G Lu Ma
Pumice	**Haifushi**		Sz	K	Lu
Concha Cyclinae Sinensis	**Haigeke**		B Sz	N	N Lu
Thallus Algae	**Kunbu**		Sz	K	N Le Ma
Hb. Sargassii	**Haizao**		B Sz	Kü	N Le Lu Ma
Sm. Sterculiae Scaphigerae	**Pangdahai**		Sü	Kü	Di Lu
Calculus Macacae Mulattae	**Houzao**		B Sz	K	G H Le Lu
Hb. Euphorbiae Helioscopiae	**Zeqi**	✖	Sc B	Kü	Dü Di Lu
Tuber Dioscoreae Bulbiferae	**Huangyaozi**		B	N	H Le Lu

Wärmende Kräuter, die kalten Schleim umwandeln

Pharmazeutische Bezeichnung	Chinesisch		Geschmack	Thermisch	Organ
Rz. Pinelliae Ternatae	**Banxia**	✖	Sc	W	Lu Mi Ma
Rz. Arisaematis	**Tiannanxing**	✖	B Sc	W	Le Lu Ma
Rz. Typhonii Gigantei	**Baifuzi**	✖	Sc Sü	W	Le Lu Ma
Fl. Inulae	**Xuanfuhua**		B Sc	W	Le Lu Mi Ma
Rx. et Rz. Cynanchi Baiqian	**Beiqian**		Sc Sü	W	Lu

Wärmende Kräuter, die kalten Schleim umwandeln				
Pharmazeutische Bezeichnung	Chinesisch	Geschmack	Thermisch	Organ
Sm. Sinapis Albae	**Baijiezi**	Sc	W	Lu
Rx. Platycodi Grandiflori	**Jiegeng**	B Sc	N	Lu
Fr. Gleditsiae Sinensis	**Zaojiao** ✖	Sc	W	Di Lu

Kräuter, die Husten und Atemnot lindern				
Pharmazeutische Bezeichnung	Chinesisch	Geschmack	Thermisch	Organ
Sm. Pruni Armeniacae	**Xingren** ✖	B Sc	W	Di Lu
Rx. Asteris Tartarici	**Ziwan**	B	W	Lu
Fl. Tussilaginis Farfarae	**Kuandonghua**	Sc	W	Lu
Fr. Perillae Frutescentis	**Suzi**	Sc	W	Di Lu
Fol. Eriobotryae Japonicae	**Pipaye**	B	Kü	Lu Ma
Rx. Stemonae	**Baibu**	Sü B	W	Lu
Cx. Mori Albae Radicis	**Sangbaipi**	Sü	Kü	Lu Mi
Sm. Descurainiae seu Lepidii	**Tinglizi**	Sc B	Kü	Lu B
Fr. Aristolochiae	**Madouling**	B Sc	Kü	Di Lu
Sm. Oroxyli Indici	**Muhudie**	Sü F	Kü	Le Lu
Lapis Micae seu Chloriti	**Mengshi**	Sü Sz	N	Le Lu

Aromatische Kräuter, die Feuchtigkeit umwandeln				
Pharmazeutische Bezeichnung	Chinesisch	Geschmack	Thermisch	Organ
Hb. Agastaches seu Pogostemi	**Huoxiang**	Sc	W	Lu Mi Ma
Hb. Eupatorii Fortunei	**Peilan**	Sc	N	Mi Ma
Cx. Magnoliae Officinalis	**Houpo**	B Sc Ar	N	Mi Ma
Fl. Magnoliae Officinalis	**Houpohua**	B Sc Ar	W	Di Lu Mi Ma
Rz. Atractylodis	**Cangzhu**	Sc B Ar	W	Mi Ma
Fr. Amomi Kravanh	**Baidoukou**	Sc Ar	W	Li Mi Ma
Sm. Alpiniae Katsumadai	**Caodoukou**	Sc Ar	W	Lu Mi Ma
Fr. Amomi Tsao-ko	**Caoguo**	Sc Ar	W	Mi Ma
Fr. Amomi	**Sharen**	Sc Ar	W	Mi Ma

Kräuter gegen Nahrungsmittel-Stagnation				
Pharmazeutische Bezeichnung	Chinesisch	Geschmack	Thermisch	Organ
Fr. Crataegi	**Shanzha**	Sa Sü	W	Le Mi Ma
Fr. Hordei Vulgaris Germinantus	**Maiya**	Sü	N	Le Mi Ma
Fr. Oryzae Sativae Germinantus	**Guya**	Sü	N	Mi Ma
Massa Fermentata	**Shenqu**	Sü Sc	W	Mi Ma

Kräuter gegen Nahrungsmittel-Stagnation				
Pharmazeutische Bezeichnung	Chinesisch	Geschmack	Thermisch	Organ
Endothelium Corneum Gigeriae Galli	**Jineijin**	Sü	N	B Dü Mi Ma
Sm. Raphani Sativi	**Laifuzi**	Sc Sü	N	Lu Mi Ma

Qi-regulierende Kräuter				
Pharmazeutische Bezeichnung	Chinesisch	Geschmack	Thermisch	Organ
Peric. Citri Reticulatae	**Chenpi**	Sc B Ar	W	Lu Mi Ma
Peric. Citri Reticulatae Viride	**Qingpi**	B Sc	W	G Le Ma
Peric. Arecae Catechu	**Dafupi**	Sc	W	Di Dü Mi Ma
Fr. Immaturus Citri Aurantii	**Zhishi**	B Sc	Kü	Di Mi Ma
Rz. Cyperi Rotundi	**Xiangfu**	Sc B Sü	W	Le
Rx. Aucklandiae Lappae	**Muxiang**	Sc B	W	G Di Mi Ma
Rx. Linderae Strychnifoliae	**Wuyao**	Sc	W	B N Lu Mi
Lignum Aquilariae	**Chenxiang**	Sc B Ar	W	N Mi Ma
Lignum Santali Albi	**Tanxiang**	Sc Ar	W	Lu Mi Ma
Bulbus Allii	**Xiebai**	Sc B	W	Di Lu Ma
Fr. Citri Sarcodactylis	**Fushou**	Sc B	W	Le Lu Mi
Fl. Rosae Rugosae	**Meiguihua**	Sü B	W	Le Mi
Fr. Meliae Toosendan	**Chuanlianzi** ✖	B	Kü	B Le Dü
Sm. Litchi Chinensis	**Lizhihe**	Sü A	W	Le Ma

Blutungsstillende Kräuter				
Pharmazeutische Bezeichnung	Chinesisch	Geschmack	Thermisch	Organ
Pollen Typhae	**Puhuang**	Sü Sc	N	Le H Mi
Hb. Agrimoniae Pilosae	**Xianhecao**	B Sc	N	Lu Le Mi
Rx. Notoginseng	**Sanqi**	Sü B	W	Le Ma Di
Rz. Bletillae Striatae	**Baiji**	B Sü	Kü	Lu Ma Le
Fibra Stipulae Trachycarpi	**Zonglupi**	B A	N	Le Lu Di
Hb. seu Rx. Cirsii Japonici	**Daji**	B A	N	Le Mi
Rx. Sanguisorbae Officinalis	**Diyu**	B Sa	Kü	Le Di Ma
Fl. Sophorae Japonicae	**Huaihuami**	B	Kü	Le Di
Rx. Rubiae Cordifoliae	**Qiancaogen**	B	Kü	H Le
Cacumen Biotae Orientalis	**Cebaiye**	B A	Kü	H Le Di
Fol. Artemisiae Argy	**Aiye**	B Sc	W	Mi Le N
Terra Flava Usta	**Fulonggan**	Sc	W	M i Ma
Lignum Dalbergiae Odoriferae	**Jiangxiang**	Sc	W	Le Mi Ma

Blutungsstillende Kräuter

Pharmazeutische Bezeichnung	Chinesisch	Geschmack	Thermisch	Organ
Nodus Nelumbinis Nuciferae	**Oujie**	Sü A	N	Lu Mi Le
Receptaculum Nelumbinis Nuciferae	**Lianfang**	B A	W	Le Mi N
Fol. Callicarpae	**Zishu**	B	N	Le Lu Mi
Rz. Imperatae Cylindricae	**Baimaogen**	Sü	Kü	Lu Ma Dü B

Blut-bewegende Kräuter

Pharmazeutische Bezeichnung	Chinesisch	Geschmack	Thermisch	Organ
Rx. Ligustici Chuanxiong	**Chuanxiong**	Sc	W	Le G P e
Rx. Salviae Miltiorrhizae	**Danshen**	B	Kü	H Pe Le
Caulis Spatholobi	**Jixueteng**	B Sü	W	H Le Mi
Rz. Corydalis Yanhusuo	**Yanhusuo**	B Sc	W	H Le Lu Ma
Tuber Curcumae	**Yujin**	Sc B	Kü	H Lu Le
Rz. Curcumae Longae	**Jianghuang**	Sc B	W	Mi Ma Le
Hb. Leonuri Heterophylli	**Yimucao**	Sc B	K	H Le B
Hb. Lycopi Lucidi	**Zelan**	B Sc Ar	W	Le Mi
Fl. et Fr. Rosae Chinensis	**Yuejihua**	Sü	W	Le
Fasciculus Vascularis Luffae	**Sigualuo**	Sü	N	Lu Ma Le
Rx. et Rz. Polygoni Cuspidati	**Huzhang**	B	Kü	Le G Lu
Rx. Paeoniae Rubrae	**Chishao**	Sa B	Kü	Le Mi
Sm. Persicae	**Taoren**	B Sü	N	H Di Le Lu
Fl. Carthami Tinctorii	**Honghua**	Sc	W	H Le
Rz. Curetae Ezhu	**Ezhu**	B Sc	W	Le Mi
Rz. Sparganii Stoloniferi	**Sanleng**	B Sc	N	Le Mi
Gummi Olibanum	**Ruxiang**	Sc B	W	H Le Mi
Myrrha	**Moyao**	B	N	H Le Mi
Rx. Achyranthis Bidentatae	**Niuxi**	B Sa	N	Le N
Sm. Vaccariae Segetalis	**Wangbuliuxing**	B	N	Le Ma
Fr. Liquidambaris Taiwanianae	**Lulutong**	B	N	Le Ma
Hb. Artemisiae Anomalae	**Liujinu**	B	W	H Mi
Pyritum	**Zirantong**	Sc B	N	Le N
Sanguis Draconis	**Xuejie**	Sü Sz	N	H Le
Lignum Sappan	**Sumu**	Sü Sz	N	H Le Mi
Excrementum Trogopteri seu Pteromi	**Wulingzhi**	B Sü	W	Le Mi
Concha Arcae	**Walengzi**	Sü Sz	N	Le Ma
Squama Manitis Pentadactylae	**Chuanshanjia**	Sz	Kü	Le Ma

Blut-bewegende Kräuter				
Pharmazeutische Bezeichnung	Chinesisch	Geschmack	Thermisch	Organ
Hirudo seu Whitmania	**Shuizhi** ✖	Sz B	N	Le B
Eupolyphaga seu Opisthoplatia	**Tubiechong** ✖	Sz	K	Le H Mi

Kräuter, die das Innere wärmen und Kälte vertreiben				
Pharmazeutische Bezeichnung	Chinesisch	Geschmack	Thermisch	Organ
Rx. Lateralis Aconiti Carmichaeli Praeparata	**Fuzi** ✖	Sc	H	H N Mi
Rx. Aconiti	**Wutou** ✖	Sc	H	H N Mi
Rx. Aconiti Carmichaeli	**Chuanwu** ✖	Sc B	W	H Le Mi
Rz. Zingiberis Officinalis	**Ganjiang**	Sc	H	H Lu Mi Ma
Cx. Cinnamomi Cassiae	**Rougui**	Sc Sü	H	H N Mi Ma
Fr. Evodiae Rutaecarpae	**Wuzhuyu** ✖	Sc B	H	N Le Mi Ma
Pericarpium Zanthoxyli Bungeani	**Chuanjiao** ✖	Sc	H	N Mi Ma
Fl. Caryophylli	**Dingxiang**	Sc	W	N Mi Ma
Fr. Foeniculi Vulgaris	**Xiaohuixiang**	Sc	W	Le N Mi Ma
Rz. Alpiniae Officinari	**Gaoliangjiang**	Sc	H	Mi Ma
Rx. et Ramus Litseae Cubebae	**Douchijiang**	Sc Ar	W	Le Lu
Fr. Piperis Longi	**Biba**	Sc	H	M Di
Fr. Piperis Nigri	**Hujiao**	Sc	H	Di Ma

Qi-tonisierende Kräuter				
Pharmazeutische Bezeichnung	Chinesisch	Geschmack	Thermisch	Organ
Rx. Ginseng	**Renshen**	Sü B	W	Lu Mi
Rx. Codonopsitis Pilosulae	**Dangshen**	Sü	N	Lu Mi
Rx. Pseudostellariae Heterophyllae	**Taizishen**	Sü B	N	Lu Mi
Rx. Astragali Membranacei	**Huangqi**	Sü	W	Lu Mi
Rx. Dioscoreae Oppositae	**Shanyao**	Sü	N	N Lu Mi
Rz. Atractylodis Macrocephalae	**Baizhu**	B Sü	W	Mi Ma
Fr. Ziziphi Jujubae	**Dazao**	Sü	N	Mi Ma
Rx. Glycyrrhizae Uralensis	**Gancao**	Sü	N	alle, speziell H Lu Mi Ma
Rz. Polygonati	**Huangjing**	Sü	N	N Lu Mi
Saccharum Granorum	**Yitang**	Sü	W	Lu Mi Ma

Yang-tonisierende Kräuter				
Pharmazeutische Bezeichnung	Chinesisch	Geschmack	Thermisch	Organ
Cornu Cervi	**Lurong**	Sü Sz	W	N Le
Gecko	**Gejie**	Sz	N	Lu N
Cordyceps Sinensis	**Dongchongxiacao**	Sü	W	Lu N
Hb. Cistanches Deserticolae	**Roucongrong**	Sü Sz	W	Di N
Hb. Cynomorii Songarici	**Suoyang**	Sü	W	Di N Le
Hb. Epimedii	**Yinyanghuo**	Sc Sü	W	N Le
Rx. Morindae Officinalis	**Bajitian**	Sc Sü	W	N Le
Sm. Trigonellae Foenigraeci	**Huluba**	B	W	N Le
Sm. Juglandis Regiae	**Hutaoren**	Sü	W	N Di Lu
Fr. Psoraleae Corylifoliae	**Buguzhi**	Sc B	W	N Mi
Fr. Alpiniae Oxyphyllae	**Yizhiren**	Sc B	W	N Mi
Rz. Curculiginis Orchioidis	**Xianmao**	Sc	H	N Le
Cx. Eucommiae Ulmoidis	**Duzhong**	Sü Sc	W	N Le
Rz. Cibotii Barometz	**Gouji**	B Sü	W	N Le
Rx. Dipsaci Asperi	**Xuduan**	B Sc	W	N Le
Rz. Drynariae	**Gusuibi**	B	W	N Le
Sm. Cuscutae Chinensis	**Tusizi**	Sc Sü	N	N Le
Sm. Astragali Complanati	**Shayuanjili**	Sü	W	N Le
Placenta Hominis	**Ziheche**	Sü Sz	W	Le Lu N
Sm. Allii Tuberosi	**Jiuzi**	Sc Sü	W	N Le

Blut-tonisierende Kräuter				
Pharmazeutische Bezeichnung	Chinesisch	Geschmack	Thermisch	Organ
Rx. Rehmanniae Praeparatae	**Shudihuang**	Sü	W	Le N
Rx. Polygoni Multiflori	**Heshouwu**	B Sü A	W	Le N
Rx. Angelicae Sinensis	**Danggui**	Sü Sc B	W	H Le Mi
Rx. Paeoniae	**Baishao**	B Sa	Kü	Le Mi
Gelatinum Corii Asini	**Ejiao**	Sü	N	N Le Lu
Fr. Lycii	**Gouqizi**	Sü	N	Le Lu N
Fr. Mori Albae	**Sangshen**	Sü	Kü	H Le N
Arillus Euphoriae Longanae	**Longyanrou**	Sü	W	H Mi

Yin-tonisierende Kräuter				
Pharmazeutische Bezeichnung	Chinesisch	Geschmack	Thermisch	Organ
Rx. Adenophorae seu Glehniae	**Sharen**	Sü B	Kü	Lu Ma

Yin-tonisierende Kräuter

Pharmazeutische Bezeichnung	Chinesisch	Geschmack	Thermisch	Organ
Rx. Panacis Qinquefolii	**Xiyangshen**	Sü B	Kü	H N Lu
Tuber Asparagi Cochinchinensis	**Tianmendong**	Sü B	K	N Lu
Tuber Ophiopogonis	**Maimendong**	Sü B	Kü	H Lu Ma
Hb. Dendrobii	**Shihu**	Sü Sz	Kü	N Ma
Rz. Polygonati Odorati	**Yuzhu**	Sü	Kü	Lu Ma
Bulbus Lilii	**Baihe**	Sü B	Kü	H Lu
Ra. Taxilli	**Sangjisheng**	B	N	N Le
Hb. Ecliptae Prostratae	**Hanliancao**	Sü Sa	Kü	N Le
Fr. Ligustri Lucidi	**Muzhenzi**	B Sü	N	N Le
Sm. Sesami Indici	**Heizhima**	Sü	N	N Le
Plastrum Testudinis	**Guiban**	Sz Sü	Kü	H N Le
Carapax Amydae Sinensis	**Biejia**	Sz	Kü	Le Mi
Fr. Momordicae Grosvenori	**Luohanguo**	Sü	N	Lu Mi

Zusammenziehende Kräuter

Pharmazeutische Bezeichnung	Chinesisch	Geschmack	Thermisch	Organ
Fr. Corni Officinals	**Shanzhuyu**	Sa	W	N Le
Fr. Schisandrae Chinensis	**Wuweizi**	Sa	W	H N Le
Fr. Pruni Mume	**Wumei**	Sa	W	Di Le Lu Mi
Halloysitum Rubrum	**Chishizhi**	Sü Sa A	N	Lu Ma Di
Fr. Terminaliae Chebulae	**Hezi**	B Sa A	N	Lu Ma Di
Sm. Myristicae Fragrantis	**Roudoukou**	Sc	W	Di Mi Ma
Pericarpium Papaveris Somniferi	**Yingsuke** ✖	Sa A	N	N Di Lu
Pericarpium Punicae Granati	**Shiliupi**	Sa A	W	N Di Lu
Cx. Punicae Granati Radicis	**Shiliugenpi** ✖	Sa A	W	N Di Ma
Cx. Ailanthi Altissimae	**Chunpi**	B A	Kü	Di Ma
Limonite	**Yuliangshi**	Sü A	N	Di Ma
Sm. Nelumbinis Nuciferae	**Lianzi**	Sü A	N	H N Mi
Sm. Euryales Ferocis	**Qianshi**	Sü A	N	N Mi
Fr. Rosae Laevigatae	**Jinyingzi**	Sa A	N	B N Di
Fr. Rubi Chingii	**Fupenzi**	Sü A	W	N Le
Galla Rhois Chinensis	**Wubeizi**	Sa Sz	Kü	N Di Lu
Sm. Ginkgo Bilobae	**Baiguo** ✖	B A	N	N Lu
Sm. Tritici Aestivi Levis	**Fuxiaomai**	Sü Sz	Kü	H
Rx. Ephedrae	**Mahuanggen**	Sü	N	Lu

Zusammenziehende Kräuter				
Pharmazeutische Bezeichnung	Chinesisch	Geschmack	Thermisch	Organ
Rx. et Rz. Oryzae Glutinosae	**Nuodaogenxu**	Sü	N	N Le Lu
Os Sepiae seu Sepiellae	**Haipiaoxiao**	Sz A	N	N Le Ma

Arzneien, die den Geist beruhigen				
Pharmazeutische Bezeichnung	Chinesisch	Geschmack	Thermisch	Organ
Os Draconis	**Longgu**	Sü A	N	H N Le
Concha Ostreae	**Muli**	Sz A	Kü	Le N
Magnetitum	**Cishi**	Sc Sz	Kü	N Le
Cinnabaris	**Zhusha** ✖	Sü	Kü	H
Margarita	**Zhenzhu**	Sü Sz	Kü	H Le
Succinum	**Hupo**	Sü	N	B H Le
Haematitum	**Daizheshi**	B	Kü	H Le Pe

Kräuter, die das Herz nähren und den Geist beruhigen				
Pharmazeutische Bezeichnung	Chinesisch	Geschmack	Thermisch	Organ
Sm. Ziziphi Spinosae	**Suanzaoren**	Sü Sa	N	G H Le Mi
Sm. Biotae	**Baiziren**	Sü	N	H N Di Mi
Rx. Polygalae Tenuifoliae	**Yuanzhi**	B Sc	W	H Lu
Cx. Albizziae Julibrissin	**Hehuanpi**	Sü	N	H Le
Caulis Polygoni Multiflori	**Yejiaoteng**	Sü	N	H Le

Aromatische Substanzen, die die Herzkanäle klären				
Pharmazeutische Bezeichnung	Chinesisch	Geschmack	Thermisch	Organ
Secretio Moschus	**Shexiang**	Sc Ar	W	H Mi Le
Styrax Liquidis	**Suhexiang**	Sü Sc Ar	W	H Mi
Benzoinum	**Anxixiang**	Sc B	N	H Le Mi
Borneol	**Bingpian**	Sc B	Kü	H Lu Mi
Rz. Acori Graminei	**Shichangpu**	Sc Ar	W	H Ma
Calculus Bovis	**Niuhuang**	B Sü	Kü	H Le

Arzneien, die Wind entgegenwirken und Tremor beenden				
Pharmazeutische Bezeichnung	Chinesisch	Geschmack	Thermisch	Organ
Cornu Antelopis	**Lingyangjiao**	Sz	Kü	H Le
Ra. et Uncis Uncariae	**Gouteng**	Sü	Kü	H Le
Rz. Gastrodiae Elatae	**Tianma**	Sü	N	Le
Fr. Tribuli Terrestris	**Baijili**	Sc B	W	Le Lu

Arzneien, die Wind entgegenwirken und Tremor beenden

Pharmazeutische Bezeichnung	Chinesisch	Geschmack	Thermisch	Organ
Concha Haliotidis	**Shijueming**	Sz	K	N Le
Lumbricus	**Dilong**	Sz	Kü	B Le Lu Mi
Buthus Martensi	**Quanxie** ✖	Sz Sc	N	Le
Scolopendra Subspinipes	**Wugong** ✖	Sc	W	Le
Bombyx Batryticatus	**Jiangcan**	Sc Sz	N	Le Lu

Kräuter, die Parasiten entgegenwirken

Pharmazeutische Bezeichnung	Chinesisch	Geschmack	Thermisch	Organ
Fr. Quisqualis Indicae	**Shijunzi**	Sü	W	Mi Ma
Cx. Meliae Radicis	**Kuliangenpi** ✖	B	K	Le Mi Ma
Sm. Torreyae Grandis	**Feizi**	Sü A	N	Di Lu Mi
Fr. Carpesii seu Daucusi	**Heshi** ✖	B Sc	N	Le
Sclerotium Omphaliae Lapidescens	**Leiwan** ✖	B	K	Di Ma
Praeparatio Fr. Ulmi Macrocarpi	**Wuyi**	B Sc	W	Mi Ma
Sm. Arecae Catechu	**Binglang**	Sc B	W	Di Ma
Sm. Cucurbitae Moschatae	**Nangua**	Sü	N	Di Ma
Bulbus Alli Sativi	**Dasuan**	Sc	W	Di Lu Mi Ma
Rx. Dichroae Febrifugae	**Changshan** ✖	B Sc	K	H Le Lu

Kräuter zur äußeren Anwendung

Pharmazeutische Bezeichnung	Chinesisch	Geschmack	Thermisch	Organ
Alumen	**Mingfan**	Sa A	K	Di Le Lu Mi Ma
Calomelas	**Qingfen** ✖	Sc	K	B N Le
Realgar	**Xionghuang** ✖	Sc B	W	H Le Ma
Lithargyrum	**Mituoseng** ✖	Sz Sc	N	Le Mi
Borax	**Pengsha**	Sü Sz	K	Lu Ma
Sulphur	**Liuhuang** ✖	Sa	H	N Di Pe
Minimum	**Qiandan** ✖	Sc	K	H Le Mi
Fr. Cnidii Monnieri	**Shechuangzi**	Sc B	W	N
Camphora	**Zhangnao** ✖	Sc	H	H Mi
Mylabris	**Banmao** ✖	Sc	K	3E Le Dü
Secretio Bufonis	**Chansu** ✖	Sü Sc	W	N Ma
Nidus Vespae	**Lufengfang** ✖	Sü	N	Lu Ma

An dieser Stelle sei angeführt, dass in der oben angeführten Auflistung von Arzneien auch solche berücksichtigt sind, die im deutschsprachigen Raum nicht erhältlich sind. Diese sind dennoch angeführt, um dem Leser die Zuordnung der Kräuter zu erleichtern, wenn er in der Literatur auf eine der seltenen, im deutschsprachigen Raum nicht erhältlichen Arznei trifft.

Außerdem sei noch einmal darauf hingewiesen, dass es sinnvoll ist, sich von den Apotheken eine Liste zukommen zu lassen, um zu erfahren, welche Arzneimittel im jeweiligen Land erhältlich sind bzw. verschrieben werden dürfen.

2.5 Verschreibung von Einzelkräutern

Die Einnahme eines einzelnen Krautes war die ursprünglichste Form der Kräutertherapie. Durch Beobachtung der Tiere und später durch eigene Versuche sind die Wirkungen der Kräuter beschrieben worden. Noch heutzutage ist der Einsatz einzelner Kräuter in der so genannten «Volksmedizin» weit verbreitet. Hierbei sind die Grenzen zwischen diätetischen Maßnahmen und der Phytotherapie fließend. Beispielsweise wird in zahlreichen chinesischen Haushalten Rx. Angelicae sinensis (Danggui) zum tonisieren des Blutes verwendet. Auch Fr. Lycii (Gouqizi) werden regelmäßig chinesischen Tees hinzugefügt.

Natürlich ist es für jene, die mit chinesischen Kräutern arbeiten, von Vorteil, einzelne Kräuter selber einzunehmen, da durch die Einnahme eines einzelnen Krautes dessen Wirkqualität gut beobachtet werden kann.

Manchmal kann es auch in der Ordination so sein, dass durch die Verschreibung eines einzelnen Krautes dem Patienten gut geholfen werden kann. Doch natürlich ist es in der chinesischen Medizin eher üblich, dass Kombinationen von mehreren Kräutern verschrieben werden.

Da dieses Buch sich mit dem Erstellen von TCM-Rezepturen auseinandersetzt, werden nur wenige Kräuter und deren Anwendung als Einzelkraut beschrieben. Trotzdem werden im nun folgenden Abschnitt fünf Kräuter, die man als Einzeldroge verschreiben kann, exemplarisch vorgestellt.

1. Rx. Angelicae sinensis

Dieses Kraut nährt das Blut und kann zur Behandlung eines Blut-Mangels, beispielsweise nach einer Geburt oder nach einer starken Menstruationsblutung bzw. nach Operationen auch als Einzeldroge verschrieben werden. Interessanterweise sagen die Chinesen, dass man, um einen Blut-Mangel effizient behandeln zu können, primär kurzfristig das Qi tonisieren soll. Deswegen wird oft Rx. Angelicae sinensis (Danggui) in Kombination mit Rx. Astragali (Huangqi) eingesetzt.

Chinesischer Name	Danggui
Deutscher Name	chinesische Angelwurzel, Engelwurz
Gruppe	Blut-tonisierende Kräuter
Geschmack	süß, scharf, bitter
Thermische Wirkung	warm
Meridian-Affinität	Herz, Leber, Milz
Dosierung	3 – 15 g

Funktionen, Indikationen

- Kräftigt und harmonisiert das Blut und
- reguliert die Menstruationsblutung
- Befeuchtet den Darm und bewegt den Stuhl
- Lindert Schmerzen

2. Rx. Astragali

Dieses Kraut tonisiert und hebt das Qi und wird eingesetzt, um das Abwehr-(Wei)-Qi zu tonsieren. Somit kann Rx. Astragali vorbeugend als Einzeldroge eingenommen werden, um Infektionserkrankungen vorzubeugen.

Chinesischer Name	Huangqi
Deutscher Name	Tragantwurzel, Astragaliwurzel
Gruppe	Qi-tonisierende Kräuter
Geschmack	süß
Thermische Wirkung	leicht warm
Meridian-Affinität	Milz, Lunge
Dosierung	9 – 60 g

Funktionen, Indikationen

- Stärkt das Milz-Qi
- Hebt das Yang-Qi von Milz und Magen
- Tonisiert das Abwehr-(Wei)-Qi
- Stabilisiert die Oberfläche
- Tonisiert Qi und Blut
- Regt die Diurese (Harnfluss) an
- Leitet Ödeme (Wasseransammlungen) aus
- Leitet Eiter aus
- Hilft, Körpergewebe aufzubauen

3. Rx. Isatidis

Dieses Kraut kommt in China regelmäßig zur Behandlung von Erkrankungen, die durch die «Pathogenen Erreger» Wind-Hitze verursacht werden. Rx. Isatidis (Banlangen) hat einen speziellen Bezug zum Hals und kann beispielsweise zur Behandlung einer Tonsillitis bzw. Laryngitis (Halsentzündungen) eingesetzt werden. Rx. Isatidis (Banlangen) wirkt, in dieser Weise eingesetzt, ähnlich wie ein Antibiotikum.

Chinesischer Name	Banlangen
Deutscher Name	Färberwaidwurzel
Gruppe	Hitze-kühlende, antitoxische Arzneien
Geschmack	bitter
Thermische Wirkung	kalt
Meridian-Affinität	Herz, Lunge, Magen
Dosierung	15 – 30 g

Funktionen, Indikationen

- Vertreibt Hitze und Feuer-Toxine
- Kühlt das Blut
- Wirkt besonders gut im Halsbereich

Anmerkung

- Wirkt antiviral und antibakteriell, wird auch in der HIV-Therapie eingesetzt

4. Fl. Chrysanthemi

Diese leiten Feuchte-Hitze aus dem Bereich von Leber und Gallenblase aus und haben einen speziellen Bezug zu den Augen. Sie werden oft als Botschaftskraut bei Erkrankungen der Augen eingesetzt. Fl. Chrysanthemi (Juhua) können als Einzeldroge für die Behandlung verschiedener Augenerkrankungen, bei denen Feuchte-Hitze als Krankheitsursache vorliegt, eingesetzt werden; beispielsweise bei einer Konjunktivitis (Bindehautentzündung).

Chinesischer Name	Juhua
Deutscher Name	Chrysanthemenblüten
Gruppe	Kalte Kräuter, die die Oberfläche befreien
Geschmack	süß, bitter
Thermische Wirkung	kühl
Meridian-Affinität	Leber, Lunge
Dosierung	4 – 15 g

Funktionen, Indikationen

- Vertreibt Wind-Hitze
- Klärt Leber und Augen
- Beruhigt die Leber und vertreibt Wind
- Reduziert aufsteigendes Leber-Yang

5. Rx. Glycyrrhizae

Rx. Glycyrrhizae (Gancao) kann als Einzelkraut zur Behandlung einer chronischen Heiserkeit aufgrund eines Yin-Mangels bzw. zur Behandlung einer Gastritis aufgrund eines Magen-Yin-Mangels herangezogen werden.

Chinesischer Name	(Zhi) Gancao
Deutscher Name	(geröstete) Ural-Süßholzwurzel
Gruppe	Qi-tonisierende Kräuter
Geschmack	süß
Thermische Wirkung	warm (geröstet)
Thermische Wirkung	neutral (roh)
Meridian-Affinität	alle 12 Meridiane, besonders Milz, Lunge, Herz, Magen
Dosierung	3 – 12 g; geröstet (Zhi) oder roh, je nach Indikation

Funktionen, Indikationen

- Tonisiert das Milz-Qi
- Befeuchtet die Lungen
- Beseitigt Husten
- Klärt Hitze und Toxische-Hitze
- Beseitigt Schleim
- Lindert Schmerzen und Spasmen
- Harmonisiert den Charakter anderer Kräuter

2.6 Traditionelle Strategien

Es ist nützlich, sich folgenden Merksatz einzuprägen: «Die Rezeptur wird von der Strategie, die Strategie von der Symptomatik abgeleitet.» Die in diesem Kapitel des Buches angeführten traditionellen Strategien kommen seit mindestens zweitausend Jahren zur Anwendung. Wie auch andere Aspekte der TCM sind auch diese Strategien Veränderung bzw. Weiterentwicklungen unterworfen. Es war zur Zeit der Qing-Dynastie, als ein Arzt die verschiedenen Strategien vereinfacht zusammenfasste. Er nannte seine neue Entwicklung die «Acht Methoden» (Ba Fa). Mit Ausnahme der Methode des Erbrechens ist die Anwendung der anderen Methoden heutzutage üblich. Es ist jedoch zu beachten, dass viele Krankheitsbilder zu komplex sind, um nur mit einer Methode behandelt zu werden. Manchmal werden zwei, drei, ja sogar vier Methoden parallel angewendet.

1. Die schweißtreibende Methode (han fa)

Diese wird verwendet, um den Körper zum Schwitzen zu bringen, die Zirkulation des Lungen-Qi anzuregen, die Interaktion zwischen dem Nähr-(Ying)- und dem Abwehr-(Wei)-Qi zu verbessern, sodass die Poren geöffnet werden können und «Pathogene Erreger», die sich im Bereich der Oberfläche befinden, ausgeleitet werden können. Durch die schweißtreibende Methode werden speziell die «Pathogenen Erreger», «Wind» und «Kälte» ausgeleitet.

Es werden in der TCM verschiedene «Pathogene Faktoren» beschrieben, die zu einer Störung des Körpers führen können. Zu diesen zählen: Wind, Kälte, Hitze, Feuchtigkeit, Trockenheit und Feuchte-Hitze. Diese verschiedenen Faktoren treten meistens in Kombination mit dem ersten der oben angeführten «Pathogenen Faktoren», nämlich Wind, auf. Der Wind dient als Bote, der die «Pathogenen Faktoren» in den Bereich des Körpers eindringen lässt.

Wenn eine Kombination von Wind und Kälte vorliegt, so stehen die Symptome Fieber und Schüttelfrost im Vordergrund, wobei der Schüttelfrost überwiegt. Zusätzlich können Kopfschmerzen sowie Schmerzen im Bereich des gesamten Körpers, speziell im Bereich des Nackens auftreten. Typisch für Wind-Kälte-Krankheitsbilder ist ein weißer Zungenbelag. Bei der Pulstastung wird ein oberflächlicher (fu) und straffer (jin) Puls gefunden.

Es gibt ein klassisches Werk, das sich ausschließlich mit Wind-Kälte-Krankheitsbildern beschäftigt. Dieses trägt den Titel «Shang han lun».

In Kapitel 5 des Suwen («Einfache Fragen») des Werkes «Huang-di Nei-jing» («Der Innere Klassiker des Gelben Kaisers») steht über diese Methode: «Wenn sich der «Pathogene Erreger» im Bereich der Haut befindet, soll die schweißtreibende Methode zum Vertreiben eingesetzt werden.»

Kontraindiziert ist schweißtreibende Methode bei:
- Blutungen
- Säfte-Mangel
- Akuter Dermatitis
- Einem «Pathogenen Erreger», der sich nach Innen (Li) bewegt hat

2. Die abführende Methode (xie fa)

Diese wird verwendet, um Stagnationen im Bereich des Yang-Ming (Magen und Dickdarm) auszuleiten bzw. den Darm zu klären. Bei der Behandlung von Feuchte-Hitze und Stagnationen hat ein Therapeut mehrere Möglichkeiten: Er kann die Feuchte-Hitze über den Stuhl, über den Harn, aber auch über die Haut ausleiten. In China wurde und wird zusätzlich das erbrechende Verfahren angewendet. Im Westen kommen zu einem überwiegenden Anteil die ersten beiden Methoden zur Anwendung.

Typische Symptome, bei denen die abführende Methode (xie fa) indiziert ist, sind: Fieber; Schmerzen im Bauchbereich, die durch Druck an Intensität zunehmen; Verstopfung, ein gelber Zungenbelag und ein voller (shi) Puls.

Laut TCM-Literatur sollte Verstopfung aufgrund eines inneren Überschusses durch eine abführende Behandlungsmethode behandelt werden.

In Kapitel 74 des Suwen («Einfache Fragen») des Werkes «Huang-di Nei-jing» («Der Innere Klassiker des Gelben Kaisers») steht über diese Methode: «Führe ab, um Wasser abzuleiten.» und «Wenn es sich im unteren Bereich befindet, sollte es nach unten ausgeleitet werden.»

Kontraindiziert ist die abführende Methode bei:
- Schwacher Konstitution
- Im Alter
- Bei Säfte-Mangel
- Nach einer Entbindung
- Wenn sich die Erkrankung an der Oberfläche (biao) befindet.

3. Die Erbrechen auslösende Methode (tu fa)

Diese stimuliert den Magen, um Schleim- und Nahrungsmittel-Stagnationen, aber auch Gegenstände, wie Reste von Nahrungsmitteln im Bereich der Kehle, der Speiseröhre und des Magens durch den Mund ausleiten zu können. Darüber hinaus kommt die Erbrechen auslösende Methode bei der Diagnose «Schleim verlegt die Herzkanäle» zur Anwendung. Diese Vorgangsweise ist äußerst effektiv, verursacht jedoch zusätzlich häufig ein Auftreten von Schweißausbrüchen sowie eine Verletzung des Magen-Qi (sie kann als künstlich hervorgerufene Umkehrung des Magen-Qi angesehen werden). Aus diesem Grund sollte diese Methode nur bei jungen, kräftigen Patienten durchgeführt werden.

In Kapitel 74 des Suwen («Einfache Fragen») des Werkes «Huang-di Nei-jing» («Der Innere Klassiker des Gelben Kaisers») steht über diese Methode: «Führe Erbrechen herbei, um Nahrung oder Schleim abzusondern» und, «Wenn es sich im oberen Bereich befindet, so sollte es nach oben und außen geleitet werden.»

Kontraindiziert ist die Erbrechen auslösende Methode bei:
- Schwangerschaft
- Schwächezuständen
- Asthma bronchiale (Atemwegserkrankung mit Atemnot)
- Blutungen
- Ödemen (abnorme Ansammlung von Flüssigkeit in Körpergeweben)

4. Die harmonisierende Methode (he fa)

Der Begriff der «harmonisierenden» Methode geht auf die späte Han-Dynastie (25–220 n. Chr.) zurück. Ursprünglich wurde diese Bezeichnung für Krankheitsbilder im Bereich des Shao Yang verwendet; heutzutage wird der Begriff der «harmonisierenden» Methode auch für die Behandlung von Disharmonie-Mustern im Bereich der Leber und Milz, Gallenblase und Magen sowie Magen und Darm verwendet.

Weil Leber- und Gallenblasenbeschwerden oft zu Beschwerden im Bereich von Milz und Magen führen, wurde der Begriff der «harmonisierenden» Methode auch auf Rezepturen, die harmonisierend auf das Verhältnis von Holz und Erde einwirken, angewendet.

Typische Symptome, bei welchen die «harmonisierende» Methode zur Anwendung kommt: Depression, Dysmenorrhoe (Schmerzen bei der Menstruation), Malaria sowie Fieber in Abwechslung mit Schüttelfrost.

«Harmonisierende» Rezepturen sollten bei Vorliegen von äußeren «Pathogenen Erregern» nicht angewendet werden, da sonst möglicherweise die «Pathogenen Erregern» tiefer in den Körper eindringen können.

Auch sollte daran gedacht werden, dass Fieber in Abwechslung mit Schüttelfrost nicht ausschließlich ein Shao Yang-Krankheitsbild sein muss (derartige Beschwerden können auch bei einem massiven Qi-Mangel oder bei einem Qi- und Blut-Mangel auftreten. Bei Vorliegen der beiden letztgenannten energetischen Muster würden «harmonisierende» Rezepturen zu einer Verstärkung der Beschwerdebilder führen!).

Die unter Punkt 4 zusammengefasste harmonisierende Methode ist sicherlich die am wenigsten präzise definierte Methode, da sie auch verschiedene Vorgangsweisen, die nicht den anderen sieben Methoden zugeordnet werden können, beinhaltet. Sie wird harmonisierende Methode genannt, da sie nicht lediglich darauf abzielt, «Pathogene Faktoren» zu vertreiben, zu tonisieren oder Ähnliches, sondern vielmehr ausgleichend auf das ganze System wirkt.

Dazu gibt es keine Anmerkung im «Huang-di Nei-jing» («Der Innere Klassiker des Gelben Kaisers»).

Kontraindiziert ist die harmonisierende Methode bei:
- Vorliegen eines «Pathogenen Erregerns»

5. Die erwärmende Methode (wen fa)

Sie wird verwendet, um das Innere zu wärmen, Stagnationen im Bereich der Meridiane entgegenzuwirken sowie Kälte im Inneren zu wärmen bzw. das Yang zu tonisieren. Somit kommt diese Methode zur Anwendung bei: Kälte im Bereich der Meridiane, Kälte im Bereich des Mittleren Erwärmers sowie bei einer Erschöpfung des Yang.

Kälte-Krankheitsbilder, bei denen die erwärmende Methode zur Anwendung kommt, treten zu einem Großteil der Fälle bei Vorliegen eines Yang-Mangels auf. Aus diesem Grund wird die erwärmende Methode oft mit der tonisierenden Methode kombiniert. Da das Nieren-Yang oft als das «wahre» Yang bezeichnet wird, kommen bei der erwärmenden Methode oft Rezepturen, die das Nieren-Yang tonisieren, zur Anwendung.

Menschen, die unter Kälte leiden, fehlt es oft an Antrieb. Körperlich besteht bei ihnen ein Kältegefühl sowie eine Abneigung gegenüber Kälte. Da diese Kälte aufgrund eines Mangels besteht, empfinden Patienten eine von außen zugefügte Wärme – beispielsweise durch Moxibustion oder zusätzliche Kleidungsstücke – als angenehm. (Dies im Unterschied zu Kälte-Symptomen, die durch das Eindringen eines «Pathogenen Erregers» verursacht werden. Wenn der «Pathogene Erreger» Kälte in den Körper eingedrungen ist, frieren entsprechende Menschen auch nach dem Anziehen zusätzlicher Bekleidungsstücke weiter.)

Weitere typische Symptome sind: Schmerzen, die durch Bewegung und Wärmeanwendungen besser werden; Libidomangel, weißer Ausfluss, häufiges Urinieren eines hellen Urins, ein geruchsarmer Stuhlgang, ein blasser Zungenkörper mit weißem, feuchtem Zungenbelag sowie ein langsamer (chi) Puls.

Um innere Kälte zu behandeln, benötigt man Zeit. Es wäre ein Fehler zu glauben, dass durch die Gabe von scharfen, thermisch heißen Kräutern in kurzer Zeit das Innere gewärmt werden kann. Eine übermäßige Einnahme scharfer, thermisch heißer Kräuter würde eher dazu führen, dass sich zusätzlich ein Yin-Mangel entwickeln würde (die scharfen, thermisch heißen Kräuter verletzen das Yin).

In Kapitel 74 des Suwen («Einfache Fragen») des Werkes «Huang-di Nei-jing» («Der Innere Klassiker des Gelben Kaisers») steht über diese Methode: «Wärme, um Kälte zu vertreiben.» und «Wärme, was kalt ist und behandle Kälte mit Wärme.»

Kontraindiziert ist die erwärmende Methode bei:
- Yin-Mangel
- Entzündliche Erkrankungen
- Schwangerschaft

6. Die kühlende Methode (qing fa)

Diese wird verwendet, um Hitze sowie Toxische-Hitze auszuleiten. Wenn sich ein Überschuss an Hitze in einem der Organe befindet, manifestieren sich für jedes der Organe entsprechende, charakteristische Symptome. Allgemein wird bei Vorliegen von Hitze eine Abneigung gegenüber Hitze, ein schneller (shuo) Puls, ein roter Zungenkörper sowie und ein dunkler Urin zu finden sein.

Der Begriff «Toxische-Hitze» unterscheidet sich vom Begriff der Hitze durch das Auftreten von Eiter sowie einem allgemeinen Krankheitsgefühl des Patienten. Oft tritt «Toxische-Hitze» in Kombination mit folgenden Merkmalen auf: Rötung, Schwellung, Schmerzen, sowie ein Krankheitsgefühl. Es gibt zwei Möglichkeiten, um Hitze auszuleiten. Einerseits kann das Yin tonisiert werden, andererseits das Yang sediert werden.

Wichtig ist hier die Diagnose: Falls der Patient unter einem Yin-Mangel leidet, das heißt, dass er zwar schwitzt – vor allem bei Anstrengung und in der Nacht (bei den fünf Herzen: Handinnenflächen, Fußsohle und Brustbereich) – und einen roten Kopf hat, die Rötung sich aber auf die Wangen begrenzt. Zusätzlich hat der Patient einen schnellen (shuo), aber leeren (xu) Puls, die Zunge ist zwar rot, aber rissig und ohne Belag, so wird es besser sein, hauptsächlich das Yin zu tonisieren.

Anders ist es bei einem Patienten mit Hitze im Überschuss: Hat dieser einen roten Kopf, schwitzt stark, hat einen konzentrierten Urin, eine rote Zunge mit gelbem Belag und einen schnellen (shuo), vollen (shi) Puls, so kann bei ihm ohne weiteres die kühlende Methode angewendet werden.

Wenn diese Methode ohne entsprechende Indikation angewendet wird, verletzt sie das Milz-Yang. Solange der Zungenkörper jedoch rot ist, die Zunge einen gelben Belag aufweist, der Patient nicht müde ist und keinen Durchfall entwickelt, kann die kühlende Methode mit gutem Gewissen eingesetzt werden. Erst wenn der Patient müde wird, Durchfall mit Resten unverdauter Nahrungsmittel entwickelt, der Zungenbelag weiß und der Zungenkörper blass wird, sollten andere Methoden zur Anwendung kommen.

In Kapitel 74 des Suwen («Einfache Fragen») des Werkes «Huang-di Nei-jing» («Der Innere Klassiker des Gelben Kaisers») steht über diese Methode: «Kühle, um Hitze zu mäßigen» und «Kühle, was warm ist und behandle Hitze mit Kälte.»

Kontraindiziert ist die kühlende Methode bei:

- Yang-Mangel
- Schwacher Konstitution
- «Echter» Kälte und «falscher» Hitze
- «Pathogenen Erregern», die von außen den Körper attackieren

7. Die tonisierende Methode (bu fa)

Die tonisierende Methode kann verwendet werden, um einen oder mehrere der vier Bestandteile des Körpers zu stärken: Qi, Blut, Yin und Yang.

Hauptmerkmale eines Qi-Mangels sind: Antriebslosigkeit und Müdigkeit sowie der Umstand, dass Anstrengung zu einer Verschlechterung des Befindens führt. Der Begriff «Anstrengung» bezieht sich in diesem Zusammenhang sowohl auf körperliche Betätigungen als auch auf psychische Belastungen. Menschen mit einem Qi-Mangel sind ruhebedürftig. Üblicherweise ist ein ausschließlicher Qi-Mangel kein schweres Krankheitsbild, da er relativ leicht zu beheben ist. Die Therapie eines Qi-Mangels dauert ungefähr eine Woche, wohingegen die Therapie eines Blut-Mangels drei bis vier Monate in Anspruch nimmt, die Therapie eines Yang-Mangels drei Jahre benötigt und die Therapie eines Yin-Mangels laut TCM-Literatur bis zu sieben Jahren dauern kann.

Milz und Magen, die im Bereich des Mittleren Erwärmers lokalisiert sind, sind für die Produktion und Transformation von Qi und Blut zuständig. Wenn die Milz geschwächt ist, resultiert daraus ein allgemeiner Qi-Mangel. Aus diesem Grund sollte bei einem Qi-Mangel – egal, welches Organ betroffen ist – die Milz gestärkt werden.

Klassische Symptome eines Blut-Mangels sind: Gesichtsblässe, leichtes Schwindelgefühl, Schreckhaftigkeit, Trockenheit der Haut und Haare, brüchige Fingernägel, Anfälligkeit zu Tendovaginitis (Sehnenscheidenentzündungen), lebhafte Träume, Nachtblindheit, Trockenheit des Stuhles, sowie eine Menstruationsblutung mit wenig Blut.

In der chinesischen Medizin wird zwischen einem Herz- und einem Leber-Blut-Mangel unterschieden. Bei einem Herz-Blut-Mangel stehen Symptome wie Schreckhaftigkeit, Palpitationen (Herzklopfen) sowie ein Gefühl der inneren Unruhe im Vordergrund; bei einem Leber-Blut-Mangel Symptome wie: Anfälligkeit zu Tendovaginitis (Sehnenscheidenentzündungen), Neigung zu Spasmen (Krämpfen) sowie ein harter Muskeltonus. Bei allen Arten eines Blut-Mangels wird ein blasser Zungenkörper mit einem trockenen Zungenbelag gefunden. Der Puls ist dünn (xi).

Da Qi und Blut in enger Verbindung zueinander stehen, führt ein Mangel des einen oft zu einem Mangel des anderen. Die häufigste Ursache für einen Qi- und Blut-Mangel ist ein schwerer Blutverlust. Energetisch ist es häufig so, dass ein chronischer Milz-Qi-Mangel zu einer verminderten Produktion von Blut und Qi führt.

Immer, wenn ein Blut-Mangel vorliegt, sollte sowohl das Qi als auch das Blut tonisiert werden. Wie immer gilt: die Therapie sollte den Krankheitsursachen entgegen gesetzt wirken. Wenn Blutungen vorliegen, sollten die Blutungen gestoppt werden; wenn ein Milz-Qi-Mangel vorliegt, sollte das Milz-Qi tonisiert werden; wenn Feuchtigkeit die Produktion von Qi und Blut behindert, sollte die Feuchtigkeit ausgeleitet werden; wenn eine Qi-Stagnation zu einem Qi- und Blut-Mangel führt, sollte die Stagnation aufgehoben werden; wenn ein Yang-Mangel zu einem Qi- und Blut-Mangel führt, sollte das Yang tonisiert werden, etc.

Ein Yin-Mangel entwickelt sich nicht über Nacht. Dementsprechend nimmt die Therapie eines Yin-Mangels lange Zeit in Anspruch. In der klassischen Literatur wird angegeben, dass die Therapie eines Yin-Mangels bis zu sieben Jahre benötigt. Dann ist jedoch die Konstitution eines Patienten wirklich geändert. Nichtsdestotrotz – sowohl der Therapeut als auch der Patient benötigen sicherlich Geduld.

Typisch für einen Yin-Mangel sind folgende Symptome: Nachtschweiß, Verschlimmerung der Beschwerden ab siebzehn Uhr, «Hitze der fünf Herzen» (Handinnenflächen, Fußsohlen und Brustkorbbereich), Durstgefühl, körperliche Auszehrung, Trockenheit der Schleimhäute, Verschlimmerung durch Bewegung sowie ein Gefühl der inneren Unruhe.

Bei der Zungendiagnostik kann folgendes gesehen werden: je stärker der Yin-Mangel ist, desto mehr nimmt die Substanz des Zungenbelags und des Zungenkörpers ab. So wird am Anfang der Zungenbelag dünner und verschwindet mit der Zeit vollständig. Auch der Zungenkörper wird schmäler und entwickelt Risse. Die Zungenfarbe wird rot, so dass bei einem starken Yin-Mangel ein roter, rissiger Zungenkörper ohne Zungenbelag gefunden wird. Der Puls bei einem Menschen mit Yin-Mangel ist schnell (shuo), oberflächlich (fu) und dünn (xi).

Kräuter, die das Yin tonisieren, sind im Allgemeinen stark nährend. Die meisten der Yin-tonisierenden Rezepturen enthalten Kräuter, die die Zirkulation der Körpersäfte und das Qi anregen, um zu verhindern, dass die nährenden, teilweise auch befeuchtenden Kräuter Anlass zu einer Stagnation geben können. Je schwächer das Qi von Milz und Magen ist, desto mehr Qi-bewegende und aromatische Kräuter sollten einer Rezeptur zugefügt werden. Sollte ein «Pathogener Erreger» durch eine lange Zeit bestehende Erkrankung zu einem Yin-Mangel geführt haben, so ist es wichtig, dass der «Pathogene Erreger» aus dem Körper ausgeleitet wird, bevor mit dem Yin-Aufbau begonnen wird.

Menschen, die einen Yang-Mangel aufweisen, fühlen sich körperlich erschöpft. Meistens fehlt es ihnen an Antrieb. Körperlich besteht bei ihnen ein Kältegefühl sowie eine Abneigung gegenüber Kälte. Da diese Kälte aufgrund eines Mangels besteht, empfinden Patienten eine von außen zugefügte Wärme – beispielsweise durch Moxibustion oder zusätzliche Kleidungsstücke – als angenehm.

Weitere typische Symptome sind: Schmerzen, die durch Bewegung (Yang!) und Wärmeanwendungen (Yang!) besser werden; Libidomangel, weißer Ausfluss, häufiges Urinieren eines hellen Urins, nächtliches Wasserlassen, Stuhlgang mit Resten unverdauter Nahrungsmittel am frühen Morgen; ein blasser Zungenkörper mit weißem, feuchtem Zungenbelag sowie ein tiefer (chen), langsamer (chi) und leerer (xu) Puls.

In Kapitel 74 des Suwen («Einfache Fragen») des Werkes «Huang-di Nei-jing» («Der Innere Klassiker des Gelben Kaisers») steht über diese Methode: «Stärke, was verletzt wurde.» Und in Kapitel 20 steht: «Tonisiere, was sich im Mangel-Zustand befindet.»

Kontraindiziert ist die tonisierende Methode bei:

- Fülle-Zuständen

8. Die sedierende Methode (xie fa)

Diese wird angewendet, um folgenden Zuständen entgegenzuwirken:

- Qi-Stagnation
- Blut-Stagnation
- Nahrungsmittel-Stagnation
- Schleim

Bei jeder pathologischen Veränderung, egal ob diese die Meridiane oder die Organe des Körpers betrifft, kommt es zu allererst zu Veränderungen der Qi-Zirkulation. Ein Spruch der chinesischen Medizin lautet: «Zu Beginn ist eine Erkrankung im Bereich des Qi zu finden».

Emotionale Belastungen, Fehler in der Nahrungsaufnahme, Verletzungen sowie «Pathogene Faktoren» können sich negativ auf die Qi-Zirkulation auswirken. Die wichtigsten Symptome einer Qi-Stagnation sind: Spannungsgefühle und Schmerzen.

Die Symptome einer Qi-Stagnation variieren, je nachdem, welche Region vorrangig betroffen ist. Beispielsweise können im Bereich des Brustkorbes Schmerzen, Hustenreiz und Kurzatmigkeit auftreten. Treten Qi-Stagnationen im Milz- und Magenbereich auf, resultieren daraus: abdominale Schmerzen, Völlegefühl, Aufstoßen sowie Brechreiz und Erbrechen. Bei einer Leber-Qi-Stagnation werden Schmerzen im Bereich des Unterleibes, eine unregelmäßige, schmerzhafte Menstruationsblutung, Kälte im Bereich der Extremitäten und ähnliche Symptome gefunden.

Wenn der Blutfluss innerhalb der Meridiane und Kollateralgefäße behindert und verlangsamt ist, jedoch noch nicht vollständig zum Erliegen gekommen ist, so wird in der chinesischen Medizin der Ausdruck «xue zhi» (deutsch: «Blut-Stagnation») verwendet. Charakteristische Symptome einer Blut-Stagnation sind: gut lokalisierbare, intensive Schmerzen; Abszesse, Haarausfall, zyanotische Lippenfarbe, zyanotische Areale am Zungenkörper sowie ein rauer (se) Puls.

Zu den wichtigsten Ursachen einer Blut-Stagnation zählen ein Qi-Mangel sowie eine Qi-Stagnation. Wenn nicht ein ausreichendes Maß an Qi vorhanden ist, bzw. bei Vorliegen einer Qi-Stagnation, wird der Blutfluss beeinträchtigt. Auch Kälte und übermäßige Hitze beeinträchtigt die Blutzirkulation und können zu Blut-Stagnationen Anlass geben.

Weitere Ursachen für eine Blut-Stagnation sind: Verletzungen, Operationen, Fremdkörper innerhalb des Körpers (beispielsweise Spiralen als Verhütungsmethode) sowie laut Texten der klassischen TCM: Geburten. Viele chronisch kranke Menschen leiden unter einer Blut-Stagnation. Aus diesem Grund ist es sinnvoll, bei chronisch kranken Menschen an eine Blut-Stagnation zu denken; vor allem immer dann, wenn nach Einnahme zuvor verschriebener Rezepturen keine Verbesserung eingetreten ist.

Auch ein Yin-Mangel sowie Feuchtigkeit und Schleim können Ursachen für eine Blut-Stagnation sein. Da in westlichen Ländern praktizierende TCM-Ärzte es oft mit Patienten zu tun haben, die unter chronischen Beschwerden leiden, haben Kräuter, die die Blutzirkulation anregen, eine große Bedeutung.

Der Begriff der Nahrungsmittel-Stagnation (chinesisch: shi zhi) bezieht sich auf eine Ansammlung von Nahrungsmitteln im Bereich des Verdauungstraktes (hauptsächlich im Bereich des Mittleren Erwärmers). Typische Symptome sind: Völlegefühl, Schmerzen im Bauchbereich, Abneigung gegenüber einer weiteren Nahrungsaufnahme, übel riechendes Aufstoßen und manches Mal Diarrhoe (Durchfall). Es werden ein gelber, dicker Zungenbelag in der Mitte des Zungenkörpers sowie ein gleitender (hua) Puls gefunden.

Die Milz gilt in der TCM als Quelle von Feuchtigkeit und Schleim. Das Milz-Qi sollte durch ein kräftiges Nieren-Yang unterstützt werden. Deswegen beinhalten sämtliche Feuchtigkeit- und Schleim-ausleitenden Rezepturen Kräuter, die das Nieren-Yang sowie das Milz-Qi tonisieren.

Feuchtigkeit und Schleim dienen als Ursache für zahlreiche Krankheitsmuster: Sie führen zu einer Verlangsamung der Qi-Zirkulation. Klassische Symptome, die bei Feuchtigkeit und Schleim gefunden werden können, sind: Müdigkeit, Schweregefühl, Hustenreiz, Brechreiz sowie Schwindelzustände. Feuchtigkeit und Schleim stehen in enger Verbindung zueinander. Feuchtigkeit ist die Vorstufe des Schleimes. Wenn Feuchtigkeit längere Zeit besteht und diese – beispielsweise durch eine zusätzlich bestehende Hitze – «eingedickt» wird, entsteht daraus Schleim.

Folgende Zungenbefunde können bei Feuchtigkeit und Schleim gefunden werden: Wenn die Feuchtigkeit im Vordergrund steht, so findet sich ein dicker, feuchter Zungenbelag auf einem breiten Zungenkörper mit Zahnabdrücken an Zungenrändern. Wenn Schleim vorliegt, so ist der Zungenkörper zusätzlich dick.

Folgende Pulsbefunde können bei Feuchtigkeit und Schleim gefunden werden: Der Feuchtigkeit wird ein gleitender (hua) Puls zugeordnet. Sollte Schleim vorliegen, ist der Puls dünn (xi).

Die Therapie von Patienten, bei denen Feuchtigkeit und Schleim vorliegen, benötigt relativ viel Zeit. Oft sind Krankheitsbilder, die durch Feuchtigkeit und Schleim verursacht werden, chronisch.

Durch Anwendung der sedierenden Methode kann das Qi verletzt werden, wenn diese Methode unangemessen stark durchgeführt wird.

In Kapitel 74 des Suwen («Einfache Fragen») des Werkes «Huang-di Nei-jing» («Der Innere Klassiker des Gelben Kaisers») steht über diese Methode: «Zerstreue, um einen Stau aufzulösen» und «Löse auf, was fest ist.»

Kontraindiziert ist die sedierende Methode bei:

- Mangel-Zuständen
- Chronischen, schweren Erkrankungen wie AIDS und Krebs

3

3.1 Die wichtigen vier Bestandteile der klassischen Rezeptur: Kaiserkraut, Ministerkraut, Botenkraut, Helferkraut

Rezepturen sind in der Chinesischen Medizin nicht einfach eine Zusammenfügung medizinischer Substanzen. Die Wirkungen mehrerer Kräuter lassen sich nicht einfach addieren, es handelt sich vielmehr um komplexe Rezepte, in denen sich die enthaltenen Wirkstoffe gegenseitig beeinflussen und in ihrer Wirkung ergänzen. Eine Rezeptur ist nur dann wirksam, wenn alle enthaltenen Substanzen sorgfältig aufeinander abgestimmt sind, um eine exakte Wirkung zu erzielen und Nebenwirkungen zu vermeiden. Die Kombination von Substanzen mittels Rezeptur wirkt wesentlich effizienter und ganzheitlicher als eine Einzelsubstanz.

Klassische TCM-Rezepturen zeichnen sich durch ihren Aufbau aus – die meisten Rezepturen enthalten zumindest drei der vier Hauptbestandteile:

- Kaiserkraut (Jun)
- Ministerkraut (Chen)
- Botenkraut (Shi)
- Helferkraut (Zuo)

Wie lassen sich diese Bezeichnungen erklären?

«Jun» bedeutet «Kaiser» (Englisch: «Chief»): Das Kaiserkraut ist das wichtigste Kraut einer Rezeptur und besitzt den größten Teil der Wirkung. Der Kaiser war im früheren China die bedeutendste Persönlichkeit. Dementsprechend besitzt das Kaiserkraut die entscheidende Heilqualität und weist oft auch die höchste Dosis der verordneten Kräuter auf. Traditionelle, chinesische Rezepturen sind oft nach dem Kaiserkraut benannt worden. Das Kaiserkraut ist für die Rezeptur unumgänglich.

Weitere Bezeichnungen für «Jun» lauten: Monarch, Herrscher, König, Leitsubstanz.

«Chen» bedeutet «Minister» (Englisch: «Deputy»): Das Ministerkraut unterstützt das Kaiserkraut bei der Behandlung des Hauptsymptoms. Außerdem hat es eventuell noch zusätzliche, für den Patienten heilsame Wirkqualitäten, die über den Wirkmechanismus des Kaiserkrautes hinausgehen. So behandelt das Ministerkraut gleichzeitig vorhandene weitere Krankheitsmerkmale.

Beispielsweise kann bei einer Rezeptur, die zusammengestellt wurde, um einen Qi-Mangel zu behandeln, das Kaiserkraut lediglich dem Qi-Mangel ent-

gegenwirken. Das Ministerkraut könnte sowohl Qi als auch Blut tonisieren.
Weitere Bezeichnungen für «Chen» lautet: Partnersubstanz.

«Shi» bedeutet «Übermittler» (Englisch: «Envoy»): Dieses Kraut stellt eine Besonderheit im Aufbau einer TCM-Rezeptur dar. Das als «Botenkraut» bzw. «Botschaftskraut» bezeichnete Kraut leitet die Wirkung auf einen bestimmten Meridian oder eine bestimmte Körperregion hin. Darüber hinaus harmonisiert das Übermittlerkraut die Wirkung der oben angeführten Heilkräuter.
Weitere Bezeichnungen für «Shi» lauten: Führer, Dirigent.

«Zuo» bedeutet «Assistent» (Englisch: «Assistant»): Das Helferkraut, das manchmal auch als «Polizeikraut» oder «Assistentenkraut» bezeichnet wird, verstärkt die Wirkung von Kaiser- und Ministerkraut. Darüber hinaus vermindert es deren Toxizität und besitzt manches Mal antagonistische Wirkung zu dem Kaiserkraut. Es gibt keine weiteren Bezeichnungen für «Zuo».

Die Dosierung der einzelnen Ingredienzien einer Rezeptur spielt in der Hierarchie eine bedeutende Rolle, was in manchen Fällen recht schwierig sein kann. Oft wird gesagt, dass das Kaiserkraut am höchsten dosiert sein soll. Diese Aussage bezieht sich jedoch auf die für diese Zutat normale Dosierung. Betrachten wir z.B. zwei Kräuter. Die normale Dosierung des einen sei 3–6 Gramm, die des anderen 12–18 Gramm. Werden nun 6 Gramm der ersten und 12 Gramm der zweiten Substanz für eine bestimmte Rezeptur verwendet, so wäre die relative Dosierung der ersten größer als jene der zweiten. Erstere wäre daher als Kaiserkraut und die zweite als Ministerkraut wirksam.

Natürlich weisen nicht alle Rezepturen die vier angeführten Bestandteile auf. Wenn weder Kaiser- noch Ministerkraut toxisch sind, besteht kein Bedarf an einem Helferkraut. In der Regel sind Kaiser- und Ministerkraut vorhanden; Helferkraut und Botenkraut können gelegentlich fehlen. Doch gerade sie stellen eine typische Eigenschaft der TCM dar.

Auch gibt es Rezepturen, bei welchen die Hierarchie der Ingredienzien nicht immer so einfach strukturiert ist und alle Ingredienzien die gleiche Bedeutung haben, wie z.B. die Rezepturen: Wu ling san (5-Bestandteile-Pulver mit Poria Cocos) und Wu pi san (5 Schalen-Dekokt). Um den Aufbau klassischer TCM-Rezepturen detailliert analysieren zu können, sind im folgenden Abschnitt fünf Rezepturen beschrieben. Als Beispiele dienen die Rezepturen:

- **Bu zhong yi qi tang**
  Dekokt, das die Mitte tonisiert und das Qi vermehrt
- **Tian wang bu xing tang**
  Die Pille des Himmelsherrschers, die das Herz tonisiert
- **Ban xia bai zhu tian ma tang**
  Pinelliae, Atractylodis macrocephalae und Gastrodiae-Dekokt

Bu zhong yi qi tang
Dekokt, das die Mitte tonisiert und das Qi vermehrt

- Rx. Astragali (Huangqi) 9 g Kaiserkraut
- Rx. Glycyrrhizae tosta (Zhigancao) 3 g Ministerkraut
- Rx. Ginseng (Renshen) 9 g Ministerkraut
- Rx. Angelicae sinensis (Danggui) 6 g Helferkraut
- Pericarpium Citri reticulatae (Chenpi) 6 g Helferkraut
- Rz. Cimicifugae (Shengma) 3 g Botenkraut
- Rx. Bupleuri (Chaihu) 3 g Botenkraut
- Rz. Atractylodes macrocephalae (Baizhu) 9 g Ministerkraut

Wirkung
- Unterstützt die Mitte des Mittleren Erwärmers
- Stärkt das Qi
- Trägt das Yang empor und hebt das Abgesunkene

Beschreibung der klassischen TCM-Rezeptur
Das besondere Interesse liegt bei dieser Rezeptur bei den Botenkräutern, nämlich Rx. Bupleuri (Chaihu) und Rz. Cimicifugae (Shengma). Diese Kräuter besitzen eine nach oben gerichtete Wirkrichtung.

Bu zhong yi qi tang ist eine klassische Rezeptur des Pi Wei Lun , der deutsche Titel dieses Werkes lautet «Abhandlungen über Milz und Magen». Der Autor Li Dong-yuan hat im Jahr 1248 n. Chr. seine praktischen Erfahrungen in diesem Werk zusammengefasst. Li Dong-yuan gilt als der berühmteste Vertreter der so genannten «Schule der Mitte». Das so genannte «Pi Wei Lun» ist sein Meisterwerk und steht auch heutzutage noch am Lehrplan der TCM-Universitäten in China.

Die Rezeptur Bu zhong yi qi tang wird hauptsächlich zur Behandlung einer allgemeinen Schwäche, immer wiederkehrendem Fieber, plötzlichen Schweißausbrüchen, einer Abneigung gegenüber Kälte, Kurzatmigkeit; dem Verlangen, zusammengerollt zu liegen; Schwäche der Extremitäten sowie einer blass-fahlen Gesichtsfarbe und weichen oder wässrigen Stühlen eingesetzt.

Zunge: blasser Zungenkörper mit dünnem, weißem Belag
Puls: leer (xu)

Entsprechende westliche Krankheitsbilder
- Chronische Bronchitis
- Uterusprolaps (Gebärmuttervorfall)
- Rektumprolaps (Enddarmvorfall)
- Leukorrhoe (Ausfluss)
- Gastroptose (Magensenkung)
- Post partale (nachgeburtliche) Probleme

Alle oben angeführten Beschwerden entstehen durch eine Schwäche des Qi, die dazu führt, dass das «klare Yang» nicht aufsteigen kann bzw. dazu, dass die Organe nicht an ihrer angestammten Lokalisation festgehalten werden können.

Ein Symptom, das früh auftreten kann, ist Durchfall. Eine Schwäche des Milz-Qi kann des Weiteren dazu führen, dass die Milz die Kontrolle über die Blutgefäße verliert, wodurch chronische Blutungen auftreten können.

Weiters kann die Rezeptur für Menschen, die unter chronisch – erhöhter Körpertemperatur leiden, eingesetzt werden. Aus diesem Grund wird sie auch heute in China bei Fieber unbekannter Ursache häufig verschrieben. An dieser Stelle sei nochmals betont, dass die Rezeptur Bu zhong yi qi tang natürlich nicht bei allen Arten von Organsenkungen verschrieben werden kann, sondern immer nur dann, wenn dafür ein Qi-Mangel als Hauptursache vorliegt.

Die Analyse der einzelnen Kräuter

Das Kaiserkraut der Rezeptur ist das süße, leicht scharfe, thermisch warme Rx. Astragali (Huangqi). Dieses stärkt allgemein das Qi bzw. das Wei-Qi und hebt das Yang von Milz und Magen.

Die Ministerkräuter Rx. Ginseng (Renshen) oder Rx. Codonopsitis (Dangshen) – dieses ist billiger und wird deswegen in China oft an Stelle von Rx. Ginseng (Renshen) verschrieben) – Rx. Atractylodis macrocephalae (Baizhu) und Rx. Glycyrrhizae tosta (Zhigancao) tonisieren das Milz-Qi. Für eine genaue Analyse dieser vier Kräuter sei auf die Rezeptur Si jun zi tang verwiesen. Das Helferkraut Rx. Angelicae sinensis (Danggui) tonisiert Qi und Blut. Damit unterstützt es die Qi-tonisierenden Kräuter. Es gibt einen Spruch in der chinesischen Medizin, den alle Studenten auswendig lernen. Dieser lautet sinngemäß: «Qi bewegt Blut und Blut ist die Mutter des Qi».

In dieser Rezeptur wird Rx. Angelicae sinensis (Danggui) eingesetzt, um die Qi-tonisierenden Kräuter zu unterstützen. Pericarpium Citri reticulatae (Chenpi), ein weiteres Helferkraut, reguliert die Qi-Zirkulation. Es befindet sich aus zwei Gründen in dieser Rezeptur: 1. Unterstützt es den Verdauungsprozess sowie die Resorption der Qi-tonisierenden Kräuter, die sehr nährend und schwer zu verdauen sind. 2. Unterstützt es die aufsteigende Bewegungsrichtung der Botschaftskräuter.

Diese sind: Rz. Cimicifugae (Shengma) und Rx. Bupleuri (Chaihu). Beide Kräuter helfen, das Yang-Qi nach oben zu bringen und unterstützen damit das Kaiserkraut Rx. Astragali (Huangqi) in seiner Wirkung.

Tian wang bu xing tang

Die Pille des Himmelsherrschers, die das Herz tonisiert

- Rx. Rhemanniae (Shengdihuang) 12 g Kaiserkraut
- Rx. Ginseng (Renshen) 6 g Ministerkraut
- Tuber Asparagi (Tianmendong) 9 g Helferkraut

- Tuber Ophiopogonis (Maimendong) 9 g Helferkraut
- Rx. Scrophulariae (Xuanshen) 6 g Helferkraut
- Rx. Salviae (Danshen) 6 g Ministerkraut
- Sclerotium Poriae Cocos (Fuling) 6 g Ministerkraut
- Rx. Polygalae (Yuanzhi) 6 g Ministerkraut
- Rx. Angelicae sinensis (Danggui) 6 g Ministerkraut
- Fr. Schisandrae (Wuweizi) 6 g Helferkraut
- Sm. Biotae (Baiziren) 9 g Ministerkraut
- Sm. Ziziphi spinosae (Suanzaoren) 9 g Helferkraut
- Rx. Platycodi (Jiegeng) 6 g Botenkraut

Wirkung

- Nährt das Yin
- Tonisiert das Blut
- Tonisiert das Herz
- Beruhigt Shen

Beschreibung der klassischen TCM-Rezeptur

TIAN WANG BU XING TANG kann eingesetzt werden, um das Blut und Yin zu nähren, das Herz-Qi zu tonisieren und den Geist (Shen) zu beruhigen. Wenn eine Balance zwischen Herz und Nieren besteht und Feuer und Wasser in einem ausgewogenen Verhältnis zueinander stehen, befindet sich auch der Geist (Shen) in einem harmonischen Zustand. Die Rezeptur wurde konzipiert, um folgenden Symptomen auf Grund eines Blut- und Yin-Mangels entgegenzuwirken: innere Unruhe, Reizbarkeit, Aphten im Bereich der Mundschleimhaut, Urtikaria (Nesselsucht), Entzündungen der Mundschleimhäute, Nachtschweiß, sowie Schlafprobleme. Diese Rezeptur ist dem Quellentext «She sheng mi pou» entnommen.

Wie kommt es zu den eben angeführten Symptomen? Bei einem Herz-Blut-Mangel können Palpitationen (Herzklopfen) sowie Vergesslichkeit und Ängstlichkeit auftreten. Bei einem Blut- und Yin-Mangel steigt Leere-Hitze aufwärts. Wenn diese den Herzbereich erreicht, resultieren daraus Unruhezuständen, eine Konzentrationsschwäche sowie Schlafstörungen. Nachtschweiß und nächtliche Samenergüsse können aufgrund eines Yin-Mangel auftreten. Da die Zunge der Öffner des Herzens ist, manifestieren sich energetische Disbalancen des Herzbereiches auf der Zunge. Aus diesem Grunde werden regelmäßig Schleimhautdefekte im Mund von Menschen mit Herz-Feuer gefunden.

Entsprechende westliche Krankheitsbilder

- Herzrhythmusstörungen
- Menopausale Beschwerden (Wechseljahrbeschwerden)
- Chronische Urtikaria (Nesselsucht)
- Neurasthenie (nervöse Erschöpfung)
- Nykturie (nächtliches Wasserlassen)

- Palpitationen (Herzklopfen)
- Stenocardien (Beklemmungsgefühl im Brustbereich)
- Aphten (Defekte der Mundschleimhaut)

Zunge: roter Zungenkörper mit wenig Zungenbelag
Puls: dünn (xi), schnell (shuo)

Zur Analyse der einzelnen Kräuter der Rezeptur
Das Kaiserkraut Rx. Rhemanniae (Shengdihuang) nährt das Yin und klärt Hitze. Sein spezieller Bezug zum Nieren-Yin (Wasser) trägt zur Kontrolle des Shen bzw. der Leere-Hitze (Feuer) bei. Zusätzlich kann Rx. Rhemanniae (Shengdihuang) das Blut nähren. Rx. Salviae (Danshen) und Rx. Angelicae sinensis (Danggui) nähren als Ministerkräuter das Blut, ohne Stagnationen hervorzurufen. Die Kombination der Ministerkräuter Sm. Biotae (Baiziren) und Rx. Polygalae (Yuanzhi) beruhigen den Geist (das Shen). Zwei weitere Ministerkräuter, Rx. Ginseng (Renshen) und Sclerotium Poriae Cocos (Fuling), nähren und beruhigen das Herz-Qi. Tuber Asparagi (Tianmendong), Tuber Ophiopogonis (Maimendong) und Rx. Scrophulariae (Xuanshen) nähren das Yin und klären Leere-Hitze, ohne jedoch zu Feuchtigkeitsproblemen zu führen. Diese drei Kräuter dienen, ebenso wie die beiden Folgenden, als Helferkräuter. Fr. Schisandrae (Wuweizi) und Sm. Ziziphi spinosae (Suanzaoren) schützen durch ihre adstringierende Eigenschaft vor einem zusätzlichen Qi-Verlust.

Das Botenkraut dieser Rezeptur ist Rx. Platycodi (Jiegeng). Dieses Kraut leitet die Wirkung der anderen Kräuter in den Bereich des Oberen Erwärmers.

Ban xia bai zhu tian ma tang
Pinelliae, Atractylodis macrocephalae und Gastrodiae-Dekokt

- Rz. Pinelliae (Banxia) 9 g Kaiserkraut
- Rz. Gastrodiae (Tianma) 6 g Kaiserkraut
- Rz. Atractylodis macrocephalae (Baizhu) 12 g Ministerkraut
- Sclerotium Poriae Cocos (Fuling) 6 g Helferkraut
- Pericarpium Citri Erythroarpae (Juhong) 6 g Helferkraut
- Rz. Zingiberis (Shengjiang) 3 g Helferkraut
- Fr. Jujubae (Dazao) 3 (Stück) Helferkraut
- Rx. Glycyrrhizae Uralensis (Gancao) 3 g Botenkraut

Wirkung
- Tonisiert das Milz-Qi
- Wandelt Feuchtigkeit
- Leitet Schleim aus
- Vertreibt Wind

Beschreibung der klassischen TCM-Rezeptur

Die Rezeptur Ban xia bai zhu tian ma tang wird eingesetzt, um das Milz-Qi zu tonisieren, Feuchtigkeit umzuwandeln und Schleim und Wind auszuleiten. Typische Symptome, bei der die Rezeptur zur Anwendung kommen kann, sind: Vertigo (Schwindelgefühl), Cephalea (Kopfschmerzen), ein Druckgefühl im Bereich des Brustkorbes sowie Brechreiz und Erbrechen.

Typisch für die oben angeführten Kopfschmerzen ist, dass sie mit einem Gefühl des Druckes sowie mit einem Benommenheitsgefühl einhergehen. Diese Rezeptur ist dem Quellentext «Yi xue xin wu» entnommen.

Entsprechende westliche Krankheitsbilder

- Morbus Menière (eine Kombination aus Drehschwindel, Hörsturz, Ohrensausen)
- Benigner Vertigo (gutartiger Drehschwindel)
- Cephalea (Kopfschmerzen)
- Hypertonie (hoher Blutdruck)
- Tuberkulöse Meningitis (Gehirnhautentzündung)

Zunge: dicker, weißer Zungenbelag
Puls: gespannt (xian) und gleitend (hua)

Zur Analyse der einzelnen Kräuter der Rezeptur

Rz. Pinelliae (Banxia) wandelt als Kaiserkraut Feuchtigkeit und Schleim um und kann eingesetzt werden, um rebellierendes Qi bei Brechreiz und Erbrechen wieder nach unten zu leiten. Das zweite Kaiserkraut, Rz. Gastrodiae (Tianma), wandelt Schleim um, leitet Feuchtigkeit aus und kann eingesetzt werden, um Kopfschmerzen und Drehschwindel zu behandeln. Rz. Atractylodis macrocephalae (Baizhu) dient in dieser Rezeptur als Ministerkraut. Es tonisiert das Milz-Qi und wirkt Feuchtigkeit entgegen. Wenn es in Kombination mit den zwei Kaiserkräutern eingesetzt wird, unterstützt es deren Schleim-ausleitende Funktion. Das Helferkraut Sclerotium Poriae Cocos (Fuling) tonisiert das Milz-Qi und leitet Feuchtigkeit aus. Damit wird gleichzeitig die Ursache – der Milz-Qi-Mangel – als auch das Symptom – die Feuchtigkeit – behandelt.

Das Helferkraut Pericarpium Citri Erythroarpae (Juhong) reguliert das Qi und wandelt Schleim um. Die Kombination der Helferkräuter Rz. Zingiberis (Shengjiang) und Fr. Jujubae (Dazao) wird eingesetzt, um Milz und Magen zu harmonisieren. Rx. Glycyrrhizae (Gancao) harmonisiert die Wirkungen der anderen Kräuter und wirkt als Botenkraut regulierend auf den Bereich des Mittleren Erwärmers.

3.2 Variationen einer klassischen TCM-Rezeptur

Beispiel: Variationen der Rezeptur Liu wei di huang wan

Die Abwandlung einer klassischen Rezeptur ist eine sehr beliebte Methode, die mehrere Vorteile mit sich bringt. Einerseits sind die klassischen Rezepturen Jahrhunderte alt und somit gut erprobt, andererseits kann man durch Abwandlung einer klassischen Rezeptur durch eine kreative Tätigkeit die Kräuter an das jeweilige Beschwerdebild des Patienten ideal anpassen. Im klinischen Alltag werden die Rezepturen durch den Zusatz zweier Begriffe modifiziert. Diese sind: «jia wei» und «jia jian».

«jia wei» bedeutet «Hinzufügen weiterer Arzneien»,

«jia jian» «Weglassen bestimmter Arzneien».

Man kann also Arzneien hinzufügen, weglassen und ersetzen.

Das folgende Kapitel soll veranschaulichen, wie durch Variation weniger Kräuter eine klassische Rezeptur abgeändert werden kann, um gezielt verschiedene Beschwerdemuster behandeln zu können. Es werden Variationen der Rezeptur Liu wei di huang wan beschrieben. Sie finden die Wirkung der Rezeptur Liu wei di huang wan im vorangehenden Kapitel ausführlich erklärt.

Die folgenden Rezepturen nähren alle das Leber- und Nieren-Yin, unterscheiden sich jedoch aufgrund der hinzugefügten bzw. weggelassenen Kräuter in ihrer Wirkung. Auch in diesem Kapitel sind die wesentlichen Wirkungen der Rezeptur sowie die Beschreibung der klassischen Rezeptur, der Zungen- und Pulsbefund sowie entsprechende westliche Krankheitsbilder, für die die Rezeptur indiziert ist, beschrieben. Darüber hinaus gibt es eine Analyse der zusätzlich hinzugefügten Kräuter. Da die Kräuter der Basisrezeptur bereits bei der Rezeptur Liu wei di huang wan beschrieben wurden, wird auf eine wiederholte Beschreibung der stets vorkommenden Kräuter verzichtet.

Abschließend wird bei jeder Rezeptur ein Fallbeispiel mit entsprechendem Zungen- und Pulsbefund, Diagnose, Analyse und Behandlungsstrategie angeführt. Als Beispiele sind folgende Rezepturen beschrieben:

- **Qi ju di huang wan** (Lycii, Chrysanthemen und Rehmanniae-Pille)
- **Zhi bai di huang wan** (Anemarrhenae, Phellodendron und Rehmanniae-Pille)
- **Er long zuo ci wan** (Pille zur Behandlung von Schwerhörigkeit aufgrund einer Schwäche der linken Niere)
- **Dang gui di huang yin** (Angelicae und Rehmanniae-Pille)
- **Ba xian chang shou wan** (Langlebenspille der 8 Unsterblichen)
- **Jia wei liu wei di huang wan** (Die erweiterte sechs Inhaltsstoffe enthaltende Rezeptur mit Rx. Rehmanniae)
- **Ba wei di huang wan** (8 Bestandteile Pille mit Rx.Rehmanniae)
- **Ming mu di huang wan** (Sehkraft stärkende Pille mit Rx.Rehmanniae)
- **Du qi wan** (Pille des Kapitalen-Qi)

Qi ju di huang wan
Fr. Lycii, Chrysanthemen und Rehmanniae-Pille

- Rx. Rehmanniae praeparatae (Shudihuang) 12 g Kaiserkraut
- Fr. Corni (Shanzhuyu) 6 g Ministerkraut
- Rz. Dioscoreae (Shanyao) 6 g Ministerkraut
- Rz. Alismatis (Zexie) 6 g Helferkraut
- Sclerotium Poriae Cocos (Fuling) 6 g Helferkraut
- Cx. Moutan (Mudanpi) 6 g Helferkraut
- Fr. Lycii (Gouqizi) 6 g Botenkraut
- Fl. Chrysanthemi (Juhua) 6 g Botenkraut

Wirkung
- Nährt das Leber- und Nieren-Yin
- Klärt die Augen

Beschreibung der klassischen TCM-Rezeptur
Diese Rezeptur empfiehlt sich immer dann, wenn zusätzlich zu Nachtschweiß und Trockenheit der Mundschleimhäute Augenbeschwerden aufgrund des Leber- und Nieren-Yin-Mangels vorliegen. Diese Rezeptur ist dem Quellentext «Yi ji bao jian» entnommen.

Zunge: roter, rissiger Zungenkörper; trockener oder fehlender Belag
Puls: dünn (xi), schnell (shuo), möglicherweise oberflächlich (fu)

Entsprechende westliche Krankheitsbilder
- Konjunktivitis (Bindehautentzündung)
- Glaukom (Augenerkrankung mit erhöhtem Augeninnendruck)
- Iritis (Entzündung der Regenbogenhaut)
- Iridozyklitis (Entzündung der Regenbogenhaut mit Beteiligung des Ziliarkörpers)
- Katarakt (grauer Star)

Zur Analyse der zusätzlichen Kräuter der Rezeptur
Wenn Trockenheit im Bereich der Augen, Lichtempfindlichkeit, Schmerzen im Bereich der Augen, Windempfindlichkeit oder gerötete Augen vorliegen, so kann durch Zugabe der süßen, thermisch kühlen Fr. Lycii (Gouqizi) und der süßen, bitteren, thermisch kühlen Fl. Chrysanthemi (Juhua) ein verstärkter Bezug zu den Augen hergestellt werden.

Fl. Chrysanthemi (Juhua) vertreiben Wind-Hitze und reduzieren aufsteigendes Leber-Yang. Fr. Lycii (Gouqizi) tonisieren das Leber- und Nieren-Yin sowie das Leber-Blut. Ebenso wie Fl. Chrysanthemi (Juhua) haben sie einen starken

Bezug zu den Augen. Somit können die beiden Kräuter als Botenkräuter zur Behandlung von Krankheitsbildern im Bereich der Augen eingesetzt werden.

Fallbeispiel

Eine 52-jährige Richterin erbittet eine Behandlung, da sie unter Augenproblemen leidet. Sie berichtet, unter Lichtempfindlichkeit sowie Nachtblindheit zu leiden. Verstärkt werden die Symptome, wenn sie, wie jedes Jahr, Reisen in die Gegend des Himalajas unternimmt. Im Vorjahr, so berichtet sie, seien während eines längeren Fußmarsches über einen Gletscher ihre Beschwerden äußert massiv geworden, so dass sie trotz des Tragens einer dunklen Gletscherbrille kaum mehr sehen konnte und sich eine massive Konjunktivitis (Bindehautentzündung) entwickelt hat. Des Weiteren berichtet sie, dass die Beschwerden bei einer längeren Arbeitstätigkeit vor dem Computer zunehmen. Ihre letzte Menstruationsblutung sei vor drei Jahren gewesen. Sie leidet unter diskreten Rückenschmerzen in der Lendenwirbelsäulenregion. Der Schlaf sei relativ gut, manches Mal ein bisschen oberflächlich. Ein diskreter Nachtschweiß liege vor.

Zunge: roter Zungenkörper mit einem Riss im Bereich der Shao Yin-Achse; wenig und trockener Belag
Puls: schnell (shuo), dünn (xi), leicht oberflächlich (fu)

Diagnose: Bei dieser Frau liegen ein Leber-Blut- sowie ein Nieren-Yin-Mangel vor.
Analyse: Bei der Richterin liegt, ihrem Alter (52 Jahre) entsprechend, ein häufig vorkommender Nieren-Yin-Mangel vor. Dies zeigt sich beispielsweise an den Rückenbeschwerden in der unteren LWS-Region. Darüber hinaus liegt ein diskreter Blut-Mangel vor, der sich in den Symptomen Nachtblindheit sowie Lichtempfindlichkeit äußert. Wichtig ist der Hinweis, dass die Augenbeschwerden durch eine zu lange Tätigkeit vor dem Bildschirm verstärkt werden. Der Computer kann aus Sicht der TCM als Yang bezeichnet werden, der das Yin verletzt. Somit verstärkt die lange sitzende Tätigkeit vor dem Bildschirm den Leber-Blut- sowie den Nieren-Yin-Mangel und führt zu einer Verschlechterung der Augen-Symptomatik. Während der Wanderung über einen Gletscher ist das Sonnenlicht (Yang) intensiv und verletzt somit das Yin, wodurch die Augenbeschwerden verstärkt werden.
Behandlungsstrategie: Tonisieren des Leber-Blutes sowie des Nieren-Yin. Die Patientin bekommt die Rezeptur Qi ju di huang wan vier Wochen vor Antritt einer abermaligen Reise in den Himalaja als Dekokt verschrieben. Während der Reise führt sie die Therapie in Form einer Granulateinnahme durch und kann die Belastung durch die Höhensonne dieses Mal problemlos überstehen.

ZHI BAI DI HUANG WAN
Anemarrhenae, Phellodendron und Rehmanniae-Pille

- Rx. Rehmanniae praeparatae (Shudihuang) 12 g Kaiserkraut
- Fr. Corni (Shanzhuyu) 6 g Ministerkraut
- Rz. Dioscoreae (Shanyao) 6 g Ministerkraut
- Rz. Alismatis (Zexie) 6 g Helferkraut
- Sclerotium Poriae Cocos (Fuling) 6 g Helferkraut
- Cx. Moutan (Mudanpi) 6 g Helferkraut
- Rz. Anemarrhenae (Zhimu) 6 g Ministerkraut
- Cx. Phellodendri (Huangbai) 6 g Ministerkraut + Botenkraut

Wirkung
- Nährt das Leber- und Nieren-Yin
- Leitet Feuchte-Hitze im Unteren Erwärmer aus

Beschreibung der klassischen TCM-Rezeptur
Diese Rezeptur aus acht Kräutern eignet sich zur Behandlung von Nachtschweiß, einem trockenen Mund, aber auch zur Behandlung von Entzündungen im Bereich des Urogenitaltraktes sowie Rückenschmerzen, die durch Feuchte-Hitze im Unteren Erwärmer bei zugrunde liegendem Nieren-Yin-Mangel verursacht werden. Diese Rezeptur ist dem Quellentext «Zheng yin mai zhi» entnommen.

Zunge: roter, rissiger Zungenkörper; trockener oder fehlender Belag
Puls: dünn (xi), schnell (shuo), möglicherweise oberflächlich (fu)

Entsprechende westliche Krankheitsbilder
- Zystitis (Blasenentzündung)
- Prostatitis (Entzündung der Vorsteherdrüse)
- chronische Nephritis (Entzündung des Nierengewebes)
- Hyperthyreose (Überfunktion der Schilddrüse)
- Tuberkulose
- menopausale Beschwerden, Klimakterium (Wechselbeschwerden)
- Sterilität (Unfruchtbarkeit)
- Lumboischialgie (Lendenwirbelsäulenbeschwerden)
- Diabetes mellitus (Zuckerkrankheit)
- Tinnitus (Ohrensausen)
- Vertigo (Schwindelgefühl)
- arterielle Hypertonie (Blutdruckerhöhung)
- Zahnschmerzen
- Pruritus (Juckreiz)
- Schleimhautatrophie (Trockenheit) im Bereich der Vagina

Zur Analyse der zusätzlichen Kräuter der Rezeptur
Wenn der Yin-Mangel besonders stark ausgeprägt ist und massive Leere-Hitze sowie «Hitze im Bereich der Knochen» vorliegen, so kann durch Zugabe der beiden bitteren, thermisch kalten Ministerkräuter, Rz. Anemarrhenae (Zhimu) und Cx. Phellodendri (Huangbai), eine verstärkte Leere-Hitze-kühlende Wirkung erzielt werden.

Rz. Anemarrhenae (Zhimu) kühlt Hitze und leitet Feuer nach unten. Es unterstützt die Yin-nährende Wirkung der Grundrezeptur LIU WEI DI HUANG WAN, leitet andererseits aber auch Feuchte-Hitze aus dem Bereich des Unteren Erwärmers aus. Diese Feuchte-Hitze-ausleitende Wirkung wird durch Cx. Phellodendri (Huangbai) verstärkt. Dieses Ministerkraut, das in der Rezeptur gleichzeitig als Botenkraut dient, kühlt Hitze und trocknet Feuchtigkeit besonders in dem Bereich des Unteren Erwärmers. Darüber hinaus kann es eingesetzt werden, um Toxische-Hitze auszuleiten. Durch die Zugabe der beiden Kräuter kann somit zusätzlich zur Yin-stärkenden Wirkung eine Feuchte-Hitze-ausleitende Wirkung im Bereich des Unteren Erwärmers erzielt werden. Die Rezeptur ZHI BAI DI HUANG WAN leitet somit Feuchtigkeit und Hitze aus, ohne das Yin zu verletzen.

Fallbeispiel
Ein 42-jähriger Bibliothekar kommt in die Ordination und berichtet, unter massivem Nachtschweiß sowie Hitzewallungen zu leiden. Diese seien das erste Mal zu Beginn einer Chemotherapie aufgetreten. Die Chemotherapie bekommt der Patient, da bei ihm ein Hodentumor diagnostiziert wurde. Der Tumor wurde operativ entfernt, nun sind weitere Chemotherapie-Zyklen geplant. Zum Zeitpunkt des Erstgespräches hatte er bereits drei Chemotherapien erhalten. Zusätzlich zu dem massiven Nachtschweiß bestehen ein massives Hitzegefühl, das er als «Hitze im Bereich der Knochen» beschreibt, sowie ein massives Durstgefühl. Die Mundschleimhäute sind extrem trocken, so dass er ununterbrochen Kaugummi kaut. Zeitweise bestehen Ein- und Durchschlafprobleme. Er berichtet, seit Beginn der Chemotherapie drei Kilo an Körpergewicht abgenommen zu haben.

Zunge: roter und rissiger Zungenkörper; fehlender Belag
Puls: oberflächlich (fu), schnell (shuo) und leer (xu)

Diagnose: Bei diesem Patient liegt ein schwerer Yin-Mangel mit Leere-Hitze-Symptomen vor.
Analyse: Der Yin-Mangel ist als Nebenwirkung der Chemotherapie entstanden. Zu den Yin-Mangel-Symptomen zählen: Rückenschmerzen, die durch Bewegung verschlimmert werden, Nachtschweiß, Hitze- und Durstgefühl. Als Leere-Hitze-Zeichen können das massive Durstgefühl, die Trockenheit der Schleimhäute, die Hitze im Bereich der Knochen sowie die Verstopfung interpretiert werden. Auch das Nichtvertragen von scharfen Nahrungsmitteln und Kaffee kann als Hinweis auf einen Yin-Mangel interpretiert werden.

Behandlungsstrategie: Tonisieren des Nieren-Yin und kühlen der Leere-Hitze-Symptome. Der Patient bekommt die Rezeptur ZHI BAI DI HUANG WAN für eine Woche verschrieben. Zusätzlich soll er scharfe Nahrungsmittel sowie Kaffee meiden. Bereits drei Tage nach Einnahme der Rezeptur geht es ihm bedeutend besser, sodass er die Rezeptur nun regelmäßig nach dem Verabreichen einer weiteren Chemotherapie einnimmt.

ER LONG ZUO CI WAN
Pille zur Behandlung von Schwerhörigkeit aufgrund einer Schwäche der linken Niere

- Rx. Rehmanniae praeparatae (Shudihuang) 12 g Kaiserkraut
- Fr. Corni (Shanzhuyu) 6 g Ministerkraut
- Rz. Dioscoreae (Shanyao) 6 g Ministerkraut
- Rz. Alismatis (Zexie) 6 g Helferkraut
- Sclerotium Poriae Cocos (Fuling) 6 g Helferkraut
- Cx. Moutan (Mudanpi) 6 g Helferkraut
- Magnetitum (Cishi) 6 g Ministerkraut
- Rz. Acori Graminei (Shichangpu) 3 g Ministerkraut
- Fr. Schisandrae (Wuweizi) 3 g Helferkraut

Wirkung
- Nährt das Leber- und Nieren-Yin

Beschreibung der klassischen TCM-Rezeptur
Diese Rezeptur aus neun Kräutern eignet sich, um einen Hörverlust im Alter zu behandeln. Auch bei Vorliegen eines Tinnitus (Ohrensausen), der ohne Unterbrechung zu hören ist, jedoch in der Nacht stärker wird, einer zusätzlichen Einschränkung des Hörvermögens, Reizbarkeit, Vertigo (Schwindelgefühl) sowie eines dünnen (xi), leeren (xu), schnellen (shuo) Pulses, ist die Rezeptur ER LONG ZUO CI WAN indiziert. Diese Rezeptur ist dem Quellentext «Guang wen yi lun» entnommen.

Zunge: roter, rissiger Zungenkörper; trockener oder fehlender Belag
Puls: dünn (xi), leer (xu), schnell (shuo)

Entsprechende westliche Krankheitsbilder
- Presbyakusis (Altersschwerhörigkeit)
- Tinnitus (Ohrensausen)
- Vertigo (Schwindelgefühl)
- Morbus Menière (Kombination aus Hörsturz, Drehschwindel und Ohrensausen)

Zur Analyse der zusätzlichen Kräuter der Rezeptur
Durch Zugabe von Magnetitum (Cishi), Rz. Acori Graminei (Shichangpu) und Fr. Schisandrae (Wuweizi) zu der Rezeptur LIU WEI DI HUANG WAN können die oben angeführte Krankheitsbilder behandelt werden. Das Ministerkraut Magnetitum (Cishi) ist scharf, salzig, thermisch kühl und kann zum Nähren des Nieren-Yin und Beruhigen des Geistes (Shen) eingesetzt werden. Rz. Acori Graminei (Shichangpu) ist scharf, aromatisch, bitter, thermisch leicht warm und wirkt der Diagnose «Schleim verlegt die Herzkanäle» entgegen. Darüber hinaus harmonisiert dieses Ministerkraut den Bereich des Mittleren Erwärmers und wandelt Feuchtigkeit und Schleim um. Fr. Schisandrae (Wuweizi) ist sauer, süß, thermisch warm und kann als Helferkraut eingesetzt werden, um die Essenz (Jing) zu stärken, das Nieren-Qi zu stärken und die Regeneration der Körpersäfte (Jinye) zu fördern. Auf diese Weise verstärken die drei zusätzlichen Kräuter die Nieren-Yin-nährende Wirkung der Rezeptur LIU WEI DI HUANG WAN (und deren Wirkung auf das Gehör).

Fallbeispiel
Eine 62-Jährige Frau, die seit drei Jahren in Pension ist, kommt mit der Diagnose «Tinnitus» (Ohrensausen) in die Ordination. Sie berichtet, dass sie in ihrem Leben viel gearbeitet habe. Sie wäre im Gastgewerbe tätig gewesen und habe teilweise bis spät in die Nacht gearbeitet. Zusätzlich habe sie zwei Kinder groß gezogen und sei nun dreifache Großmutter. Der Tinnitus sei vor zwei Jahren zum ersten Mal aufgetreten. Sie berichtet, dass es keinerlei äußeren Anlass beim ersten Auftreten des Tinnitus gegeben habe, sondern dass dieser sich ganz langsam eingeschlichen habe. Zu Beginn sei er manches Mal da gewesen und manchmal verschwunden. Sie berichtet, dass der Tinnitus nun ohne Unterbrechung vorhanden sei. Das Geräusch sei hochfrequent und weise eine Verschlimmerung am Abend und in der Nacht auf. Das Geräusch sei in beidseits vorhanden. Zusätzlich klagt sie über eine Verspannung im Bereich des Nackens, Rückenschmerzen in der Lendenwirbelsäulenregion, leichten Nachtschweiß und zeitweise ein Gefühl der inneren Unruhe sowie Schwindelzustände. Sie selber berichtet, weniger unter dem Tinnitus, als vor allem unter der zusätzlich vorhandenen Schwerhörigkeit zu leiden. Zum Zeitpunkt der Erstanamnese überlegt sie, sich möglicherweise ein Hörgerät zuzulegen.

Zunge: roter, rissiger Zungenkörper; trockener oder fehlender Belag
Puls: dünn (xi), leer (xu), schnell (shuo)

Diagnose: Nieren-Yin-Mangel mit diskret aufsteigendem Leber-Yang.
Analyse: Bei dieser Frau liegen Tinnitus und Schwerhörigkeit hauptsächlich aufgrund eines Nieren-Yin-Mangels vor. Dieser Yin-Mangel ist auf die intensive Berufstätigkeit und den dadurch bedingten Schlafmangel zurück zu führen. Zeichen des Yin-Mangels sind diskrete Rückenschmerzen im Bereich der

LWS-Region, ein hochfrequenter Tinntus, der am Abend und in der Nacht stärker wird, der diskrete Nachtschweiß, das Hitzegefühl sowie die Schwerhörigkeit. Wenn das Yin schwach ist, wird das Yang nicht kontrolliert. Aus diesem Grund kommt es manchmal zu einem aufsteigenden Leber-Yang. Dies manifestiert sich in Verspannungen im Bereich des Nackens und dem phasenweise vorkommenden Drehschwindel.

Behandlungsstrategie: Tonisieren des Nieren-Yin, besänftigen des Leber-Yang. Natürlich ist es bei einer 62-jähren Frau schwieriger, das Yin aufzubauen, als bei einem 20 Jährigen. Glücklicherweise ist die Patientin bereits in Pension und kann somit regelmäßig um 22 Uhr ins Bett gehen. Zusätzlich meditiert sie regelmäßig und leitet sogar Meditationsgruppen. Auch dies unterstützt sie sicherlich darin, ihr Yin aufzubauen und dem aufsteigenden Leber-Yang entgegen zu wirken. Durch die Verschreibung der Rezeptur Er long zuo ci wan soll die Schwerhörigkeit und der Tinnitus behandelt werden. Zusätzlich erhält die Patientin Ernährungsempfehlungen.

Nachdem die Patientin die Rezeptur Er long zuo ci wan über einen Zeitraum von zwei Wochen eingenommen hat, wird der Tinnitus deutlich leiser, sodass die Therapie fortgesetzt wird. Nach insgesamt sechs Monaten ist der Tinnitus verschwunden, auch die Unruhezustände sowie Nachtschweiß sind verschwunden. Lediglich die Schwerhörigkeit verbessert sich nur geringfügig.

Dang gui di huang yin
Angelicae und Rehmanniae-Pille

- Rx. Rehmanniae praeparatae (Shudihuang) 12 g Kaiserkraut
- Fr. Corni (Shanzhuyu) 6 g Ministerkraut
- Rz. Dioscoreae (Shanyao) 6 g Ministerkraut
- Sclerotium Poriae Cocos (Fuling) 6 g Helferkraut
- Rx. Angelicae sinensis (Danggui) 6 g Ministerkraut
- Cx. Eucommiae (Duzhong) 6 g Ministerkraut
- Rx. Achyranthis (Niuxi) 3 g Helferkraut

Wirkung

- Tonisiert das Blut
- Nährt das Leber- und Nieren-Yin

Beschreibung der klassischen TCM-Rezeptur

Wenn ein Schwächegefühl im Bereich der unteren Wirbelsäule sowie im Bereich der Beine besteht, zusätzlich eine verminderte Menstruationsblutung, Blässe des Gesichtes, möglicherweise diskrete Cephalea (Kopfschmerzen) sowie Tinnitus (Ohrensausen), eine trockene Zunge sowie ein leerer (xu), dünner (xi) Puls vor-

liegen, so kann die Rezeptur Dang gui di huang yin eingesetzt werden. Diese Rezeptur ist dem Quellentext «Jing yue quan shu» entnommen.
Zunge: roter, rissiger Zungenkörper; trockener oder fehlender Belag
Puls: leer (xu), dünn (xi)

Entsprechende westliche Krankheitsbilder

- Amenorrhoe (Ausbleiben der Menstruation)
- Dysmenorrhoe (Schmerzen bei der Menstruation) mit klumpigem Blut
- Anämie (Blutarmut)
- Funktionelle uterine (Gebärmutter-)Blutungen
- Hypermenorrhoe (zu starke Blutung)
- menopausale Beschwerden, Klimakterium (Wechselbeschwerden)

Zur Analyse der zusätzlichen Kräuter der Rezeptur

Durch Hinzufügen der beiden Ministerkräuter Rx. Angelicae sinensis (Danggui), Cx. Eucommiae (Duzhong) und des Helferkrautes Rx. Achyranthis (Niuxi) sowie dem Entfernen der Kräuter Cx. Moutan Radicis (Mudanpi) und Rz. Alismatis (Zexie) kann eine neue Rezeptur erstellt werden, die das Blut tonisiert, das Leber- und Nieren-Yin nährt und den Menstruationszyklus reguliert.

Das Ministerkraut Rx. Angelicae sinensis (Danggui) tonisiert den Qi-Aspekt des Blutes und bewegt das Blut.

Cx. Eucommiae (Duzhong) ist süß, leicht scharf, thermisch warm und nährt wie das Kaiserkraut Rx. Rehmanniae praeparatae (Shudihuang) das Nieren- und Leber-Yin, wirkt jedoch nicht befeuchtend. Darüber hinaus stärkt dieses Kraut Sehnen und Knochen und unterstützt sanft den Fluss von Qi und Blut. Die beiden zusätzlichen Ministerkräuter wirken somit regulierend auf den Menstruationszyklus, indem sie nähren und bewegen.

Das bittere, saure, thermisch neutrale Helferkraut Rx. Achyranthis (Niuxi) vertreibt Blut-Stagnationen, kräftigt Knochen, Sehnen und Gelenke und wird regelmäßig wegen seiner nach unten gerichteten Wirkrichtung der Rezeptur hinzugefügt. Somit ersetzt dieses Kraut das Kraut Rz. Alismatis (Zexie) der Originalrezeptur Liu wei di huang wan in der nach unten wirkenden Richtung.

Zusammenfassend kann festgehalten werden, dass Dang gui di huang yin zur Behandlung einer Schwäche im Bereich der unteren Wirbelsäule, aber auch gegen eine verminderte Menstruationsblutung bei Vorliegen eines Leber- und Nieren-Yin-Mangels eingesetzt werden.

Fallbeispiel

Eine 34-jährige Frau berichtet über folgende Beschwerden: Einerseits leidet sie unter Rücken- und Knieschmerzen, die durch langes Stehen bzw. Gehen intensiver werden und besser werden, wenn sie sich körperlich schont; andererseits klagt sie darüber, dass ihre Menstruationsblutungen extrem spärlich ausfallen. Darüber hinaus besteht ein Hitzegefühl im Bereich der Fußsohlen, ein diskreter

Vertigo (Schwindelgefühl) sowie Tinnitus (Ohrensausen). Sie gibt an, bis vor drei Jahren regelmäßig Heroin konsumiert zu haben und nun, seit dem damaligen Entzug, keine Drogen mehr einzunehmen. Dennoch fühlt sie sich ausgebrannt, klagt über Reizbarkeit, Hitzewallungen sowie Nachtschweiß. Da sie im Gastgewerbe als Kellnerin arbeitet, ist diese Schonung jedoch kaum möglich. Dementsprechend stark sind ihre Knie- und Rückenschmerzen ausgeprägt.

Zunge: leicht roter Zungenkörper, mit rötlicheren Rändern; fehlender Belag
Puls: dünn (xi) und leer (xu)

Diagnose: Bei dieser Patientin liegt ein Leber-Blut- sowie ein Nieren- und diskreter Leber-Yin-Mangel vor.

Analyse: Der Yin-Mangel ist auf den jahrelangen Drogenkonsum zurückzuführen. Heroin ist aus Sicht der TCM scharf, thermisch heiß und verletzt das Yin. Zusätzlich liegt bei der Patientin ein relativ starker Leber-Blut-Mangel vor. Dies zeigt sich in den spärlichen Menstruationsblutungen, den diskreten Schwindelgefühlen sowie dem blass-roten Zungenkörper, der bei Überwiegen des Yin-Mangels stärker gerötet wäre. Darüber hinaus ist der Puls dünn (xi), was auf einen Blut-Mangel hinweist.

Anmerkung: Interessant ist ihre schwach ausgeprägte Menstruationsblutung. Dies kann als Hinweis für einen Leber-Blut-Mangel angesehen werden. Bei Vorliegen eines Yin-Mangels wird typischerweise das Intervall zwischen den Menstruationsblutungen aufgrund der Leere-Hitze Symptomatik verkürzt. Dass dies bei dieser Patientin nicht der Fall ist, weist auf ein Überwiegen des Leber-Blut-Mangels hin.

Behandlungsstrategie: Tonisieren des Leber-Blutes sowie des Nieren- und Leber-Yin. Die Patientin bekommt die Rezeptur DANG GUI DI HUANG YIN verschrieben. Auch ihr wird empfohlen, Kaffee und scharfe Nahrungsmittel zu meiden, da übermäßiger Kaffee das Blut verletzt, scharfe Nahrungsmittel das Yin. Da die Patientin die Rezeptur gut verträgt, wird ihr in den folgenden Wochen bzw. Monaten immer wieder eine abgeänderte Form der Rezeptur DANG GUI DI HUANG YIN verschrieben.

BA XIAN CHANG SHOU WAN
Langlebenspille der 8 Unsterblichen

- Rx. Rehmanniae praeparatae (Shudihuang) 12 g Kaiserkraut
- Fr. Corni (Shanzhuyu) 6 g Ministerkraut
- Rz. Dioscoreae (Shanyao) 6 g Ministerkraut
- Rz. Alismatis (Zexie) 6 g Helferkraut
- Sclerotium Poriae Cocos (Fuling) 6 g Helferkraut

- Cx. Moutan (Mudanpi) 6 g Helferkraut
- Tuber Ophiopogonis (Maimendong) 6 g Botschaftskraut
- Fr. Schisandrae (Wuweizi) 3 g Ministerkraut

Wirkung

- Nährt das Leber-, Lungen- und Nieren-Yin

Beschreibung der klassischen TCM-Rezeptur
Sollte bei einem Yin-Mangel zusätzlich zu dem üblicher Weise vorhandenen Nachtschweiß Husten mit blutig tingiertem Sputum vorliegen, wobei der Husten ab fünf Uhr am Nachmittag sowie während der Nacht verstärkt auftritt, so ist die Rezeptur Ba xian chang shou wan indiziert. Diese Rezeptur wurde entwickelt, um verschiedenen Arten des Yin-Mangels im Bereich von Leber, Lungen und Niere entgegenzuwirken. Die Rezeptur ist dem Quellentext «Yi zong jin jian» entnommen.

Zunge: roter, rissiger Zungenkörper; trockener oder fehlender Belag.
Puls: dünn (xi), schnell (shuo), möglicherweise oberflächlich (fu)

Entsprechende westliche Krankheitsbilder

- Chronische Bronchitis (Erkrankung der Atmungsorgane mit Husten und Auswurf)
- Asthma bronchiale (rezidivierend auftretende, krampfhafte Lungenerkrankung)
- Hausstaub- und Tierhaarallergie
- Chronische Laryngitis (Halsentzündungen)
- Pertussis (Keuchhusten)
- Tuberkulose
- Pseudokrupp (Entzündung des Kehlkopfes, meistens auch zusätzlich der Luftröhre und der Bronchien)
- Chronische Heiserkeit
- Epistaxis (Nasenbluten)

Zur Analyse der zusätzlichen Kräuter der Rezeptur
Das süße, leicht bittere, thermisch kühle Tuber Ophiopogonis (Maimendong) ist ein hervorragendes Lungen-Yin-tonisierendes Kraut, das einen starken Bezug zu den Schleimhäuten und der Lunge besitzt. Dieses Kraut dient als Botschaftskraut für Krankheitsbilder im Bereich der Lunge. Darüber hinaus klärt Tuber Ophiopogonis (Maimendong) Leere-Hitze und unterstützt in dieser Wirkung die anderen Yin-tonisierenden Kräuter der Rezeptur. Fr. Schisandrae (Wuweizi) beseitigt als saures, süßes und thermisch warmes Ministerkraut Hustenreiz und übermäßiges Schwitzen. Darüber hinaus fördert dieses Kraut die Regeneration der Körpersäfte (Jinye), nährt das Nieren-Qi und stärkt die Essenz (Jing).

Die Kombination der beiden Kräuter Tuber Ophiopogonis (Maimendong) und Fr. Schisandrae (Wuweizi) eignet sich, um das Lungen-Yin zu tonisieren und Hustenreiz zu beenden. Tuber Ophiopogonis (Maimendong) tonisiert, wie oben angeführt, das Lungen-Yin und wirkt somit nährend im Bereich der Lunge. Fr. Schisandrae (Wuweizi) vestärkt durch den sauren Geschmack den Yin-tonisierenden Aspekt der anderen Kräuter der Rezeptur. Durch die süßen Kräuter wird genährt, durch das saure Kraut Fr. Schisandrae (Wuweizi) wird einem weiteren Verlust des Yin vorgebeugt. Da Fr. Schisandrae (Wuweizi) einen äußerst intensiven Geschmack aufweist, wird dieses Kraut üblicherweise relativ niedrig (1,5 bis 9 Gramm) dosiert. 3 Gramm von Fr. Schisandrae (Wuweizi) reichen vollkommen aus, um eine ausreichende Wirkung erzielen zu können.

Fallbeispiel

Zwei Frauen, es sind Zwillinge im Alter von 28 Jahren, kommen in die Ordination. Sie berichten, aus Polen abzustammen und seit einem Jahr im deutschsprachigen Raum zu leben. Eine der Beiden, die größere und kräftigere, spricht zuerst; die andere, es handelt sich um die eigentliche Patientin, gibt kaum ein Wort von sich. Sie wirkt dünnhäutig und zerbrechlich. Die kräftigere der beiden Schwestern berichtet, dass ihre zartere Schwester seit einigen Jahren unter einer TBC leide. Seit Beginn der Erkrankung habe sie 15 kg an Körpergewicht abgenommen. Sie huste nahezu ununterbrochen, wobei der Husten eher als «Röcheln» zu bezeichnen wäre. Der Husten werde am Nachmittag bzw. in der Nacht stärker und hindere die Patientin am Schlafen. Tagsüber schwitze die Patientin stark und leide darüber hinaus unter einem massiven Nachtschweiß. Der Husten sei trocken, doch manchmal sei das Sputum blutig tingiert. Seit mehreren Wochen läge eine erhöhte Körpertemperatur vor, wobei diese am Nachmittag regelmäßig auf 37,8° C ansteige.

Zunge: roter, rissiger Zungenkörper (speziell im Bereich der Lunge); fehlender Belag:

Puls: dünn (xi), schnell (shuo)

Diagnose: Bei dieser Patientin liegt ein schwerer Lungen- sowie Nieren-Yin-Mangel vor.

Analyse: Sicherlich hat die persönliche Geschichte der Patientin (Verlassen des Heimatlandes, dauernde Gegenwart einer überaus kräftigen, charmanten, aber auch dominanten Schwester) zum Verstärken der Symptome beigetragen. Manche Quellen behaupten, dass eine TBC einem Po-Minus-Zustand entspricht. Die deutsche Bezeichnung bzw. Übersetzung von «Po» ist «Körperseele». «Po» herrscht über die Instinkte, aber auch die alltäglichen Reflexe und Lebensfunktionen.

Behandlungsstrategie: Tonisieren des Nieren- und Lungen-Yin sowie Stärken des «Po». Es kommt die Rezeptur «Ba xian chang shou wan» zur Anwendung. Das in dieser Rezeptur enthaltene Tuber Ophiopogonis (Maimendong) ist eines der wichtigsten Kräuter, um das «Po» zu tonisieren. Ein weiteres wichtiges Kraut zur Stärkung des «Po» ist Bulbus Lilii (Baihe). Zusätzlich zur Phytotherapie ist es wichtig, Verhaltensempfehlungen zu geben, um das «Po» dadurch zu stärken. Für Po-Minus Menschen ist es wichtig, eine Aufgabe zu haben. Diese Aufgabe kann individuell gestaltet sein, beispielsweise könnte diese Aufgabe sein, ein Kind großzuziehen, eine Kirche zu renovieren, ein Buch zu schreiben, etc. Darüber hinaus sind Aufenthalte in der Natur sowie regelmäßiger Körperkontakt für Patienten mit einem Po-Minus Zustand förderlich. Zusätzlich sucht die Patientin ein westliches Krankenhaus auf und beginnt nun mit einer schulmedizinischen TBC-Kombinationstherapie.

Als sich nach drei Monaten das Beschwerdebild der Patientin leicht bessert, beginnt sie, sich selbständig zu machen. Sie sucht sich beispielsweise eine eigene kleine Wohnung. Ihr Zustand stabilisiert sich zunehmend.

Jia wei liu wei di huang wan
Die erweiterte sechs Inhaltsstoffe enthaltende Rezeptur mit Rx. Rehmanniae

- Rx. Rehmanniae praeparatae (Shudihuang) 12 g Kaiserkraut
- Fr. Corni (Shanzhuyu) 6 g Ministerkraut
- Rz. Dioscoreae (Shanyao) 6 g Ministerkraut
- Rz. Alismatis (Zexie) 6 g Helferkraut
- Sclerotium Poriae Cocos (Fuling) 6 g Helferkraut
- Cx. Moutan (Mudanpi) 6 g Helferkraut
- Cornu Cervi (Lurong) 1 g Ministerkraut
- Cx. Acanthopanacis (Wujiapi) 3 g Ministerkraut
- Moschus (Shexiang) 0,1 g Helferkraut

Wirkung
- Nährt das Leber- und Nieren-Yin
- Tonisiert das Nieren-Yang
- Tonisiert die Essenz (Jing)

Beschreibung der klassischen TCM-Rezeptur
Wenn Kinder sich im Verhältnis zu Gleichaltrigen zu langsam entwickeln, einen blass-fahlen Teint aufweisen, über starke Müdigkeit klagen, einen blassen Zungenkörper und einen leeren (xu), tiefen (chen) Puls aufweisen, kann die Rezeptur Jia wei liu wei di huang wan eingesetzt werden. Diese Rezeptur kommt bei der Behandlung von unterschiedlichen Arten von Entwicklungsverzögerung zur Anwendung. Diese werden in der TCM unter anderem einem Essenz (Jing)-Mangel zugeordnet. Aus diesem Grund befinden sich sowohl Nieren-Yin- als auch Nieren-Yang-tonisierende Kräuter in der Rezeptur. Es wäre ein Fehler, nur das Yin zu

tonisieren, wenn die Essenz (Jing) aufgebaut werden soll. Auch das Yang muss tonisiert werden! Diese Rezeptur ist dem Quellentext «Yi zong jin jian» entnommen.

Zunge: blasser Zungenkörper
Puls: leer (xu), tief (chen)

Entsprechende westliche Krankheitsbilder
- Pubertas tarda (nach dem 14 bzw. 15 Lebensjahr auftretende Pubertät)
- Entwicklungsverzögerungen
- Hypogonadismus (hormonelle Unterfunktion der Keimdrüsen)
- Osteoporose (verminderte Knochendichte)
- Amenorrhoe (Ausbleiben der Menstruationsblutung)
- Lumboischialgie (Lendenwirbelsäulenbeschwerden)
- Malabsorbtionssyndrom (der Verdauungstrakt besitzt eine Resorbtionsschwäche, die zu Mangelerscheinungen führt)
- Spermatorrhoe (nächtlicher Samenerguss)

Beschreibung der klassischen Rezeptur
Durch Hinzufügen von Cornu Cervi (Lurong), Cx. Acanthopanacis (Wujiapi) und Moschus (Shexiang) wird eine vollkommen neue Rezeptur erstellt. Im Unterschied zur Basisrezeptur LIU WEI DI HUANG WAN tonisiert die neu erstellte Rezeptur zusätzlich das Nieren-Yang sowie die Essenz (Jing). Cornu Cervi (Lurong) ist ein süßes, salziges, thermisch warmes Kraut, das geeignet ist, um das Nieren-Yang zu tonisieren. Darüber hinaus nährt Cornu Cervi (Lurong) das Blut und die Essenz (Jing) und kann eingesetzt werden, um Sehnen und Knochen aufzubauen. Aufgrund dieser Wirkung wird dieses Ministerkraut zur Behandlung von körperlichen oder geistigen Entwicklungsverzögerungen eingesetzt. Cx. Acanthopanacis (Wujiapi), ein weiteres Ministerkraut, ist scharf, bitter und thermisch warm. Dieses Kraut kann eingesetzt werden, um äußere Wind-Feuchtigkeit zu vertreiben, Sehnen und Knochen zu nähren, Feuchtigkeit umzuwandeln und Schwellungen zu reduzieren. Moderne Forschungen haben ergeben, dass Cx. Acanthopanacis (Wujiapi) den Testosteronspiegel im Blut hebt und auf diese Weise Entwicklungsverzögerungen von Kindern entgegenwirken kann. Moschus (Shexiang) ist scharf, aromatisch und thermisch warm. Es kann eingesetzt werden, um Schleim-Stagnationen entgegenzuwirken, die Herzkanäle zu klären, das Blut zu bewegen sowie Schwellungen und Verhärtungen aufzulösen. Trotz des sehr hohen Preises wird Moschus (Shexiang) aufgrund seiner Schleim-Stagnations-lösenden Wirkung gerne verwendet.

Zusammengefasst besteht die Rezeptur JIA WEI LIU WEI DI HUANG WAN somit aus der Basisrezeptur LIU WEI DI HUANG WAN, die hauptsächlich das Yin tonisiert, plus zusätzlich dem Helferkraut Moschus (Shexiang), das Schleim-Stagnationen entgegenwirkt, sowie zwei äußerst effektiven Yang-tonisierenden Kräutern. Insgesamt ist diese Rezeptur somit thermisch ausgeglichen und wird von Kindern gut vertragen. Die Rezeptur sollte nicht bei Vorliegen eines reinen Yin-Mangels verschrieben werden, beispielsweise wenn der Patient eine rote Zunge aufweist, denn in diesem Fall würde der Patient die wärmenden, Yang-tonisierenden Kräuter nicht vertragen können.

Fallbeispiel

Eine 32-jährige Mutter von Zwillingen kommt in die Ordination. Sie berichtet, dass sie Kinder im Alter von 2 ½ Jahren hat. Diese sind 3 ½ Wochen zu früh auf die Welt gekommen, wobei das Mädchen als erstes auf die Welt kam. Bereits zum Zeitpunkt der Geburt war sie besser entwickelt als der Knabe. Dieser hatte ein Geburtsgewicht von nur 2150 Gramm, während seine «ältere» Schwester 2900 Gramm schwer war.

Weiters berichtet die Mutter, dass das Mädchen keinerlei gesundheitliche Probleme habe, der Knabe jedoch seit der Geburt zu zart für sein Alter geblieben sei. Sowohl Körpergröße, Gewicht, als auch die motorischen Fähigkeiten seien im Vergleich zu Gleichaltrigen zu gering ausgeprägt. Auch mit dem Sprechen habe er später begonnen als seine Schwester bzw. andere Gleichaltrige. Seine Gesichtsfarbe ist eher blass mit einer diskreten Rötung im Bereich der Backenknochen, manches Mal schwitzt er während der Nacht und hat weniger Appetit als seine Schwester. Auch die ersten Zähne seien bei diesem Knaben zu spät aufgetaucht und die Fontanellen haben sich zu spät geschlossen.

Zunge: leicht geröteter Zungenkörper; dünner, trockener Belag
Puls: leer (xu), tief (chen)

Diagnose: Nieren-Yin- und -Yang-Mangel, plus ein Essenz-(Jing)-Mangel.

Analyse: Bei diesem Knaben liegt ein Nieren-Essenz-(Jing)-Mangel vor, der durch die Geburt als Zwilling verursacht wurde. In der TCM wird davon ausgegangen, dass sowohl körperliche als auch geistige Entwicklungsverzögerungen auf einen Essenz (Jing)-Mangel zurückzuführen sind. Die diskrete Rötung der Wangen und der stark ausgeprägte Nachtschweiß deuten auf einen Nieren-Yin-Mangel hin. Kinder mit einem Essenz (Jing)-Mangel kommen mit einem zu geringen Körpergewicht auf die Welt. Darüber hinaus ist ihre Entwicklung verzögert. Dies zeigt sich in dem zu späten Schließen der Fontanellen sowie dem zu späten Hervortreten der ersten Zähne. Darüber hinaus können Menschen mit einem Essenz (Jing)-Mangel auch geistige Entwicklungsverzögerungen aufweisen.

Behandlungsstrategie: Es sollte die Essenz (Jing) gestärkt werden. Dies bedeutet, dass sowohl das Nieren-Yin als auch das Nieren-Yang gestärkt werden. Der junge Patient bekommt die Rezeptur JIA WEI LIU WEI DI HUANG WAN in einer an sein Alter angepassten Dosis (siehe entsprechendes Kapitel) verschrieben. Da er die Kräuter problemlos einnimmt und gut verträgt, bekommt er die Rezeptur nach zwei Wochen als Dauermedikation mit leichten Abänderungen über einen Zeitraum von mehreren Monaten verschrieben. Bereits in den ersten Monaten tritt ein Wachstumsschub ein, auch sein Körpergewicht nimmt zu. Was die motorischen Fähigkeiten betrifft, so entwickeln sich diese nun im verstärkten Maße.

Anmerkung: Forschungen in China haben ergeben, dass die Gabe von Cx. Acanthopanacis (Wujiapi) den Testostoronspiegel im Blut anhebt. Dies ist eine mögliche Erklärung dafür, dass sich die Gabe der Rezeptur JIA WEI LIU WEI DI HUANG WAN besonders gut auf die Entwicklung eines Kindes auswirken kann.

BA WEI DI HUANG WAN
8 Bestandteile Pille mit Rx.Rehmanniae

- Rx. Rehmanniae praeparatae (Shudihuang) 12 g Kaiserkraut
- Fr. Corni (Shanzhuyu) 6 g Ministerkraut
- Rz. Dioscoreae (Shanyao) 6 g Ministerkraut
- Rz. Alismatis (Zexie) 6 g Helferkraut
- Sclerotium Poriae Cocos (Fuling) 6 g Helferkraut
- Cx. Moutan (Mudanpi) 6 g Helferkraut
- Fr. Schisandrae (Wuweizi) 3 g Ministerkraut
- Rx. Astragali (Huangqi) 9 g Helferkraut

Wirkung
- Nährt das Leber- und Nieren-Yin
- Tonisiert das Blut
- Beendet übermäßiges Schwitzen

Beschreibung der klassischen TCM-Rezeptur
Diese Rezeptur wurde traditionell in Pillenform mit Honig zubereitet eingenommen, und zwar am Abend bevor der jeweilige Patient ins Bett gegangen ist. Diese Kräuter tonisieren das Yin, nähren das Blut und wirken übermäßigem Schwitzen entgegen. Besonders empfehlenswert ist die Einnahme der Rezeptur BA WEI DI HUANG WAN zur Behandlung eines übermäßig starken Schwitzens post partum (nach der Geburt). Diese Rezeptur ist dem Quellentext «Fu qing zhu mu ke» entnommen.

Zunge: roter, rissiger Zungenkörper; trockener oder fehlender Belag.
Puls: dünn (xi), schnell (shuo), möglicherweise oberflächlich (fu)

Entsprechende westliche Krankheitsbilder
- Status post partum (nach der Geburt)
- Post partales (nachgeburtliches) Fieber

- Asthma bronchiale (rezidivierend auftretende, krampfhafte Lungenerkrankung)
- Chronische Bronchitis (Erkrankung der Atmungsorgane mit Husten und Auswurf)
- Dyspnoe (Kurzatmigkeit)
- Hyperthyreose (Überfunktion der Schilddrüse)
- Kachexie (Auszehrung des Körpers)
- Klimakterium (Wechseljahrbeschwerden)
- Neurasthenie (nervöse Erschöpfung).

Zur Analyse der zusätzlichen Kräuter der Rezeptur

Das Ministerkraut Fr. Schisandrae (Wuweizi) ist sauer, süß, thermisch warm und kann eingesetzt werden, um die Essenz (Jing) zu stärken, das Nieren-Qi zu stärken, die Regeneration der Körpersäfte (Jinye) zu fördern und übermäßig starkes Schwitzen zu beenden. Das Helferkraut Rx. Astragali (Huangqi) ist süß, leicht scharf und thermisch warm. Dieses Kraut stärkt allgemein das Qi bzw. das Abwehr-(Wei)-Qi und hebt zusätzlich das Yang von Milz und Magen.

Aufgrund der Abwehr-(Wei)-Qi-tonisierenden Wirkung von Rx. Astragali (Huangqi) trägt es dazu bei, das Öffnen und Schließen der Poren zu kontrollieren. Menschen, die unter einer Schwäche des Abwehr-(Wei)-Qi leiden, schwitzen unverhältnismäßig stark, da das Öffnen und Schließen der Poren nicht ausreichend kontrolliert wird. Somit ist die Kombination der beiden Kräuter Fr. Schisandrae (Wuweizi) und Rx. Astragali (Huangqi) gut geeignet, um übermäßiges Schwitzen auch nach einer Geburt, zu vermindern. Fr. Schisandrae (Wuweizi) ist sauer und hilft somit zu bewahren, Rx. Astragali (Huangqi) tonisiert das Qi und ist somit hervorragend geeignet, um übermäßiges Schwitzen beispielsweise nach einer Geburt, vermindern zu können. (Es ist eine übliche Vorgangsweise, bei starken Blutverlusten, wie sie bei einer Geburt auftreten, kurzfristig das Qi und nur längerfristig das Blut zu tonisieren, da der Ausgleich eines Qi-Mangels kürzere Zeit in Anspruch nimmt als die Therapie eines Blut-Mangels.)

Fallbeispiel

Eine 32-jährige Mutter von drei Kindern berichtet, dass sie seit drei Monaten unter massiven Schlafstörungen, Hitzewallungen sowie Schweißausbrüchen leide. Vor drei Monaten wäre ihr jüngstes Kind auf die Welt gekommen. Die beiden anderen Kinder seien drei und acht Jahre alt. Zu ihren Beschwerden: Bereits während der Schwangerschaft habe sie unter Rückenschmerzen in der Lendenwirbelsäulenregion sowie Schlafproblemen gelitten. Nach der Geburt bzw. seit sie mit dem Stillen begonnen habe, hätten sich diese Symptome intensiviert. Sie gibt an, bei minimaler körperlicher Anstrengung zu schwitzen. Auffallend sei, dass das Schwitzen besonders am Abend und in der Nacht verstärkt auftrete. Zeitweise müsse sie aus diesem Grund zweimal pro Nacht das Nachthemd wechseln. Weiters gibt sie an, unter einem massiven Durstgefühl und Unruhezuständen zu leiden. Es bestünden Palpitationen (Herzklopfen) und zeitweise ein Tinnitus (Ohrensausen). Sie berichtet, schreckhaft zu sein und unter Nachtblindheit zu leiden.

Zunge: roter, rissiger Zungenkörper; fehlender Belag
Puls: oberflächlich (fu), schnell (shuo) und leer (xu)
Diagnose: Es liegt ein Leber-Blut- sowie ein Nieren-Yin-Mangel vor.
Analyse: Zu diesem Nieren-Yin-Mangel ist es aufgrund der drei Geburten mit darauf folgendem Stillen innerhalb relativ kurzer Zeit (8 Jahre) gekommen. Die Geburt eines Kindes sowie das Stillen schwächt das Yin. Bei der Patientin war bei den ersten beiden Kindern das Yin noch stabil genug, so dass keine Beschwerden aufgetreten sind. Die Geburt des dritten Kindes hat das Yin nun erschöpft, so dass die Symptome Rückenschmerzen in der LWS-Region, Unruhezustände, Hitzewallungen und Schlafprobleme aufgetreten sind. Als Hinweis für den Leber-Blut-Mangel gelten Schreckhaftigkeit und Nachtblindheit.
Behandlungsstrategie: Tonisieren des Leber-Blutes sowie des Nieren-Yin. Als Rezeptur kommt Ba wei di huang wan zur Anwendung. Bereits nach 10 Tagen verschwinden das Durstgefühl sowie die Palpitationen (Herzklopfen). Auch die Durchschlafprobleme werden geringer und der Nachtschweiß verringert sich. In Kombination mit veränderten Essgewohnheiten (meiden von scharfen Nahrungsmitteln und verstärkter Einnahme von Samen und Nüssen, Wurzelgemüse, Rindfleisch) verschwinden die Symptome nach sechs Wochen vollständig.

Ming mu di huang wan
Sehkraft stärkende Pille mit Rx.Rehmanniae

- Rx. Rehmanniae praeparatae (Shudihuang) 12 g Kaiserkraut
- Fr. Corni (Shanzhuyu) 6 g Ministerkraut
- Rz. Dioscoreae (Shanyao) 6 g Ministerkraut
- Rz. Alismatis (Zexie) 6 g Helferkraut
- Sclerotium Poriae Cocos (Fuling) 6 g Helferkraut
- Cx. Moutan (Mudanpi) 6 g Helferkraut
- Rx. Rehmanniae (Shengdihuang) 6 g Ministerkraut
- Rx. Bupleuri (Chaihu) 6 g Helferkraut
- Rx. Angelicae sinensis (Danggui) 6 g Ministerkraut
- Fr. Schisandrae (Wuweizi) 3 g Helferkraut

Wirkung
- Nährt das Leber- und Nieren-Yin
- Klärt die Augen

Beschreibung der klassischen TCM-Rezeptur

Diese Rezeptur nährt das Leber- und Nieren-Yin und klärt die Augen. Sie kann eingesetzt werden, um eine reduzierte Sehkraft aufgrund eines Leber- und Nieren-Yin-Mangels zu behandeln. In einigen klassischen Texten steht, dass MING MU DI HUANG WAN in Bezug auf die Besserung der Sehkraft eine stärkere Wirkung als die zuvor angeführte Rezeptur QI JU DI HUANG WAN erzeugt. Diese Texte empfehlen, während der Einnahme der Rezeptur auf scharfe Lebensmittel zu verzichten. Auch diese Rezeptur wurde als Pille, die mit Honig zubereitet wurde, verschrieben (Tagesdosen: 9 Gramm pro Tag). Diese Rezeptur ist dem Quellentext «Shen shi yao han» entnommen.

Zunge: roter, rissiger Zungenkörper; trockener oder fehlender Belag
Puls: dünn (xi), schnell (shuo), möglicherweise oberflächlich (fu)

Entsprechende westliche Krankheitsbilder

- Konjunktivitis (Bindehautentzündung)
- Glaukom (Augenerkrankung mit erhöhtem Augeninnendruck)
- Iritis (Entzündung der Regenbogenhaut)
- Iridozyklitis (Entzündung der Regenbogenhaut mit Beteiligung des Ziliarkörpers)
- Katarakt (grauer Star)

Zur Analyse der zusätzlichen Kräuter der Rezeptur

Rx. Rehmanniae (Shengdihuang) dient in dieser Rezeptur als zusätzliches Ministerkraut. Es ist im Unterschied zu Rx. Rehmanniae Praeparatae (Shudihuang) thermisch kalt und kann eingesetzt werden, um Hitze zu vertreiben, das Blut zu kühlen, sowie das Yin und die Körpersäfte (Jinye) zu nähren. Durch das Hinzufügen dieses Krautes wird das Kaiserkraut in dessen Yin-nährenden Wirkung unterstützt. Ein weiteres Ministerkraut, Rx. Angelicae sinensis (Danggui), ist süß, scharf, bitter und thermisch warm. Es tonisiert und harmonisiert das Blut und kann somit in Kombination mit den anderen Blut- und Yin-tonisierenden Kräutern zur Behandlung diverser Augenprobleme eingesetzt werden. Rx. Bupleuri (Chaihu) besitzt einen bitteren, scharfen Geschmack und ist thermisch kühl. Dieses Kraut kühlt Hitze, wirkt Leber-Qi-Stagnationen entgegen und hebt da Yang-Qi in den Bereich des Oberen Erwärmers. Aus diesem Grund kann Rx. Bupleuri (Chaihu) in dieser Rezeptur als Botenkraut angesehen werden. Fr. Schisandrae (Wuweizi) hilft als zusätzliches Helferkraut aufgrund des sauren Geschmackes die Körpersäfte (Jinye) zu bewahren. Es unterstützt somit die anderen Yin-tonisierenden Kräuter der Rezeptur in deren aufbauender Wirkung. Zusammenfassend kann festgehalten werden, dass die Rezeptur MING MU DI HUANG WAN effizient das Nieren- und Leber-Yin tonisiert und die Augen klärt. Im Unterschied zur Rezeptur QI JU DI HUANG WAN nährt sie kräftiger das Yin, besitzt jedoch weniger Kräuter, die einen direkten Botschaftsbezug zu den Augen aufweisen. Diese Rezeptur eignet sich somit speziell für chronische Augenerkrankungen mit einem stark ausgeprägten, zugrunde liegenden Yin-Mangel.

Fallbeispiel

Eine 59-jährige Frau kommt in die Ordination. Sie ist schon längere Zeit wegen einer chronischen Polyarthritis in Behandlung. Nun berichtet sie unter einer massiven Trockenheit im Bereich der Augen zu leiden. Und dies, obwohl sie regelmäßig künstliche Tränenflüssigkeit eintropfe. Die Bindehäute seien gerötet und entzündet. Speziell am Vormittag bilde sich ein gelbes, zähflüssiges Sekret. Sie klagt über Juckreiz im Bereich der Augen und einem Gefühl, als ob sich Sand unter den Augenlidern befinden würde. Es liege Lichtempfindlichkeit sowie Nachtblindheit vor. Darüber hinaus klagt die Patientin über Schmerzen im Bereich der Gelenke, die durch Bewegung schlechter werden; über Durchschlafprobleme mit massivem Nachtschweiß, Trockenheit der Mundschleimhäute sowie ein Hitzegefühl im Bereich des Brustkorbes und des Kopfes. Bereits seit einigen Jahren liegt eine Osteoporose vor, die durch die Gabe verschiedener Kräuter jedoch gebessert werden konnte.

Zunge: roter und rissiger Zungenkörper; fehlender Belag
Puls: dünn (xi), schnell (shuo) und oberflächlich (fu)

Diagnose: Bei dieser Frau liegt ein Leber- und Nieren-Yin-Mangel vor.

Analyse: Bei dieser Frau liegt ein seit langer Zeit bestehender Yin-Mangel vor. Dieser hat sicherlich zur Entwicklung der Osteoporose beigetragen. Durch die intensiven Schmerzen in den letzten Jahren und den dadurch bedingten Schlafmangel wurde das Yin zusätzlich erschöpft. Die Augensymptome wie Nachtblindheit, Lichtempfindlichkeit, Trockenheitsgefühl der Augen und dem Fremdkörpergefühl, sind als Hinweis auf einen Leber- und Nieren-Yin-Mangel zu interpretieren. Auch die verminderte Produktion von Tränenflüssigkeit bestätigt die oben angeführte Diagnose.

Behandlungsstrategie: Tonisieren des Leber- und Nieren-Yin. Die Patientin bekommt die Rezeptur MING MU DI HUANG WAN für zwei Wochen verschrieben. Bereits nach einer Woche bessern sich einige Symptome des Yin-Mangels (Hitzegefühl, Nachtschweiß, Durchschlafstörungen sowie das Durstgefühl). Auch die Beschwerden im Bereich der Augen nehmen ab. Wie ausgemacht, hat sie einen Augenarzt konsultiert, der eine Konjunktivitis (Bindehautentzündung) diagnostiziert hat und ihr zusätzlich zur Einnahme der chinesischen Kräuterrezeptur diverse Tropfen verschrieben hat.

Du qi wan
Pille des Kapitalen-Qi

- Rx. Rehmanniae praeparatae (Shudihuang) 12 g Kaiserkraut
- Fr. Corni (Shanzhuyu) 6 g Ministerkraut
- Rz. Dioscoreae (Shanyao) 6 g Ministerkraut
- Rz. Alismatis (Zexie) 6 g Helferkraut
- Sclerotium Poriae Cocos (Fuling) 6 g Helferkraut
- Cx. Moutan (Mudanpi) 6 g Helferkraut
- Fr. Schisandrae (Wuweizi) 3 g Ministerkraut

Wirkung
- Nährt das Leber- und Nieren-Yin

Beschreibung der klassischen TCM-Rezeptur
Bei Vorliegen von einer massiven Dyspnoe (Kurzatmigkeit), die bei minimaler körperlicher Anstrengung verstärkt auftritt, ist diese Rezeptur indiziert. Auch Du qi wan ist in China als Fertigpräparat in Pillenform erhältlich.

Diese Rezeptur ist dem Quellentext «Yi pang ji jie» entnommen.

Zunge: roter, rissiger Zungenkörper; trockener oder fehlender Belag
Puls: dünn (xi), schnell (shuo), möglicherweise oberflächlich (fu)

Entsprechende westliche Krankheitsbilder
- Dyspnoe (Kurzatmigkeit)
- Anämie (Blutarmut)
- menopausale Beschwerden, Klimakterium (Wechselbeschwerden)
- Sterilität (Unfruchtbarkeit)
- Lumboischialgie (Lendenwirbelsäulenbeschwerden)
- Tuberkulose
- Nykturie (nächtliches Wasserlassen)
- Palpitationen (Herzklopfen)
- Chronische Bronchitis

Zur Analyse der zusätzlichen Kräuter der Rezeptur
Diese Rezeptur besteht aus den sechs Kräutern der Rezeptur Liu wei di huang wan, die in Kombination mit Fr. Schisandrae (Wuweizi) verschrieben werden. Durch das Hinzufügen des sauren, süßen, thermisch warmen Ministerkrautes kann einer massiven Dyspnoe (Kurzatmigkeit) sowie übermäßigem Schwitzen bei Vorliegen eines Leber- und Nieren-Yin-Mangel entgegengewirkt werden.

Fr. Schisandrae (Wuweizi) besitzt folgende Funktionen: Dieses Kraut wirkt einem Lungen-Qi-Mangel und somit Hustenreiz entgegen, stärkt die Essenz (Jing), beendet Diarrhoe (Durchfall) und beseitigt übermäßiges Schwitzen. Darüber hinaus beruhigt dieses Kraut den Geist (Shen). Fr. Schisandrae (Wuweizi) hilft dem Lungen-Qi speziell bei der zentripetalen, also nach innen gerichteten Bewegungsrichtung. Wenn Patienten unter einem starken Lungen-Qi-Mangel leiden, so funktioniert diese nach innen gerichtete Bewegungsrichtung nicht effizient, mit dem Ergebnis, dass Dyspnoe (Kurzatmigkeit) auftritt. Diagnostisch ist relevant, dass die Kurzatmigkeit bereits bei minimaler körperlicher Anstrengung verstärkt auftritt. Dies gilt als Hinweis dafür, dass ein Qi-Mangel vorliegt; denn bei einem Qi-Mangel verstärken sowohl geistige als auch körperliche Belastungen die Symptomatik.

Fallbeispiel
Ein 11-jähriger Knabe kommt in Begleitung seiner Mutter in die Ordination. Er leidet hauptsächlich unter Dyspnoe (Kurzatmigkeit), die durch körperliche Belastung verstärkt wird. Von einem schulmedizinischen Kollegen wurde die Diagnose «Asthma bronchiale» gestellt und dementsprechend eine Inhalationsmedikation vorgeschlagen. Die Mutter beschreibt, dass die Kurzatmigkeit bei minimaler körperlicher Anstrengung an Intensität zunehme. Aus diesem Grund sei er vor einigen Monaten vom Turnunterricht freigestellt worden. Weiters berichtet sie, dass ihr Sohn bei leichter körperlicher Anstrengung stark zu schwitzen beginne. In der Nacht schwitze er überdurchschnittlich stark. Es bestehe ein starkes Durstgefühl und ein Hitzegefühl, speziell in der Nacht. Der Knabe liebe es, in der Nacht Hände und Füße unter der Bettdecke hervorschauen zu lassen.

Zunge: roter Zungenkörper mit einem Riss im Bereich der Shao Yin-Achse; trockener, nicht verwurzelter Belag (speziell im Bereich des Unteren Erwärmers)
Puls: dünn (xi), schnell (shuo)

Diagnose: Bei diesem jungen Patienten liegen ein Nieren- und Lungen-Qi- sowie ein Nieren-Yin-Mangel vor.
Analyse: Als Hinweis für den Nieren- und Lungen-Qi-Mangel gilt das allgemeine Schwächegefühl sowie der Umstand, dass körperliche Belastungen zu einer Verschlechterung der Symptome führen. Auch das übermäßige Schwitzen bei körperlicher Anstrengung kann als Hinweis auf einen Lungen-Qi-Mangel interpretiert werden. Als Hinweis für einen Nieren-Yin-Mangel gelten das Hitzegefühl, die Verschlechterung am Nachmittag, das starke Durstgefühl sowie der Nachtschweiß.
Behandlungsstrategie: Tonisieren des Nieren- und Lungen-Qi sowie nähren des Nieren-Yin. Dies geschieht durch die Verabreichung der Rezeptur DU QI WAN. Zusätzlich zur Kräutertherapie bekommt der Patient Ernährungsempfehlungen (positiv ist die regelmäßige Einnahme gekochter Mahlzeiten; besonders empfehlenswert sind folgende Nahrungsmittel: Reis, Birnen, Honig, Mandeln, Kürbis, Karotten sowie Maroni).

Bereits nach einer Woche fühlt sich der Patient besser und kann leichte körperliche Belastungen ausführen, ohne dass es zu einer Verschlechterung der Dyspnoe (Kurzatmigkeit) kommt. In den nächsten drei Monaten stabilisiert sich sein Zustand zunehmend, sodass er nach vier Monaten wieder regelmäßig am Turnunterricht teilnehmen kann.

4.

4.1 Allgemeine Tipps

1. Grundvoraussetzung für das erfolgreiche Zusammenstellen einer TCM-Rezeptur ist eine genaue Kenntnis der TCM-Physiologie und -Pathologie sowie das Wissen über die Wirkungen der verschiedenen Einzelkräuter.
2. Empfehlenswert ist es, als Anwender verschiedenste Einzelkräuter sowie Rezepturen selber einzunehmen. Diese Erfahrung unterstützt darin, Patienten erfolgreich therapieren zu können. So sollte beispielsweise hoch dosiert frischer Ingwer (Rz. Zingiberis Officinalis Recens (Shengjiang)) eingenommen werden, um die scharfe, schweißtreibende Wirkung dieses Krautes am eigenen Körper zu erleben. An einem anderen Tag könnte die bittere, thermisch kalte Rhabarberwurzel (Rx. et Rz. Rhei (Dahuang)) hoch dosiert eingenommen werden, um die im Bereich des Verdauungstraktes abführende, absenkende Wirkung am eigenen Körper zu erleben.
3. Was die Verschreibung verschiedener Kräuter angeht, so ist es empfehlenswert, mit wenigen Einzelkräutern bzw. Rezepturen zu beginnen. Beispielsweise sollten zu Beginn cirka 30 unterschiedliche Einzelkräuter und 5 Rezepturen zur Anwendung kommen. Gut bewährte Rezepturen sind:
   - **Xiao chai hu tang** (Kleineres Bupleurum-Dekokt)
   - **Bao he wan** (Pille, die die Harmonie erhält)
   - **Long dan xie gan tang** (Rx.Gentianae-Dekokt zum Entlasten der Leber)
   - **Si wu tang** (4 Arzneien-Dekokt)
   - **Yin qiao san** (Lonicerae und Forsythiae-Pulver)

   Wenn nun ein Patient, der die entsprechende Klinik aufweist, um eine Behandlung bittet, kommt nun die entsprechende Rezeptur zur Anwendung.
4. Natürlich sollen Sie sich intensiv mit dem Studium der Einzelkräuter sowie der Rezepturen beschäftigen; doch die praktische Arbeit unterstützt das theoretische Studium hervorragend. (Um das zu Beginn eventuell vorhandene schlechte Gewissen zu minimieren, können Sie Ihren Patienten mitteilen, dass Sie noch wenig Erfahrung besitzen und aus diesem Grund möglicherweise kein (oder weniger) Geld für ihre Behandlung verlangen. Diese Vorgangsweise ist sicherlich ethisch korrekt und nimmt Ihnen einen Teil der Unsicherheit.)
5. Es ist vorteilhaft, zu Beginn auf klassische Rezepturen zurückzugreifen und erst später eigene Rezepturen zu kreieren.
6. Es ist sicherlich so, dass Patienten immer dann die ihnen verschriebenen Kräuter einnehmen, wenn sie von der positiven Wirkung dieser Präparate

überzeugt sind. Sollte derjenige, der die Kräuter verschreibt, unsicher sein, so merken dies seine Patienten möglicherweise. Indem sie die verschriebenen Kräuter nicht einnehmen wollen, über zu starke Nebenwirkungen klagen, den unangenehmen Geschmack kritisieren, etc. spiegeln sie die Unsicherheit des TCM-Arztes wider.

7. Es ist von Vorteil, dem Patienten nach dem erfolgten Anamnesegespräch nicht gleich das Rezept auszuhändigen, sondern es erst später persönlich an die Apotheke zu faxen bzw. mailen. Durch diese Methode bekommt man ausreichend Zeit, über die zu erstellende Rezeptur nachzudenken, in Büchern nachzuschlagen oder Kollegen zu kontaktieren. Diese Vorgangsweise bringt den Ersteller einer Rezeptur nicht in Zugzwang und ermöglicht ihm, dazu zu lernen, indem er zusätzliche Informationsquellen nützt.
8. An dieser Stelle sei festgehalten, dass es für TCM-Ärzte von Vorteil ist, sich ab und zu mit Kollegen, die ebenfalls mit chinesischen Kräutern arbeiten, zu treffen, um Erfahrungen auszutauschen bzw. schwere Fälle zu besprechen. Durch diesen Erfahrungsaustausch können sowohl wir als auch unsere Kollegen profitieren.
9. Es gibt verschiedene Möglichkeiten, eine Rezeptur zu erstellen. Es ist auf jeden Fall empfehlenswert, in der Praxis Bücher oder andere Informationsquellen an jenem Ort aufzubewahren, an dem die Rezepturen zusammengestellt werden. Manche TCM-Ärzte finden es vorteilhaft, in ihrem Computer Informationen zu speichern, (beispielsweise wichtige Fertigrezepturen), die durch Anklicken ausgewählt werden können und möglicherweise durch das Hinzufügen von Kräutern bzw. Streichen einzelner Kräuter abgeändert werden können.
10. Natürlich sollte die Dosierung immer individuell an die Bedürfnisse des Patienten angepasst werden!

4.2 Das Erstellen eines Rezeptes

Ob Sie ihre Rezepte mit der Hand schreiben oder mit einem Computer verfassen, hängt von ihrer eigenen persönlichen Vorliebe ab. Der Vorteil des Arbeitens mit einem Computer ist, dass man verschiedene klassische Rezepturen bereits im Computer speichern und diese bei Bedarf abrufen und eventuell abändern kann.

Auf jeden Fall sollten sie abgegebene Rezepturen in einer Kopie in ihrer Praxis behalten, um bei weiteren Besuchen des Patienten einen Blick auf die eingenommene Rezeptur werfen bzw. bei eventuell vorhandenen Fragen Apothekern Auskünfte erteilen können. Darüber hinaus ermöglicht diese Vorgangsweise, über einen längeren Zeitraum hindurch eine Auswahl treffen zu können, welche Kräuter bzw. Rezepturen einem Patienten besser helfen, welche eher zu Nebenwirkungen führen, etc.

Apotheken verlangen vom Therapeuten immer den pharmazeutisch-botanischen Namen (lateinische Bezeichnung) der Arznei. Es empfiehlt sich, zur besseren Kennung, und um Verwechslungen zu vermeiden, zusätzlich den Pinyin-Namen anzugeben.

Rezeptbeispiel

Praxis Dr. med. M. Mustermann
Facharzt für Allgemeinmedizin
Ordinationsdaten incl. Tel. Nummer

Datum ....

Rp. für Patient .... geb. am ....

Darreichungsform als Dekokt

Fol. Mori (Sangye) 8 g
Fl. Chrysanthemi (Juhua) 3 g
Sm. Armeniacae (Xingren) 6 g
Fr. Forsythiae (Lianqiao) 5 g
Hb. Menthae (Bohe) 2 g
Rx. Platycodi (Jiegeng) 6 g
Rx. Glycyrrhizae (Gancao) 3 g
Rz. Phragmitis (Lugen) 6 g

Tagesdosis, gesamt: 39 g

m. f. spec., d. tal. dos. Nr. 10*

Unterschrift ....

Mengenangaben im obigen Rezeptbeispiel bedeuten: die Apotheke fertigt diese Mischung für 10 Tage an. (Abkürzungen: m = misce, f = fiat, spec =species, d = dentur, t = talis, dos = Dosis; d. tal. dos. Nr. 10 = für 10 Tage)

Bei der Erstellung eines Rezeptes ist wichtig, dass die Tagesdosis genau definiert wird. Es ist üblich, nach jedem Kraut die gewünschte Dosierung in Gramm pro Tag anzugeben. Wenn diese nicht für einen, sondern für mehrere Tage angewendet werden soll, so ist dies zusätzlich anzuführen. Darüber hinaus muss es klar ersichtlich sein, für wie viele Tage die Rezeptur verschrieben werden soll (im oben angeführten Beispiel 10 Tage).

Unter Umständen kann ein und dieselbe Rezeptur mehrere Male an den

Patienten ausgefertigt werden. In diesem Falle sollte sich ein Hinweis auf dem Rezept befinden, welche dem Apotheker mitteilt, dass die Rezeptur bei Bedarf mehrere Male angefordert werden kann.

Darüber hinaus sollte ersichtlich sein, in welcher Darreichungsform (Kräuter als Rohdroge, Dekokt, Granulat, Pillen, etc.) die Kräuter ausgehändigt werden sollen.

4.3 Dosierung

In der richtigen Dosierung der Kräuter liegt eine der größten Stärken der Chinesischen Medizin. Die Dosierung ist bei Zusammenstellung einer Rezeptur von entscheidender Bedeutung. Es ist die Dosierung, die Aspekte der Behandlung mehr oder weniger betont. Die Art der Rezeptur kann durch Variation der Dosierung radikal geändert werden.

Wichtig für die korrekte Dosierung der verschiedenen Kräuter ist deren jeweiliger, individueller Verschreibungsbereich. In den meisten Materia medica der chinesischen Medizin wird für die Dosierung der Kräuter nicht eine absolute Zahl, beispielsweise 6 Gramm pro Tag, angeführt, sondern ein Wirkbereich, wie z.B. 3 bis 9 Gramm. Werden Kräuter verhältnismäßig niedrig dosiert, so stehen sie auch innerhalb der jeweiligen Rezeptur nicht im Vordergrund. Wenn jedoch die Dosierung eines Krautes sich dem oberen Verschreibungsbereich annähert, so bedeutet dies, dass das Kraut auch in der Rezeptur von entscheidender Bedeutung, möglicherweise sogar das Kaiserkraut, ist.

Traditionell wurde die Dosierung ausschließlich in Büchern über Rezepturen behandelt und nicht in solchen über die Arzneimittellehre («Materia medica»). Grund dafür ist der Umstand, dass viele praktizierende Ärzte der Ansicht waren, dass die Rahmenbedingungen für die richtige Dosierung einer bestimmten Substanz viel zu komplex seien, um ein allgemein gültiges Standardmaß festzulegen. Trotzdem ist es wichtig, einige Richtlinien zur Dosierung zu defienieren. Im folgenden Abschnitt wird der Versuch unternommen, einige generelle Regeln zu definieren:

- Es ist die kleinste benötigte Dosis anzuwenden, die die gewünschte therapeutische Wirkung erzielen kann.
- Es ist empfehlenswert, zu Beginn eher niedrig zu dosieren und erst mit zunehmender Sicherheit und Erfahrung langsam die Dosis der Kräuter zu steigern.
- Die normale Dosierung für die meisten erhältlichen Substanzen ist 3 – 10 Gramm bzw. 1 – 3 Qian. An dieser Stelle sei angemerkt, dass es im alten China andere Maßeinheiten als heute gab:

– 1 Liang waren 31,25 Gramm.
– 1 Qian waren 3,125 Gramm.
– 1 Fen waren 0,3125 Gramm.

Heute werden in den meisten Fällen anstelle der 3,125 Gramm für ein Qian 3 Gramm verschrieben.

- Harte, schwere und mild schmeckende Substanzen werden eher höher dosiert; während leichte, toxische und mit einem starken Aroma versehene Kräuter niedriger dosiert werden. Daraus folgt, dass Blüten, Blätter und aromatische Kräuter in relativ kleinen Mengen verschrieben werden; Wurzeln, Früchte sowie schwere Substanzen in größeren Dosen. Mineralien, Knochen oder Muscheln wie beispielsweise Gipsum fibrosum (Shigao), Os Draconis (Longgu), Concha Ostreae (Muli) und Concha Haliotidis (Shijueming) werden aus diesem Grund am höchsten dosiert (30 Gramm pro Tag sind nicht ungewöhnlich).
- Kräuter, die einzeln verschrieben werden, sind höher zu dosieren als jene Kräuter, die mit anderen gemischt werden.
- Die Dosierung von Kräutern, die innerlich angewendet werden, ist normalerweise niedriger als jene von Kräutern, die äußerlich angewendet werden.
- Alte, schwache oder sehr junge Patienten sollten geringere Mengen verschrieben bekommen als kräftige, 30-jährige Patienten.
- Toxische Kräuter wie Rx. Lateralis Aconiti Carmichaeli Praeparata (Fuzi) sind zu Beginn der Behandlung vorsichtig und einschleichend zu dosieren.
- Die Kräuter sind eine gewisse Mindestzeit lang anzuwenden, ehe die Dosis reduziert werden kann (in akuten Fällen drei Tage, in chronischen Fällen zwei bis vier Wochen). Erzielt die reduzierte Dosis die gleiche therapeutische Wirkung, ist sie beizubehalten.
- Bei erneutem Auftreten der Symptome ist die Dosis zu erhöhen (alternativ kann man die Kräuterzusammenstellung der Rezeptur verändern oder eine komplett neue Mischung verschreiben)
- Die Dosierung ist den sich verändernden Bedürfnissen des Patienten laufend anzupassen.
- Die in China üblichen Dosierungen werden im Westen meist reduziert. Dies lässt sich unter anderem dadurch erklären, dass hier erhältliche Kräuter nach chinesischem Standard oft von besserer Qualität als in Asien, und somit stark wirksam sind. Ein weiteres Argument dafür, niedrig zu dosieren, ist sicher auch der (hohe) Preis einiger Kräuter.

An dieser Stelle ein Hinweis: Rx. Ginseng (Renshen) wird in China üblicher Weise durch Rx. Codonopsitis Pilosulae (Dangshen) mit erhöhter Dosierung zur Qi-Tonisierung im Bereich des Mittleren Erwärmes ersetzt, da Rx. Codonopsitis Pilosulae (Dangshen) fast gleich wirksam, aber billiger ist. Nur in Fällen mit schwerem Qi-Kollaps wird Rx. Ginseng (Renshen) in der Rezeptur belassen.

Anmerkung: Die im Buch angeführten Dosierungen beziehen sich auf die Mengenangaben von Kräutern für eine Dekoktherstellung. Für die Dosierung von Granulaten gilt, dass die Dosis um ein Fünftel zu reduzieren ist.

Individuelle Schwankungen sollten vom Kräuterimporteur bzw. von den Apotheken erfragt werden. Vereinfacht gilt für die Dosierung von Granulaten: man verwendet ein Fünftel der Grammangabe der Kräuter pro Tag; beispielsweise statt 10 Gramm Rx. Ginseng (Renshen) für ein Dekokt, 2 Gramm des Granulates von Rx. Ginseng (Renshen) als Tagesdosis.

Dosisrichtlinien für Kleinkinder

Die Dosierung orientiert sich am Alter der jungen Patienten.
Dosierung bei

- Säuglingen und kleinen Kindern 1/4 bis 1/6 der Erwachsenendosis
- bei Kindern von 4 bis 6 Jahren 1/3 der Erwachsenendosis
- bei Kindern von 6 bis 12 Jahren 2/3 der Erwachsenendosis
- bei Kindern von 12 bis 14 Jahren 3/4 der Erwachsenendosis
- bei Jugendlichen über 14 Jahre gilt (meist) die Erwachsenendosis

Einige Tipps für die Behandlung von Kleinkindern:

- Die Dosis muss angepasst werden. Süße Kräuter wie Rx. Glycyrrhizae (Gancao) oder Fr. Ziziphus Jujubae (Dazao) sowie Honig der Rezeptur hinzufügen.
- Die Kinder können den Dekokt mit ihrem Lieblingsgetränk (Apfelsaft, Karottensaft...) gemischt einnehmen.
- Empfehlenswert ist es, höher als eigentlich notwendig zu dosieren (siehe oben), um dem Problem vorzubeugen, sollte nicht alles ausgetrunken werden!
- Oft ist es hilfreich, Kinder die Kräuter zu zeigen und sie beim Kochen mithelfen zu lassen.

4.4 Dauer der Verschreibung einer Rezeptur

Am wichtigsten ist natürlich, dass Kräuter nur solange verschrieben werden, solange sie indiziert sind. Beispielsweise gibt man scharfe, thermisch heiße Kräuter zur Behandlung des «Pathogenen Erregers» Wind-Kälte nur, bis der Patient zu Schwitzen beginnt. Berühmt ist in diesem Zusammenhang die Rezeptur GUI ZHI TANG (Ra. Cinnamomi-Dekokt).

Diese vertreibt äußere «Pathogene Faktoren» aus dem Bereich der Muskulatur und reguliert Nähr-(Ying)- und Abwehr-(Wei)-Qi. GUI ZHI TANG ist eine der wichtigsten Rezepturen des «Shang han lun» und sollte vor allem dann eingesetzt werden, wenn das Abwehr-(Wei)-Qi nicht mehr in der Lage ist, den «Pathogenen Faktor» aus dem Bereich der Oberfläche zu vertreiben.

GUI ZHI TANG
Ra. Cinnamomi-Dekokt

- Ra. Cinnamomi (Guizhi) 9 g Kaiserkraut
- Rx. Paeoniae alba (Baishao) 9 g Ministerkraut
- Rz. Zingiberis (Shengjiang) 3 g Polizeikraut
- Fr. Jujubae (Dazao) 5 (Stück) Polizeikraut
- Rx. Glycyrrhizae (Gancao) 3 g Botschaftskraut

Durch die Verschreibung dieser Kräuter wird der «Pathogene Erreger» aus dem Bereich der Oberfläche vertrieben. Würden die Kräuter jedoch über einen zu langen Zeitraum verschrieben werden, so würde der Patient zu stark schwitzen und somit einen Verlust an Körpersäften (Jinye) und mit der Zeit auch einen Blut-(Xue) bzw. Yin-Mangel erleiden.

Im traditionellen China wurden Rezepturen tendenziell zur Behandlung akuter Beschwerden und aus diesem Grund eher über einen Zeitraum von wenigen Tagen eingesetzt. In Europa ist es jedoch so, dass chinesische Kräuter zu einem überwiegenden Teil zur Behandlung funktioneller Störungen eingesetzt werden und die Behandlung akuter Krankheitsbilder größtenteils in die Hand schulmedizinischer Kollegen gelegt wird. Somit werden chinesische Kräuter außerhalb der chinesischen Landesgrenzen oft über einen längeren Zeitraum (cirka 2 – 3 Wochen) verschrieben.

Beispielsweise war es in China üblich, Patienten eine Rezeptur zu verschreiben und bereits nach zwei oder drei Tagen wieder in die Praxis zu bitten, um neuerlich eine Rezeptur, die an das aktuelle Befinden des Patienten angepasst ist, verschreiben zu können. Diese Vorgangsweise wird in Europa aus mehreren Gründen selten durchgeführt (beispielsweise, um Patienten zeitlich und finanziell nicht zu überfordern).

Allgemein gilt, dass chinesische Kräuter solange verschrieben werden können, solange sie indiziert sind. Sobald sich das Befinden bzw. der entsprechende Zungen- und Pulsbefund des Patienten ändert, sollten auch die Kräuter neu zusammengestellt wurden. Je höher Kräuter dosiert werden, desto rascher kann eine Änderung des Befindens des Patienten erzielt werden.

Somit gilt, dass Kräuter, die höher dosiert werden, für einen kürzeren Zeitraum verschrieben werden als Kräuter, die eher niedrig dosiert sind.

Für viele Kollegen hat es sich als praktisch und gut durchführbar herausgestellt, chinesische Kräuter über einen Zeitraum von zwei Wochen zu verschreiben und nach diesen 14 Tagen die Patienten wieder in die Praxis zu bitten, um die Kräuter wieder an das aktuelle Befinden des Patienten anzupassen. Sollten jedoch akute Beschwerden, wie beispielsweise eine akute Zystitis (Blasenentzündung), im Vordergrund stehen, so können diese durch eine akute Rezeptur für die Dauer von beispielsweise drei Tagen behandelt werden.

Wichtig ist, die Kräuter an den jeweiligen energetischen Zustand der Patienten anzupassen. Beispielsweise werden Blut-tonisierende Kräuter nur gegeben, wenn wirklich ein Blut-Mangel vorliegt, also der Patient zu Sehnenscheidenentzündungen neigt, brüchige Fingernägel aufweist, schreckhaft ist, unter Nachtblindheit leidet sowie einen dünnen (xi) Puls und einen blassen Zungenkörper mit trockenem Zungenbelag besitzt. Sollten sich diese Symptome verändern bzw. zur Gänze verschwinden, beispielsweise die Zunge nicht mehr blass sein, so muss das Blut nicht mehr tonisiert werden.

Ähnlich verhält es sich bei der Verschreibung bitterer, thermisch kalter Kräuter, die eingesetzt werden, um Feuchte-Hitze auszuleiten. Solange der Zungenkörper rot ist und einen gelben, feuchten Zungenbelag aufweist, ist Feuchte-Hitze vorhanden. Sollte der Zungenbelag bereits weiß sein, so kann davon ausgegangen werden, dass die Feuchte-Hitze reduziert wurde.

Nicht ohne Grund steht in den klassischen Werken, dass die Behandlung eines Qi-Mangels wenige Tage benötigt, die Therapie eines Blut-Mangels cirka drei Monate in Anspruch nimmt, die Behandlung eines Yang-Mangels drei Jahre und die Behandlung eines Yin-Mangels sieben Jahre.

Dies bedeutet nicht, dass zur Behandlung eines Yin-Mangels sieben Jahre lang ununterbrochen Kräuter eingenommen werden sollten, doch sicherlich nimmt die Therapie eines Yin-Mangels einen langen Zeitraum in Anspruch. Hierbei empfiehlt sich folgende Vorgangsweise: Man verschreibt dem Patienten Kräuter für 2 – 3 Wochen und sollte nach diesem Zeitrahmen die Rezeptur leicht abwandeln. Dies hat den Vorteil, dass sich der Körper des Patienten nicht an die gegebenen Kräuter gewöhnt, da in diesem Fall die Dosis der Kräuter regelmäßig erhöht werden müsste, um einen entsprechenden therapeutischen Erfolg zu erzielen.

Dazu ein Beispiel: Wenn das Yin eines Patienten tonisiert werden soll, werden Yin-tonisierende Kräuter verschrieben. Innerhalb der Yin-tonisierenden Kräuter werden regelmäßig die einzelnen Kräuter abgeändert. Beispielsweise kann zwei Wochen lang Rx. Rehmanniae Preaparatae (Shudihuang) verschrieben werden und nach einiger Zeit wird dieses Kraut durch Fr. Lycii (Gouqizi), Rx. Polygoni multiflori (Heshouwu), oder ähnlich wirkende Kräuter, ersetzt.

Eine weitere Möglichkeit besteht darin, regelmäßig Pausen in der konstitutionellen Therapie einzulegen. Beispielsweise kann ein Patient zwei Wochen lang die Kräuter einnehmen. Danach, sofern nicht akute schnell zu therapierende Beschwerden vorliegen, wird die Kräutereinnahme eine Woche lang pausiert. Auch diese Vorgangsweise hat den Vorteil, dass kein Gewöhnungseffekt eintritt und die Kräuter nicht in immer höheren Dosierungen verschrieben werden müssen.

4.5 Galenische Zubereitungsformen und Fertigarzneimittel

Es bestehen unterschiedliche Auffassungen über die Wirkung von hydrophilen Konzentraten, Granulaten sowie Fertigarzneimitteln aus China, Taiwan und USA. Granulate sind derzeit die sicherste Alternative zu den Einzeldrogen in Form eines Dekoktes, da sie immer häufiger mit anerkannten Analysezertifikaten geliefert werden. Darüber hinaus besitzen sie den Vorteil, dass sie individuell für den Patienten nach einer Rezeptverordnung gemischt werden können. Wie bei der Verschreibung von Dekokten gilt, dass Dosierung und Gebrauchsinformationen dem Patienten mitzuliefern sind.

Die beste Wirkung zeigen sicherlich Dekokte (Abkochungen) von Rohdrogen, darauf folgen Pulver und Granulate. Fertigpräparate sind meistens weniger wirksam. Einige klassische Rezepte werden als Pillen hergestellt, diese wirken relativ gut und sind einfach einzunehmen.

1. Dekokt

Zubereitung

Am besten werden Töpfe aus Keramik oder Stahl mit Deckel verwendet. Die Verwendung von Metallen, besonders von Eisen oder Aluminium, könnte bei der Herstellung des Dekoktes ungewollte chemische Reaktionen auslösen. Auch muss das Gefäß sauber sein und mit einem passenden Deckel versehen sein.

Nachdem eine Tagesration der grob gemahlenen Kräuter in den Topf gegeben wurde, wird dieser mit Wasser gefüllt; und zwar so lange, bis sich der Wasserspiegel 1 bis 2 cm oberhalb der Heilkräuter befindet. (Daraus ergibt sich eine Menge von 200 bis 300 ml Wasser auf 30 Gramm Kräuter.)

Meistens ist Leitungswasser für Dekokte gut geeignet, sofern die Rezeptur nicht eine bestimmte Wasserqualität verlangt. Sollte das Leitungswasser verunreinigt sein oder einen hohen Mineralstoffanteil haben, kann man auch destilliertes Wasser oder sauberes Tafelwasser benützen.

Die Kräuter sollten mindestens 20 Minuten in der Flüssigkeit belassen werden. Am besten ist es, die Kräuter 2 Stunden oder über Nacht einzuweichen. Nun schnell aufkochen und mit niedrigerer Temperatur 20–30 Minuten bei geschlossenem Deckel weiterkochen lassen. Danach die Flüssigkeit durch ein feines Sieb (oder einen Baumwollstoff) abfiltern und deponieren. Nun empfiehlt es sich, die Heilkräuter, wie oben angegeben, nochmals zu kochen, wobei man beim zweiten Mal etwas weniger Wasser nimmt.

Das abgekochte Wasser aus beiden Kochvorgängen bildet das Dekokt. Dieser sollte im Kühlschrank aufbewahrt werden, da es ansonsten leicht zu einer Oxidation oder Gärung kommen kann. Eine kurzfristige, maximal zwölfstündige Aufbewahrung direkt nach dem Kochen ist in Thermosflaschen möglich, sollte dann aber nach der Öffnung ganz ausgetrunken werden. Im Kühlschrank ist ein Dekokt bei gekühlter Lagerung (4 bis 12 °C) cirka eine Woche haltbar.

Um eine gute Verträglichkeit zu gewähren, sollte die jeweilige Dosis zunächst auf Zimmertemperatur erwärmt werden oder warmes Wasser im Verhältnis 1:1 hinzugeben werden (v.a. bei Patienten mit empfindlichem Magen bzw. einem Milz-Yang-Mangel).

Einnahme

- Diese sollte im Allgemeinen 2-3 Mal täglich erfolgen, und zwar jeweils vor den Mahlzeiten. Bei Übelkeit empfiehlt es sich (neben einer eventuellen Dosisreduktion), die Tagesdosis in kleinen Mengen zu trinken.
- Den Magen irritierende Rezepte (thermisch «kalte» oder schwer verträgliche Rezepturen, z.B. mit mineralischen Substanzen, aber auch verdauungsfördernde Arznei) sollten nach dem Essen eingenommen werden.
- Tonisierende Rezepte sollten auf leeren Magen eingenommen werden, da sie so besser wirken, und Rezepte zur Behandlung von Unruhezuständen des Geistes (Shen) und Schlafstörungen vor dem Schlafengehen.
- Rezepturen, die hauptsächlich bittere, thermisch kalte Kräuter enthalten, sollten am Vormittag eingenommen werden. Der Vormittag wird in der TCM dem Holzelement zugeordnet. Die meisten bitteren, thermisch kalten Kräuter haben diuretische (harntreibende) Wirkung. Durch diese Vorgangsweise wird verhindert, dass die Patienten nachts auf die Toilette gehen müssen.
- Bei regelmäßig auftretenden Anfällen von Malaria nimmt man die geeigneten Rezepturen jeweils zwei Stunden vor einem erwarteten Anfall zu sich. Im Akutfall kann die Rezeptur jedoch unabhängig vom Zeitpunkt eingenommen werden.
- Bei gleichzeitiger Einnahme pharmazeutischer (westlicher) Medikation ist es zum Teil ratsam, die chinesische Arznei 1–2 Stunden nach Einnahme der pharmazeutischen Medikation einzunehmen.

Temperatur des Dekoktes

- Dieser wird meistens warm (35-45°C) eingenommen. Speziell dann, wenn das Yang gestärkt, das Innere gewärmt sowie Kälte vertrieben wird. Auch schweißtreibende, Qi- und Blut-bewegende Rezepturen und solche mit thermisch besonders kalten Arzneien sollten gewärmt konsumiert werden.
- Kühl (16–20°C) eingenommen werden: Hitze- und Sommer-Hitze-kühlende Arzneien, Arzneien zur Behandlung von Fieber und solche, die einen thermisch heißen Charakter haben.
- Alle anderen Arzneien können mit beliebiger Temperatur eingenommen werden. Wen die Einnahme des Dekoktes Übelkeit oder Erbrechen verursacht, kann kurz vor der Einnahme des Dekoktes eine kleine Menge Peri-

carpium Citri Reticulatae (Chenpi) oder Rz. Zingiberis Officinalis Recens (Shengjiang) verabreicht werden. Eine andere Möglichkeit besteht darin, das Dekokt in kleineren Dosen über den Tag verteilt einzunehmen.

Diätetische Einschränkungen

- Chinesische Rezepte sollten nicht zusammen mit Milch, Milchprodukten, Kaffee und Tee konsumiert werden. Bei Einnahme der soeben angeführten Nahrungsmittel bzw. Getränke empfiehlt es sich, mindestens 30–40 Minuten bis zur Einnahme eines Dekoktes zu warten.
- Schwer verträgliche, fette, rohe und kalte Speisen (z.B. Speiseeis) und irritierende Nahrungsmittel, z.B. Chili und scharf gewürzte Speisen, sollten nicht unmittelbar vor der Dekokteinnahme verzehrt werden.
- Vor der Einnahme von schweißtreibenden Arzneien (Arzneien, die das Äußere befreien) sollten keine sauren Nahrungsmittel, z.B. Essig oder sauer eingelegtes Gemüse, aber auch keine rohen, thermisch kalten Speisen (z.B. Salat) verzehrt werden.
- Vor der Einnahme tonisierender Rezepturen sollte die Einnahme von Kaffee, Tee oder Rettich gemieden werden.

Spezielle Hinweise für die Dekoktzubereitung

- Rezepte zum Abführen, zur Klärung von Hitze und solche mit starkem Geschmack sollten nur kurz (10–15 Minuten) mit hoher Temperatur gekocht werden, z.B. Rx. et Rz. Rhei (Dahuang).
- Tonisierende Rezepte: langes Kochen (45–60 Minuten) mit niederer Temperatur.
- Toxische Rezepte: zur Entgiftung mindestens 45 Minuten kochen, z.B. Rx. Aconiti Carmichaeli (Chuanwu), Rx. Lateralis Aconiti Carmichaeli (Fuzi), Rx. Aconiti Kusnezoffii (Caowu), Plastrum Testudinis (Guiban), Carapax Amydae Sinensis (Biejia), Cornu Bubali (Shuiniujiao), Fasciculus Vascularis Luffae (Sigualou).
- Muscheln und Mineralien: mindestens 10–20 Minuten (bis zu einer Stunde) vor den anderen Heilkräutern kochen, z.B. Concha Ostreae (Muli), Concha Haliotidis (Shijueming), Os Draconis (Longgu), Gypsum Fibrosum (Shigao), Margarita (Zhenzhu), Haematitum (Daizheshi).
- Leichtgewichtige Substanzen mit großem Volumen: zuerst abkochen, Wasser wird für das Kochen des restlichen Rezeptes wieder verwenden.
- Stark riechende, aromatische Kräuter: erst 5 Minuten vor dem Ende des Kochens zufügen, z.B. Hb. Menthae (Bohe), Rx. Aucklandiae Lappae (Muxiang), Fr. Amomi Kravanh (Baidoukou), Rx. Adenophorae seu Glehniae (Sharen), Rz. Acori Graminei (Shichangpu).
- Irritierende Samen (z.B. für Hals und Magen): zum Kochen in ein Stück Stoff (Gaze) einwickeln, z.B. Fl. Inulae (Xuanfuhua), Sm. Plantaginis (Cheqianzi), Halloysitum Rubrum (Chishizhi).

- Teure und seltene Heilkräuter: separat zubereiten, z.B. Rx. Ginseng (Renshen), Rx. Panacis Quinquefollii (Xiyangshen), Cornu Cervi (Lurong).
- Klebrige Heilkräuter: separat verdünnen, z.B. Gelatinum Corii Asini (Ejiao), Saccharum Granorum (Yitang) gegen Ende in das warme Dekokt einrühren.
- Pulverform für seltene Heilkräuter: wird dem Dekokt kurz vor dem Trinken zugefügt, z.B. Bb. Fritillariae Cirrhosae (Chuanbeimu), Rx. Notoginseng (Sanqi), Calculus Bovis (Niuhuang), Cinnabaris (Zhusha), Succus Bambusae (Zhuli).
- Wenn ein Dekokt für eine längere Zeit zubereitet wird, so ist es empfehlenswert, ein Konservierungsmittel der Flüssigkeit hinzuzufügen. Diese Vorgangsweise wird von den meisten der Apotheken im deutschsprachigen Raum durchgeführt.

2. Granulat

Natürlich ist es so, dass Granulate nicht schon seit Jahrhunderten verwendet wurden, sondern eine relativ «moderne» Entwicklung sind. Aus diesem Grund werden Granulate in den klassischen Texten nicht erwähnt und einige traditionsbewusste TCM-Ärzte verwenden nach wie vor lieber Dekokte in ihrer täglichen Arbeit. Sie argumentieren dies damit, dass Ärzte früherer Generationen keine Granulate verschrieben haben.

Bei Granulaten handelt es sich um Extrakte aus Rohdrogen. Die Arzneimittel werden dazu in einem speziellen Verfahren verarbeitet, das im wesentlichen die Extraktion der Ingredienzen, die Rückführung der flüchtigen essentiellen Öle, eine Niedertemperatur-Vakuumextraktion, die Konzentrierung sowie die Vakuumtrocknung und Sprühgranulierung beinhaltet. Die Herstellung der Granulate verlangt das Aufsprühen des Konzentrates auf eine Trägersubstanz, wozu meist die pflanzeneigene Stärke verwendet wird.

Granulate werden in Europa häufig angewendet. Sie sind relativ stark wirksam, ihre Handhabung ist einfach.

3. Pulver

Die in einem Mörser fein zermahlenen Arzneimittel werden mit warmem Wasser (oder auch warmem Wein) eingenommen. Pulver können auch in Gelatine-Kapseln abgefüllt werden. Pulverisierte Arzneimittel wirken langsamer und sanfter als Dekokte, weil sie nur allmählich aufgenommen werden. Ihre Wirkung ist weniger intensiv, aber anhaltender. Eine äußere Anwendung ist möglich (z.B. bei Hautproblemen). Pulver gelten generell als lange haltbar und einfach in der Anwendung.

4. Pillen

Pillen sind pulverisierte Arzneimittel, die mit einem Bindemittel zu Pillen verarbeitet werden. Als Bindemittel kommt vor allem Honig zur Anwendung. Die pulverisierten Arzneien werden durch Kneten mit dem Honig vermischt und zu Kugeln gedreht. Honig wirkt auf die Mitte und unterstützt die tonisierende Wirkung anderer Arzneimittel. Der Gebrauch von Bienenwachs als Bindemittel ist bei Arzneien gebräuchlich, die sehr toxisch sind oder die extrem langsam wirken sollen (z.B. Cinnabaris (Zhusha), Indigo pulverata levis (Qingdai), oder auch Realgar (Xionghuang)). Wachs löst sich sehr langsam – erst nach Erreichen des Dünndarms – auf, so dass Magenirritationen vermieden werden können.

Pillen kommen vor allem langfristig zur Anwendung, speziell bei chronischen Erkrankungen, aber auch in akuten Situationen. Beispielsweise kommen sie zur Behandlung von akuten Angina pectoris-Beschwerden und bei Verletzungen wie Stauchungen oder Prellungen zur Anwendung. Damit die Pillen beim Auftreten von akuten Beschwerden sofort eingenommen werden können, tragen betroffene Patienten die entsprechenden Pillen immer mit sich. Diese bis zu 2 cm im Durchmesser großen Pillen sind in diesem Fall entweder von einer Wachshülle, oder in den letzten Jahren von einer Plastikhülle umgeben.

5. Medizinischer Wein

Dabei handelt es sich um alkoholische Arzneiextrakte, die sowohl innerlich als auch äußerlich zur Anwendung kommen. Medizinische Weine erfreuen sich in China großer Beliebtheit. Diese werden sowohl in Apotheken als auch in vielen Restaurants stolz präsentiert. Da Alkohol das Blut bewegt, wirken medizinische Weine speziell gegen Stagnationen und können somit gut zur Behandlung von Schmerzen, bei chronischen rheumatischen Prozessen sowie zur Behandlung von Verletzungen eingesetzt werden.

6. Hydrophile Konzentrate

Dabei handelt es sich um industriell gefertigte, wässrige Extrakte chinesischer Heilkräuter. Diese Extrakte enthalten keinen Alkohol und können somit gut bei Kindern eingesetzt werden. Wässrige Extrakte hat es im traditionellen China nicht gegeben, doch erfreuen sich diese nun speziell in Europa einer zunehmenden Beliebtheit. Neben dem Vorteil, dass diese gut bei Kindern eingesetzt werden können, bestehen weitere Vorteile darin, dass die Verabreichung relativ einfach ist und sie nicht viel Platz einnehmen, weil von wässrigen Extrakten immer nur relativ geringe Mengen eingenommen werden müssen. Auch können sie gut, beispielsweise auf Reisen, transportiert werden.

Die Einnahmemodalitäten: Die angegebenen Menge der Tropfen wird entweder pur eingenommen oder mit etwas Wasser gemischt. Kleinkinder und

Kinder erhalten 50–150 Tropfen täglich. Erwachsene das 10-fache des Körpergewichtes in Tropfen. (60kg = 600 Gtt./Tag).

7. Fertigarzneimittel

Fertigarzneimittel weisen speziell für jene, die am Beginn einer TCM-Ausbildung stehen, eine große Anziehungskraft auf. Doch sie haben den Nachteil, nicht individuell an den jeweiligen Patienten angepasst werden zu können. Fertigarzneimittel bergen große Gefahren in sich, da Fälschungen in China, aber auch am internationalen Markt (z.B. über das Internet) im Umlauf sind.

Es kommt häufig zu einer Beschaffung der entsprechenden Mittel aus Importländern, die keine derart strengen Kontrollen aufweisen. Deklaration der Inhaltsstoffe oder Mengenangaben fehlen oft oder sind ungenau. Aus diesem Grund ist die Anwendung von Fertigarzneimitteln nicht uneingeschränkt zu empfehlen.

4.6 Nebenwirkungen

In Kapitel 74 des Werkes «Huang-di Nei-jing» («Der Innere Klassiker des Gelben Kaisers») fragt Huangdi:

> «Könnt Ihr mir etwas über die drei Arten von Kräutern sagen, die in «Shen Nong bencao» (Shen Nongs Materia medica) angeführt sind?»

Qi Bo erwiderte:

> «In alten Zeiten wurden alle Kräuter in drei Kategorien eingeteilt. Die Kräuter der ersten Kategorie wurden höchste oder unsterbliche Kräuter genannt, weil sie keinerlei Nebenwirkungen zeigen und stärkende Eigenschaften aufweisen. Sie waren oft Teil der Ernährung und wurden präventiv eingesetzt. Die Kräuter der zweiten Kategorie wurden mittlere oder medizinische Kräuter genannt und dienten meist dazu, Störungen im Gleichgewicht des Körpers auszugleichen. Sie wurden verabreicht, bis der Patient sich von der Krankheit erholt hatte, dann wurden sie abgesetzt. Die Kräuter der dritten Kategorie wurden mindere oder radikale Kräuter genannt, weil ihre Wirkung sehr stark und nicht ohne Nebeneffekte ist; manche von ihnen sind auch giftig. Sie wurden daher nur in kleinen Mengen verwendet und sofort nach Einsetzen der erwünschten Wirkung abgesetzt.»

Die meisten der in der TCM verwendeten aufgelisteten Substanzen haben bei Anwendung der empfohlenen therapeutischen Dosis keine Nebenwirkungen. Es gibt jedoch zahlreiche Substanzen, die bei hoher Dosierung moderate Nebenwirkungen zeigen können. Meistens können Nebenwirkungen jedoch vermieden werden, wenn der Arzt Vorsichtsmaßnahmen und Gegenanzeigen beachtet.

Auch kann ein Arzneimittel, das in manchen Fällen bei Anwendung als Einzelsubstanz Nebenwirkungen hat, mit normaler oder geringerer Dosierung in Kombination mit einem anderen Kraut verabfolgt werden, da durch diese Kombinationen unerwünschte Wirkungen besänftigt werden.

Eine andere Methode zur Vermeidung von Nebenwirkungen ist der teilweise Ersatz. Das Kraut, das Nebenwirkungen verursacht, wird geringer dosiert und ein anderes Kraut mit ähnlicher Wirkung wird mit derselben Dosis hinzugefügt.

Obwohl in therapeutischen Dosen Nebenwirkungen sehr selten auftreten, kommen doch in einigen Fällen nach Einnahme einer chinesischen Kräuterrezeptur unerwünschte Nebenwirkungen vor. Diese gelten als Hinweis, dass die Kräuter nicht mehr in dieser Form eingenommen werden sollten.

Unerwünschte Nebenwirkungen können mehrere Ursachen haben:

1. Das therapeutische Ziel wurde bereits erreicht.
2. Die Diagnosestellung war falsch.
3. Die zusammengestellte Therapie war falsch.

Allgemein gilt, dass thermisch warme Arzneien eher Nebenwirkungen hervorrufen als thermisch kühle.

Wenn ein Überschuss an Hitze entsteht, können daraus folgende Symptome (bzw. Nebenwirkungen) resultieren: Halsschmerzen, Epistaxis (Nasenbluten), Unruhezustände, Palpitationen (Herzklopfen), Cephalea (Kopfschmerzen), Hitze- sowie Durstgefühl; wenig, konzentrierter Urin und ein schneller (shuo) Puls. Thermisch warme oder heiße Arzneien sollten dann nur niedrig dosiert bzw. abgesetzt werden.

Wenn ein Überschuss an Kälte entsteht, können daraus folgende Symptome (bzw. Nebenwirkungen) resultieren: Schwächegefühl, Müdigkeit, Diarrhoe (Durchfall), Kälteempfindlichkeit, Magenschmerzen, viel klarer Urin und ein langsamer (chi) Puls. Thermisch kühle und kalte Arzneien sollten dann nur niedrig dosiert bzw. abgesetzt werden.

Zur besseren Verträglichkeit sollten bei thermisch kühlen und kalten Mitteln Qi-regulierende und Milz-Qi-tonisierende Arzneien dazugegeben werden, um das Auftreten von Nebenwirkungen zu verhindern. Bei thermisch warmen oder heißen Mitteln sollten sich im Rezept ein oder mehrere Yin-nährende Arzneien als Helferkraut befinden.

4.7 Toxikologie

Der Begriff der Toxizität wurde und wird in der TCM anders eingesetzt, als dies nun in Europa üblich ist. Aus diesem Grund ist es vorteilhaft, den Begriff «Toxizität» mit einem anderen Begriff, nämlich «Arzneimittelstärke» auszutauschen. Natürlich ist es so, dass jedes Arzneimittel, und damit jedes Arzneimittel der TCM, das eine Wirkung aufweist, auch unerwünschte Nebenwirkungen aufweisen kann. Eine Stärke der chinesischen Medizin liegt darin, diese unerwünschten Nebenwirkungen zu neutralisieren, indem Kräuter mit verschiedenen Geschmäckern und verschiedenen thermischen Wirkungen innerhalb einer Rezeptur kombiniert werden.

Die medizinischen Substanzen der TCM sind im Allgemeinen sicher und leicht anzuwenden. Entsprechend einer klassischen Definition, die besagt, dass eine milde Medizin besser ist als eine stark wirksame; und weil hochwirksame Arznei nur bei kritischen und hochakuten Syndromen eingesetzt werden sollte, wurden alle mehr oder minder hochwirksamen Arzneien als «leicht giftig", «giftig» oder auch «stark giftig» bezeichnet.

Aus diesem Grund befinden sich in fast allen gebräuchlichen Lehrbüchern, die sich mit dem Thema «chinesische Phytotherapie» auseinandersetzen, Angaben über die «Toxizität» der jeweiligen Arzneien. Giftig bedeutet in diesem Zusammenhang nicht «toxisch» wie in der westlichen Medizin, aber deckt sich natürlich im Falle einer als «stark giftig» bezeichneten Arznei wie z.B. Rx. Lateralis Aconiti Carmichaeli Praeparata (Fuzi) auch mit dem «toxischen» Begriff der westlichen Medizin.

Da sowohl in China wie auch im Westen der Begriff «giftig» sehr dehnbar ist, muss bei jenen Arzneimitteln, die nicht als «ungiftig» angeführt werden, nicht nur die Dosis, sondern auch die Konstitution, das Alter und Körpergewicht des Patienten sowie die Stärke der Erkrankung in Betracht gezogen werden. Es empfiehlt sich, als «giftig» oder «stark giftig» deklarierte Arzneien nach deutlicher Besserung der Symptome abzusetzen, um eine größtmögliche Sicherheit zu gewährleisten. Die «Toxizität» chinesischer Phytotherapeutiker kann durch mehrere Methoden vermindert werden:

1. Verarbeitung der Arznei.
2. Abkochen bzw. dekoktieren der Rohdroge. (Beispielsweise ist gekochte und als Arznei zubereitete Rx. Lateralis Aconiti Carmichaeli Praeparata (Fuzi) um das fünf- bis zehntausendfache weniger giftig als die Droge in frischem Zustand).
3. Kombination mit anderen Kräutern.

Zusammenfassend kann festgehalten werden, dass aus oben angeführten Gründen der Begriff der Giftigkeit weit unter dem des Westens liegt und in therapeutischen Dosen Vergiftungen sehr selten auftreten. Im folgenden Abschnitt sind die wichtigsten «toxischen» TCM-Einzelkräuter in alphabetischer Reihenfolge aufgelistet:

- Acanthopanacis, Cx. (Wujiapi)
- Aconiti Carmichaeli Praeparata, Rx. Lateralis (Fuzi)
- Akebiae, Caulis (Mutong)

- Angelicae Dahuricae, Rx. (Baizhi)
- Angelicae Pubescentis, Rx. (Duhuo)
- Arisaematis, Rz. (Tiannanxing)
- Asari, Hb. (Xixin)
- Bupleuri, Rx. (Chaihu)
- Cinnamomi Cassiae, Cx. (Rougui)
- Ephedrae, Hb. (Mahuang)
- Evodiae Rutaecarpae, Fr. (Wuzhuyu)
- Ginseng, Rx. (Renshen)
- Glycyrrhizae, Rx. (Gancao)
- Magnoliae, Fl. (Xinyihua)
- Martensi, Buthus (Quanxie)
- Pinelliae, Rz. (Banxia)
- Puerariae, Rx. (Gegen)
- Scolopendra Subspinipes (Wugong)
- Sophorae Flavescentis, Rx. (Kushen)
- Talcum (Huashi)
- Trichosanthis Kirilowii, Rx. (Tianhuafen)
- Xanthii Sibirici, Fr. (Cangerzi)

Bei jeder Arznei sind nach dem lateinischen, chinesischen und deutschen Namen folgende Punkte beschrieben:

- Gruppe
- Geschmack
- Thermische Wirkung
- Meridian-Affinität
- Dosierung in Gramm pro Tag
- Funktionen und Indikationen
- (Fallweise) Anmerkungen
- Toxikologie

Acanthopanacis, Cx.

Chinesischer Name	Wujiapi
Deutscher Name	Stachelpanaxwurzelrinde
Gruppe	Kräuter, die Wind-Feuchtigkeit vertreiben
Geschmack	scharf, bitter
Thermische Wirkung	warm
Meridian-Affinität	Niere, Leber
Dosierung	4 – 12 g

Funktionen, Indikationen

- Vertreibt Wind-Feuchtigkeit
- Nährt Sehnen und Knochen
- Wandelt Feuchtigkeit um
- Reduziert Schwellungen

Anmerkung

- Nicht bei einem Yin-Mangel mit daraus resultierender Leere-Hitze verwenden!

Toxikologie

- Vergiftungen betreffen primär das Reizleitungssystem des Herzens – es kann zu Herzrhythmusstörungen sowie Herzstillstand kommen.
- Die meisten Vergiftungen wurden bei (zu hoher Dosierung) von alkoholischen Auszügen registriert, da Schnäpse mit Cx. Acanthopanacis (Wujiapi) in Südchina ein gerne getrunkenes Hausmittel sind.

Aconiti Carmichaeli Praeparata, Rx. Lateralis

Chinesischer Name	Fuzi
Deutscher Name	Eisenhutseitenwurzel
Gruppe	Kräuter, die das Innere wärmen und Kälte vertreiben
Geschmack	scharf
Thermische Wirkung	heiß, toxisch
Meridian-Affinität	Herz, Niere, Milz
Dosierung	1,5 – 9 g

Funktionen, Indikationen

- Rettet verschwindendes Yang
- Wärmt das Feuer
- Unterstützt das Yang
- Vertreibt Kälte
- Wärmt im Bereich der Meridiane
- Lindert Schmerzen

Anmerkung

- Im deutschsprachigen Raum ist nur die vorbehandelte Seitenwurzel in Verwendung.
- Kontraindiziert bei einem Yin-Mangel und zur Zeit der Gravidität (Schwangerschaft).
- Traditionell sollte Rx. Lateralis Aconiti Carmichaeli Praeparata (Fuzi) nicht in Kombination mit Bulbus Fritillariae thunbergii (Zhebeimu), Fr. Trichosanthis (Gualou), Rz. Bletillae (Baiji), Rz. Pinelliae Ternatae (Banxia) und Rx. Cynanchi Baiwei (Baiwei) eingenommen werden.
- Laut einigen traditionellen Texten wirkt Rx. Lateralis Aconiti Carmichaeli Praeparata (Fuzi) als Antagonist für Scolopendra Subspinipes (Wugong), Cornu Rhinoceri (Xijiao) und Sm. Phaseoli Radiati (Ludou).

Toxikologie

- Um dem Entstehen von Nebenwirkungen vorzubeugen, sollte Rx. Aconiti Lateralis Praeparata (Fuzi) 40 – 60 Minuten vor den anderen Kräutern gekocht werden.
- Durch die Präparation wird die Toxizität von Rx. Lateralis Aconiti Carmichaeli (Fuzi) um 81 % reduziert.
- Akonitin wirkt in niedriger Dosierung herzstärkend, höher blockiert es das Reizleitungssystem.
- Akonitin lähmt die sensiblen Leitungsfasern – Sensibilitätsstörungen sind das erste Zeichen einer Vergiftung – es kommt zu bamstiger Zunge und Parästhesien auch im Bereich der Extremitäten. In schweren Fällen kommt es zur Dyspnoe (Kurzatmigkeit), Tremor (Zittern), Inkontinenz (Unfähigkeit, den Harn zu halten), Bewusstseinseintrübung, einer verminderten Körpertemperatur sowie Hypotonie (niedriger Blutdruck), dann zu Bewusstseinsverlust.
- Der Parasympatikus wird aktiviert – als Antidot wirkt Atropin.
- Gegenmittel sind Rz. Zingiberis Officinalis Recens (Shengjiang), Honig (Fengmi) sowie Rx. Glycyrrhizae (Gancao).
- Auch Cornu Rhinoceri (Xijiao), Fl. Lonicerae japonicae (Jinyinhua) und Sm. Phaseoli Radiati (Ludou) vermindern die toxische Wirkung von Rx. Lateralis Aconiti Carmichaeli Praeparata (Fuzi).

Akebiae, Caulis

Chinesischer Name	Mutong
Deutscher Name	Chinesische Osterluzei
Gruppe	Kräuter, die Feuchtigkeit ausleiten
Geschmack	bitter
Thermische Wirkung	kühl
Meridian-Affinität	Herz, Dünndarm, Blase
Dosierung	3 – 6 g

Funktionen, Indikationen

- Fördert die Diurese
- Klärt Hitze im Bereich von Herzen und Dünndarm
- Fördert die Milchproduktion
- Wirkt Stagnationen im Bereich der Blutgefäße entgegen

Anmerkung

- Bei Patienten mit Yin-Mangel sind Schädigungen der Körpersäfte (Jinye) durch Caulis Akebiae (Mutong) möglich.

Toxikologie

- Cave!: Starke botanische Ähnlichkeit mit folgenden Drogen, welche in China teilweise gleichwertige Verwendung finden: Rx. Stephaniae Tetandrae (Hanfangji), Clematis armandi (Chuanmutong), Caulis Akebiae (Kumutong, Zimutong oder Baimutong) und Aristolochia mandschurensis (Guanmutong).
- Aristolochia-Zubereitungen sind seit Beginn der 80er Jahre wegen ihrer kanzerogenen und nierenschädigenden Wirkung in Österreich und Deutschland verboten, in Großbritannien und Belgien sind chinesische Kräutertees aufgefallen, die Aristolochia-hältige Drogen enthielten.
- Wichtiger Hinweis: Nur Kräuterbezug nach Qualitäts- und Identitätskontrolle (Apotheken).

Angelicae Dahuricae, Rx.

Chinesischer Name	Baizhi
Deutscher Name	Angelica-Dahuricae Wurzel, Engelwurz
Gruppe	Warme Kräuter, die die Oberfläche befreien
Geschmack	scharf
Thermische Wirkung	warm
Meridian-Affinität	Lunge, Magen
Dosierung	3 – 9 g

Funktionen, Indikationen

- Vertreibt Wind-Kälte
- Wirkt schmerzstillend
- Reduziert Schwellungen
- Leitet Eiter aus
- Leitet Feuchtigkeit aus
- Wirkt Ausfluss entgegen
- Wirkt öffnend im Nasenbereich

Toxikologie

- Durch die thermisch warme Wirkung von Rx. Angelicae Dahuricae (Baizhi) kann es bei Überdosierung (mehr als 10 g pro Tag) zu Schleimhautulcerationen in Nase und Mund kommen.
- Durch Rx. Angelicae Dahuricae (Baizhi) kommt es zu einer Aktivierung des Atemzentrums – bei Überdosierung kommt es zur Hemmung, evtl. allergische Reaktionen.
- Bei jenen, die die Wurzeln ausgraben, sind Kontaktekzeme beschrieben worden.

Angelicae Pubescentis, Ra.

Chinesischer Name	Duhuo
Deutscher Name	Angelica-pubescentis-Wurzel, Engelwurz, Bärenklauwurzel
Gruppe	Kräuter, die Wind-Feuchtigkeit vertreiben
Geschmack	bitter, scharf
Thermische Wirkung	warm
Meridian-Affinität	Niere, Blase
Dosierung	3 – 9 g

Funktionen, Indikationen

- Vertreibt Wind-Feuchtigkeit
- Wirkt schmerzstillend
- Vertreibt Wind-Kälte-Feuchtigkeit (Bi-Syndrom), speziell im Bereich des Unteren Erwärmers
- Befreit die Oberfläche bei äußerer Wind-Kälte in Kombination mit Feuchtigkeit

Anmerkung

- Nicht bei einem Yin-Mangel mit daraus resultierender Leere-Hitze verwenden!

Toxikologie

- Rx. Angelicae Pubescentis (Duhuo) kann bei längerer Einnahme (2-3 Monate) und höherer Dosierung Leberzellnekrosen und toxische Hepatitiden hervorrufen.

Arisaematis, Rz.

Chinesischer Name	Tiannanxing
Deutscher Name	Feuerkolbenwurzelknolle
Gruppe	Warme Arzneien, die kalten Schleim umwandeln
Geschmack	bitter, scharf
Thermische Wirkung	warm
Meridian-Affinität	Leber, Lunge, Milz
Dosierung	1 – 3 g

Funktionen, Indikationen

- Trocknet Feuchtigkeit
- Vertreibt Schleim
- Vertreibt Wind-Feuchtigkeit aus dem Bereich der Meridiane
- Wirkt krampflösend
- Vermindert Schwellungen
- Befreit das Lungen-Qi
- Wirkt schmerzstillend

Anmerkung

- Nicht bei einem Yin-Mangel verwenden

Toxikologie

- Die Vergiftung ist ähnlich jener mit Rz. Pinelliae (Banxia) – dieses Mittel wird auch nur präpariert verwendet – Zhinanxing. Wenn es mit Rindergalle präpariert wird, heißt die Arznei Dannanxing – durch diese Zubereitung wirkt die Arznei Hitze-ausleitend und schleimlösend.
- Im Dekokt kombiniert man Rz. Arisaematis (Tiannanxing) gerne mit Rz. Zingiberis Officinalis Recens (Shengjiang) und Fr. Ziziphus Jujubae (Dazao), da diese der toxischen Wirkung von Rz. Arisaematis (Tiannanxing) entgegenwirken.

Asari, Hb.

Chinesischer Name	Xixin
Deutscher Name	Wilder chinesischer Ingwer
Gruppe	Scharfe
Thermische Wirkung	warme Kräuter, die die Oberfläche befreien
Geschmack	scharf
Thermische Wirkung	warm
Meridian-Affinität	Lunge, Herz, Niere
Dosierung	1,5 – 3 g

Funktionen, Indikationen

- Befreit die Oberfläche
- Vertreibt sehr effektiv Wind-Kälte
- Wirkt Schmerzen entgegen
- Wärmt das Nieren-Yang

Toxikologie

- Hb. Asari (Xixin) kann zu zentraler Lähmung, besonders zu Atemlähmung, führen. Deshalb sollte nicht mehr als die empfohlene Tagesdosis von maximal 3 g verschrieben werden.
- Evtl. besteht darüber hinaus eine karzinogene Wirkung.
- «Vor Rx. Lateralis Aconiti Carmichaeli Praeparata (Fuzi), Hb. Ephedrae (Mahuang) und Hb. Asari (Xixin) hat jeder TCM-Arzt Respekt.»

Bupleuri, Ra.

Chinesischer Name	Chaihu
Deutscher Name	chinesische Hasenohrwurzel
Gruppe	Kalte Kräuter, die die Oberfläche befreien
Geschmack	süß, scharf
Thermische Wirkung	kühl
Meridian-Affinität	Gallenblase, Leber, Dreifacher Erwärmer
Dosierung	3 – 12 g

Funktionen, Indikationen

- Wirkt Shao Yang-Krankheitsbildern entgegen
- Reduziert Fieber
- Kühlt Hitze
- Wirkt Leber-Qi-Stagnationen entgegen
- Hebt das Yang-Qi bei einer Schwäche im Bereich des Mittleren Erwärmers

Toxikologie

Übelkeit und Erbrechen sind als mögliche Nebenwirkung beschrieben worden.

- Bis 125 g pro Tag sind keine Vergiftungserscheinungen beschrieben.
- Ab 50 g pro Tag kommt es zu Reduktion der Harnmenge und Unterschenkelödemen – als Ausgleich sollte Sclerotium Poriae Cocos (Fuling) der Rezeptur hinzugefügt werden.

Cinnamomi Cassiae, Cx.

Chinesischer Name	Rougui
Deutscher Name	Cassia-Zimtrinde
Gruppe	Kräuter, die das Innere wärmen und Kälte vertreiben
Geschmack	scharf, süß
Thermische Wirkung	heiß
Meridian-Affinität	Herz, Niere, Leber, Milz
Dosierung	3 – 12 g

Funktionen, Indikationen

- Wärmt die Nieren
- Tonisiert das Yang
- Leitet das Yang zu seinem Ursprung zurück
- Vertreibt Kälte
- Wärmt die Meridiane
- Löst Stagnationen im Bereich der Meridiane
- Wirkt schmerzstillend
- Wirkt unterstützend bei der Qi- und Blutproduktion, wenn entsprechende tonisierende Kräuter verschrieben werden

Toxikologie

- Cx. Cinnamomi Cassiae (Rougui) führt zu einer erhöhten Blutungsneigung, besonders aus dem Atmungstrakt, sowie einer Austrocknung der Schleimhäute.
- Bei mehr als 15 g pro Tag ist die ätherische Komponente giftig – es kommt zu Dämpfung des ZNS – dann zu Krämpfen, unkoordinierten Bewegungen, Tachypnoe (schneller Atmung).
- Um die giftige Komponente zu neutralisieren, wird Cx. Cinnamomi Cassiae (Rougui) mit Rx. Glycyrrhizae (Gancao) kombiniert.
- Als Antidot wirken: Rz. Coptidis (Huanglian), Rx. Scutellariae baicalensis (Huangqin), Fl. Lonicerae japonicae (Jinyinhua) sowie Rx. Glycyrrhizae (Gancao).

Ephedrae, Hb.

Chinesischer Name	Mahuang
Deutscher Name	Meerträubchen-Kraut
Gruppe	Warme Kräuter, die die Oberfläche befreien
Geschmack	scharf, leicht bitter
Thermische Wirkung	warm
Meridian-Affinität	Lunge, Blase
Dosierung	3 – 9 g

Funktionen, Indikationen

- Befreit die Oberfläche
- Vertreibt Wind-Kälte
- Bewegt das Lungen-Qi
- Beseitigt Husten und Kurzatmigkeit
- Regt die Diurese an
- Leitet Ödeme aus

Toxikologie

- Die schweißtreibende Wirkung beruht nicht auf der Wirkung von Ephedrin, sondern von anderen ätherischen Inhaltsstoffen.
- Es bestehen dosisabhängige Nebenwirkungen: Zu stark schweißtreibend wirkt Hb. Ephedrae (Mahuang) bei hoher Dosierung. Sollte Fieber vorhanden sein, ist die schweißtreibende Wirkung deutlicher zu beobachten als bei fieberfreien Patienten. Zeichen der toxischen Wirkung sind Fieber, Bauchschmerzen, Übelkeit und Erbrechen.
- Als Gegenmittel gegen die schweißtreibende Wirkung kommt 2–3x soviel Gypsum fibrosum (Shigao) als Helferkraut in die Rezeptur. Gypsum fibrosum (Shigao) verstärkt die harntreibende Wirkung, hält aber den Schweiß zurück.
- In Kombination mit Ra. Cinnamomi Cassiae (Guizhi) wird die schweißtreibende Wirkung verstärkt. Aus diesem Grund sollte Patienten mit Atembeschwerden, die stark schwitzen, die Kombination Hb. Ephedrae (Mahuang) und Ra. Cinnamomi Cassiae (Guizhi) nicht gegeben werden.

▶

◀

- Vorsicht bei klimakterischen Frauen: normale Tagesdosis von 3 – 9 g ist hier zu viel.
- Rx. Ephedrae (Mahuanggen), Sm. Tritici Aestivi Levis (Fuxiaomai), Rx. Astragali (Huangqi), Concha Ostreae (Muli) wirken der schweißtreibenden Wirkung entgegen.
- Vorsicht bei Hypertonikern und Herz-Kreislauf-Kranken: 1g Hb. Ephedrae (Mahuang) enthält ca. 5 mg Ephedrin – im Dekokt werden ca. 60–70% der Wirkstoffe gelöst.
- Mit Honig vorbehandeltes Hb. Ephedrae (Mahuang) entfaltet deutlich weniger cardiale Nebenwirkungen.
- Um Hustenreiz zu behandeln und die Lungen zu befreien, reichen 1 g Hb. Ephedrae (Mahuang) – bei Asthmatikern 3 – 9 g.
- In seltenen Fällen, speziell bei Nephritis, werden bis zu 30 g pro Tag verwendet – trotzdem kommt es meist zu keinen Vergiftungserscheinungen.
- Als allgemeines Antidot wirkt Atropin.

Evodiae Rutaecarpae, Fr.

Chinesischer Name	Wuzhuyu
Deutscher Name	Stinkeschenfrüchte
Gruppe	Kräuter, die das Innere wärmen und Kälte vertreiben
Geschmack	scharf, bitter
Thermische Wirkung	heiß, leicht toxisch
Meridian-Affinität	Niere, Leber, Milz, Magen
Dosierung	3 – 9 g

Funktionen, Indikationen

- Wärmt im Bereich des Mittleren Erwärmers
- Vertreibt Kälte
- Löst Leber-Qi-Stagnationen auf
- Tonisiert das Yang
- Wirkt schmerzstillend
- Leitet rebellierendes Qi nach unten
- Beendet Brechreiz und Erbrechen
- Tonisiert das Milz-Yang
- Vertreibt Feuchte-Kälte
- Leitet Feuer nach unten (z.B.: bei Aphten im Mundbereich)

Anmerkung

- Laut einigen traditionellen Texten ist Fr. Evodiae Rutaecarpae (Wuzhuyu) ein Antagonist für die Kräuter Rx. Salviae Miltiorrhizae (Danshen) und Fluoritium (Zishiying).
- Nur mit Vorsicht bei einem Yin-Mangel mit Leere-Hitze verwenden!

Toxikologie

- Bei zu hoher Dosierung kann es zu Sehstörungen und Haarausfall kommen.
- Fr. Evodiae Rutaecarpae (Wuzhuyu) kann überall Hitze erzeugen und sollte aus diesem Grund nur kurzfristig eingesetzt werden.

Ginseng, Rx.

Chinesischer Name	Renshen
Deutscher Name	Ginsengwurzel, echte Kraftwurz
Gruppe	Qi-tonisierende Kräuter
Geschmack	süß, leicht bitter
Thermische Wirkung	leicht warm
Meridian-Affinität	Milz, Lunge
Dosierung	1 – 9 g

Funktionen, Indikationen

- Tonisiert das Yuan-Qi
- Tonisiert Lungen-, Milz- und Magen-Qi
- Tonisiert das Herz-Qi und -Yin
- Fördert die Bildung der Körpersäfte
- Beruhigt den Geist (Shen)

Anmerkung

- Wird heute meist durch Rx. Codonopsis (Dangshen) ersetzt. (Rx. Codonopsis (Dangshen) ist billiger und besitzt eine nahezu identische Wirkung).
- Rx. Ginseng (Renshen) ist bei Yin-Mangel mit Hitze-Symptomen, Feuchte-Hitze, aufsteigendem Leber-Yang mit Hypertonie (hohen Blutdruck) (systolisch mehr als 180 mg Hg) kontraindiziert.

Toxikologie

- Bei Überdosierung können Cephalea (Kopfschmerzen), Schlafstörungen, Palpitationen (Herzklopfen) sowie Hypertonie (hoher Blutdruck) auftreten.

Glycyrrhizae, Rx.

Chinesischer Name	(Zhi) Gancao
Deutscher Name	(geröstete) Ural-Süßholzwurzel
Gruppe	Qi-tonisierende Kräuter
Geschmack	süß,
Thermische Wirkung	neutral (roh)
Thermische Wirkung	warm (geröstet)
Meridian-Affinität	Alle 12 Meridiane, besonders Milz, Lunge, Herz, Magen
Dosierung	3 – 12 g; geröstet (Zhi) oder roh, je nach Indikation

Funktionen, Indikationen

- Tonisiert das Milz-Qi
- Befeuchtet die Lungen
- Beseitigt Husten
- Klärt Hitze und Toxische-Hitze
- Beseitigt Schleim
  Lindert Schmerzen und Spasmen
- Harmonisiert den Charakter anderer Kräuter

Toxikologie

- Rx. Glycyrrhizae (Gancao) sollte nur mit Vorsicht bei Vorliegen des «Pathogenen Erregers» Feuchtigkeit sowie bei Übelkeit und Erbrechen eingesetzt werden.
- Die Kombination mit Rx. Euphorbiae seu Knoxiae (Daji), Fl. Genkwa (Yuanhua), Rx. Euphorbiae kansui (Gansui) und Hb. Sargassum (Haizao) ist traditionell verboten.
- Bei längerfristiger Anwendung kann es zum Auftreten von arterieller Hypertonie (hohen Blutdruck) und Ödemen (Wasseransammlungen) kommen.

Magnoliae, Fl.

Chinesischer Name	Xinyihua
Deutscher Name	Magnolienblüten
Gruppe	Warme Kräuter, die die Oberfläche befreien
Geschmack	scharf
Thermische Wirkung	warm
Meridian-Affinität	Lunge, Magen
Dosierung	3 – 9 g

Funktionen, Indikationen

- Befreit die Oberfläche
- Vertreibt Wind-Kälte
- Wirkt befreiend im Bereich der Nase

Toxikologie

- In seltenen Fällen sind allergische Reaktionen aufgetreten.
- Das Mittel enthält ein muskelrelaxierendes Pfeilgift – bei Überdosierung kann es zu einem Schwächegefühl kommen.

Martensi, Buthus

Chinesischer Name	Quanxie
Deutscher Name	Skorpion
Gruppe	Substanzen, die Wind entgegenwirken und Tremor beenden
Geschmack	süß, scharf
Thermische Wirkung	neutral
Meridian-Affinität	Leber
Dosierung	3 – 6 g

Funktionen, Indikationen

- Wirkt innerem Wind entgegen
- Vermindert Spasmen (Krämpfe) und Konvulsionen (Krampfanfälle)
- Kühlt Hitze und reduziert Schwellungen
- Regt die Qi-Zirkulation in den Meridianen an
- Wirkt schmerzstillend

Toxikologie

- Buthus Martensi (Quanxie) ist hepatotoxisch – Kontrolle der Leberwerte bei Therapie wichtig.

Pinelliae, Rz.

Chinesischer Name	Banxia
Deutscher Name	Pinelliaknolle, Mittsommerknolle
Gruppe	Wärmende Arzneien, die kalten Schleim umwandeln
Geschmack	scharf
Thermische Wirkung	warm
Meridian-Affinität	Lunge, Milz, Magen
Dosierung	4,5 – 12 g

Funktionen, Indikationen

- Trocknet Feuchtigkeit, wandelt kalten Schleim um
- Senkt rebellierendes Qi ab
- Bei Husten mit viel weißem Schleim
- Harmonisiert den Magen
- Stillt Erbrechen bei Feuchtigkeit in Milz und Magen, die zu Übelkeit führt
- Löst Knoten auf
- Lindert Druck- und Beklemmungsgefühle

Anmerkung

- Inkompatibel mit Rx. Lateralis Aconiti Carmichaeli Praeparata (Fuzi)
- Vorsicht bei trockenem Husten durch Yin-Mangel

Toxikologie

- Roh ist Rz. Pinelliae (Banxia) toxisch.
- Fabanxia ist die praeparierte Form.
- Vor allem, wenn das Mittel nicht gut präpariert wurde, kam es zu Schleimhautschädigungen bzw. Glottisödemen.
- Test: es ist wichtig, zu kosten. Wenn innerhalb von Senkunden eine brennende Schwellungen im Mund auftritt, ist eine weitere Verarbeitung unbedingt nötig, beispielsweise mit Rz. Zingiberis Officinalis Recens (Shengjiang) oder Alumen (Mingfan).
  Zhibanxia: mit Ingwer präp. – bessere antiemetische Wirkung.
- Fabanxia: mit Wasser und Alumen präp. – besser schleimlösend.
- Rz. Pinelliae (Banxia) ist kontraindiziert bei Hyperemesis gravidarum – kann zu Missbildungen oder Abort führen.

Puerariae, Rx.

Chinesischer Name	Gegen
Deutscher Name	Kopoubohnenwurzel
Gruppe	Kalte Kräuter, die die Oberfläche befreien
Geschmack	süß, scharf
Thermische Wirkung	kühl
Meridian-Affinität	Milz, Magen
Dosierung	6 – 12 g

Funktionen, Indikationen

- Entspannt die Muskeln
- Kühlt Hitze
- Nährt die Körpersäfte und stillt Durst
- Bringt Masern an die Oberfläche und beschleunigt dadurch den Heilungsprozess
- Vermindert Diarrhea (Durchfall)
- Wirkt Symptomen einer Hypertonie (hoher Blutdruck) entgegen

Toxikologie

- Die Durch die Einnahme von Rx. Puerariae (Gegen) bedingte Vasodilatation kann zu einer Gesichtsrötung führen.
- Eine «Vergiftung» ist einer Atropinvergiftung ähnlich (Maximaldosis ist 50 g pro Tag, bis 100 g nicht tödlich).

Scolopendra Subspinipes

Chinesischer Name	Wugong
Deutscher Name	Tausendfüßler
Gruppe	Substanzen, die Wind entgegenwirken und Tremor beenden
Geschmack	scharf
Thermische Wirkung	warm, toxisch
Meridian-Affinität	Leber
Dosierung	0,9 – 3 g

Funktionen, Indikationen

- Vertreibt Wind
- Vermindert Spasmen (Krämpfe) und Konvulsionen (Krampfanfälle)
- Wirkt toxischen Prozessen und Verhärtungen entgegen
- Kann bei Schlangengiften verwendet werden
- Regt die Qi-Zirkulation in den Meridianen an
- Wirkt schmerzstillend (speziell bei Migräne)

Anmerkung

- Kontraindiziert zur Zeit der Gravidität (Schwangerschaft).
- Scolopendra Subspinipes (Wugong) sollte nur mit Vorsicht eingesetzt werden.
- Überdosierungen sollten vermieden werden.

Toxikologie

- Ab 10 g sind Petechien (punktförmige Blutungen) bzw. eine hämorrhagische Diathese beschrieben worden.

Sophorae Flavescentis, Ra.

Chinesischer Name	Kushen
Deutscher Name	Schnurbaumwurzel
Gruppe	Arzneien, die Hitze kühlen und Feuchtigkeit trocknen
Geschmack	bitter
Thermische Wirkung	kalt
Meridian-Affinität	Blase, Herz, Leber, Dickdarm, Dünndarm
Dosierung	3 – 15 g

Funktionen, Indikationen

- Kühlt Hitze und trocknet Feuchtigkeit
- Vertreibt Wind
- Beendet Juckreiz
- Kann gegen Parasiten eingesetzt werden (auch äußerlich)
- Regt die Diurese (Harnfluss) an

Toxikologie

- Bei zu langer Anwendung kommt es zu einer Verletzung des Yin.
- Rx. Sophorae Flavescentis (Kushen) hemmt ZNS und verursacht Übelkeit und Erbrechen. Bei sehr hoher Dosis kommt es zu Atemdepression. (Da das Kraut zur Behandlung von Hauterkrankungen immer niedrig dosiert wird, sind Vergiftungen äußerst selten).
- Zur Behandlung von Herzrhythmusstörungen sind mindestens 15 g pro Tag nötig (15 – 30g). Wenn man 30 g pro Tag verwendet, kombiniert man Rx. Sophorae Flavescentis (Kushen) gegen die Übelkeit mit Rz. Pinelliae (Banxia) und Rx. Glycyrrhizae (Gancao).

Talcum

Chinesischer Name	Huashi
Deutscher Name	Talkum
Gruppe	Kräuter, die Feuchtigkeit ausleiten
Geschmack	süß, fad
Thermische Wirkung	kühl
Meridian-Affinität	Magen, Blase
Dosierung	9 – 18 g

Funktionen, Indikationen

- Regt die Diurese (Harnfluss) an
- Leitet Hitze aus der Blase aus
- Klärt Hitze und Sommer-Hitze
- Leitet Feuchte-Hitze über den Urin aus
- Leitet Hitze im Bereich der Qi-Schichten aus

Toxikologie

- Talcum (Huashi) kann das Wachstum von Granulomen im Kolon und der Vagina stimulieren.

Trichosanthis Kirilowii, Rx.

Chinesischer Name	Tianhuafen
Deutscher Name	Schlangenkürbiswurzel
Gruppe	Kühle Arzneien, die heißen Schleim umwandeln
Geschmack	bitter, leicht süß
Thermische Wirkung	kühl
Meridian-Affinität	Lunge, Magen
Dosierung	9 – 15 g

Funktionen, Indikationen

- Kühlt Lungen-Hitze
- Wandelt Schleim um
- Befeuchtet die Lunge
- Produziert Körpersäfte (Jinye)
- Wirkt Toxische-Hitze entgegen
- Leitet Eiteransammlungen aus

Toxikologie

- In sehr hohen Dosierungen sind Beeinträchtigungen der Leber- und Nierenfunktion möglich. Aus diesem Grund sollten regelmäßige Laborkontrollen durchgeführt werden.

Xanthii Sibirici, Fr.

Chinesischer Name	Cangerzi
Deutscher Name	sibirische Spitzklettenfrüchte
Gruppe	Kräuter, die Wind-Feuchtigkeit vertreiben
Geschmack	süß, leicht bitter
Thermische Wirkung	warm, toxisch
Meridian-Affinität	Lunge
Dosierung	3 – 9 g

Funktionen, Indikationen

- Vertreibt Wind-Feuchtigkeit
- Gegen Wind-Feuchtigkeits-Stagnationen im Bereich der Haut
- Reduziert Juckreiz
- Klärt und öffnet den Bereich der Nase
- Vertreibt äußeren Wind

Toxikologie

- Dieses Mittel sollte vor der Anwendung unbedingt geröstet werden. (Es ist dann dunkelbraun. Ungeröstet ist es weiß und giftig.)
- In China vergiften sich Kinder regelmäßig mit dieser Droge, da die Samen gut und nussig schmecken.

  Eine Überdosierung kann zu Brechreiz und Erbrechen, Durchfall und Krämpfen im Bauch führen.
- Die Überdosierung der unpräparierten Arznei kann evtl. tödlich sein – es kommt zu akuten Leberzellnekrosen (50–100 g können für kleine Kinder tödlich sein).

4.8 Verbotene Kombinationen, Kontraindikationen und diätetische Unverträglichkeiten

Zusätzlich zum dem Thema der Toxizität befassen sich klassische TCM-Texte mit Folgendem:
- Verbotene Kombinationen
- Kontraindikationen während einer Schwangerschaft
- diätetische Unverträglichkeiten

Verbotene Kombinationen

Es gibt Kombinationen von Kräutern, vor deren Anwendung traditionell gewarnt wird, da es durch die Einnahme der Kombinationen dazu kommen kann, dass deren Wirkung herabsetzt wird oder es zu unerwünschten Nebenwirkungen oder Vergiftungen kommen kann. Diese Überlieferung geht auf das Werk «Der göttliche Hausmannsklassiker der Arzneimittellehre» (Divine Husbandman's Classic of the Materia Medica) zurück. Im zehnten Jahrhundert schrieb Han Bao-Sheng in seiner Arzneimittellehre von Sichuan («Materia Medica of Sichuan», chinesischer Titel: «Shu Ben Cao»), dass es in der klassischen Arzneimittellehre achtzehn Fälle gegenseitiger Unverträglichkeit gibt. Die Meinung darüber, welche Substanzen nicht miteinander zu kombinieren sind, änderte sich im Laufe der Zeit. Zwei Klassen verbotener Kombinationen blieben jedoch seit der Yuan-Dynastie (1279-1368 n. Chr.) anerkannt und werden im folgenden Abschnitt angeführt. (Diese Überlieferungen wurden in Form von Liedern verbreitet.)

Die erste dieser Kategorien sind die «neunzehn Feindseligkeiten» (shi jiu fan):
- Sulphur (Liuhuang) steht im Widerstreit zu Sal Glauberis (Poxiao).
- Hydrargyrum (Shuiyin) steht im Widerstreit zu Arsenicum (Pishuang).
- Rx. Euphorbiae Fischerianae (Langdu) steht im Widerstreit zu Lithargyrum (Mituoseng).
- Sm. Croton Tiglii (Badou) steht im Widerstreit zu Sm. Pharbitidis (Qianniuzi).
- Nitrum (Yaxiao) steht im Widerstreit zu Rz. Sparganii (Sanleng).
- Fl. Caryophylii (Dingxiang) steht im Widerstreit zu Tuber Curcumae (Yujin).
- Rx. Aconiti (Wutou) steht im Widerstreit zu Cornu Rhinoceri (Xijiao).
- Rx. Ginseng (Renshen) steht im Widerstreit zu Excrementum Trogopterori seu Pteromi (Wulingzhi).
- Cx. Cinnamomi Cassiae (Rougui) steht im Widerstreit mit Halloysitum Rubrum (Chishizhi).

Die zweite Kategorie sind die «achtzehn Unverträglichkeiten» (shi ba fan). Sie umfasst drei Gruppen von insgesamt achtzehn nicht zusammen passenden Substanzen:

Rx. Glycyrrhizae Uralensis (Gancao) ist nicht kompatibel mit:

- Rx. Euphorbiae Kansui (Gansui)
- Rx. Euphorbiae seu Knoxiae (Daji)
- Fl. Daphnes Genkwa (Yuanhua)
- Hb. Sargassii (Haizao)

Rx. Aconiti (Wutou) ist nicht kompatibel mit:

- Bulbus Fritillariae Cirrhosae (Chuanbeimu)
- Fr. Trichosanthis (Gualou)
- Rz. Pinelliae Ternatae (Banxia)
- Rx. Ampelopsis (Bailian)
- Rz. Bletillae Striatae (Baiji)

Rz. et Rx. Veratri (Lilu) ist nicht kompatibel mit:

- Rx. Ginseng (Renshen)
- Rx. Adenophorae seu Glehniae (Sharen)
- Rx. Salviae Miltiorrhizae (Danshen)
- Rx. Sophorae Flavescentis (Kushen)
- Hb. Asari (Xixin)
- Rx. Paeoniae (Baishao)

Anmerkung: Die Empfehlungen, die angeführten Kräuter nicht miteinander zu kombinieren, beruhen nicht auf moderner wissenschaftlicher Analyse, sondern auf einer im Laufe der Jahrhunderte gewonnenen Erfahrung. Aus diesem Grund ist es empfehlenswert, die Kräuter bei dem Erstellen einer TCM-Rezeptur wie angegeben nicht zu kombinieren. Dies sollte schon aus Respekt und Demut gegenüber dem Wissen früherer TCM-Ärzte geschehen. An dieser Stelle sei zusätzlich angemerkt, dass einige der angeführten Kräuter aus Gründen des Artenschutzes, der Toxizität, etc. im deutschsprachigen Raum nicht erhältlich sind.

Kontraindikationen während einer Schwangerschaft

Einige medizinische Substanzen können während einer Schwangerschaft zu Störungen oder sogar zum Schwangerschaftsabbruch führen. Aus diesem Grund sind sie bei Schwangeren kontraindiziert.

Kontraindiziert sind vor allem toxische Substanzen wie Rz. Arisaematis (Tiannanxing), Cx. Cinnamomi Cassiae (Rougui), Hb. Ephedrae (Mahuang),

Rx. Sophorae Flavescentis (Kushen), Sm. Croton Tiglii (Badou), Rx. Euphorbiae seu Knoxiae (Daji), Rz. Curcumae (Ezhu), Hirudo seu Whitmania (Shuizhi) und Secretio Moschus (Shexiang). Blut-bewegende Substanzen, wie Sm. Persicae (Taoren) und Fl. Carthami Tinctorii (Honghua), oder extrem heiße Substanzen, wie Rx. Lateralis Aconiti Carmichaeli Praeparata (Fuzi) und Rz. Zingiberis Officinalis (Ganjiang), sollten mit größter Vorsicht und nur sorgfältig ausgewählten Patienten verschrieben werden.

Hier eine Auflistung jener Kräuter, die in Apotheken deutschsprachiger Länder zu beziehen sind, jedoch in der Schwangerschaft nur mit Vorsicht verschrieben werden sollten bzw. kontraindiziert (mit «K!» gekennzeichnet) sind.

- Abutili Sm. (Qingmazi)
- Achyranthis bidentatae Rx. (Niuxi)
- Aconiti Rx. praeparata (Fuzi) (K!)
- Arisaematis cum Bile (Dannanxing)
- Arisaematis Rz. preparata (Tiannanxing)
- Aurantii Fr. (Zhiqiao)
- Aurantii Fr. immaturus (Zhishi)
- Carthami Tinctorii Fl. (Honghua)
- Cinnamomi Cx. (Rougui)
- Codonopsis Rx. (Dangshen)
- Coicis Sm. (Yiyiren)
- Curcumae Rz. (Ezhu) (K!)
- Cyathulae Rx. (Chuanniuxi)
- Cyperi Rz. (Xiangfu)
- Eupolyphaga (Tubiechong)
- Gastrodiae Rz. (Tianma)
- Gentianae macrophyllae Rx. (Qinjiao)
- Gleditsiae Fr. Abnormalis (Zhuyazao) (K!)
- Imperatae Rz. (Baimaogen)
- Leonuri Hb. (Yimucao) (K!)
- Magnoliae officinalis Cx. (Houpo)
- Notoginseng Rx. (Sanqi)
- Notoginseng Rx. pulv. (Sanqifen)
- Persicae Sm. (Taoren)
- Pharbitidis Sm. (Qianniuzi) (K!)
- Rhei Rx. et Rz. (Dahuang)
- Sophorae Fr. (Huaijiao)
- Tetrapanacis Md. (Tongcao)
- Typhae Po. (Puhuang)
- Vaccariae Sm. (Wangbuliuxing)
- Zingiberis Rz. (Ganjiang)

Diätetische Unverträglichkeiten

Es gibt es mehrere Arten diätetischer Unverträglichkeiten. Erstere betrifft jene Nahrungsmittel, die laut traditioneller Überlieferung besonders von Patienten, die bestimmte medizinische Substanzen einnehmen, vermieden werden sollten.

Zum Beispiel sollten während einer Einnahme von Rx. Rehmanniae (Shengdihuang), Rx. Rehmanniae Praeparatae (Shudihuang) und Rx. Polygoni Multiflori (Heshouwu) Zwiebeln, Knoblauch und Rettich gemieden werden. Wer Sclerotium Poriae Cocos (Fuling) einnimmt, sollte keinen Essig zu sich nehmen. Bei Gabe von Rx. Dichroae Febrifugae (Changshan) ist der Genuss von Zwiebeln abträglich. Ähnlich wie bei den verbotenen Kombinationen gibt es auch hier unterschiedliche Meinungen, wie streng solche Verbote einzuhalten sind.

Andere Verbote sind allgemeiner Natur: Ein Patient, der mit Kräutern behandelt wird, sollte generell rohe, thermisch kalte, ölige oder sonstige schwer verdauliche Nahrung vermeiden. Diese Substanzen können das Verdauungssystem stören und die Wirksamkeit der Kräuter beeinträchtigen.

Fiebernden Patienten wird in China traditionell empfohlen, den Genuss besonders fetter Speisen aller Art zu vermeiden.

Menschen, die unter Hitze-Symptomen leiden, sollten thermisch warme bzw. heiße Nahrungsmittel nicht im Übermaß zu sich nehmen. Dazu zählen neben den meisten alkoholischen Getränken Gewürze wie Pfeffer, Chili, Curry, Knoblauch, Zwiebel, Ingwer, etc. Viele Fleischsorten (beispielsweise Lammfleisch und Wild) sind ebenfalls thermisch warm.

Anders verhält es sich bei Patienten, die unter Kälte-Symptomen leiden. Diese sollten thermisch kühle und kalte Nahrungsmittel nicht im Übermaß zu sich nehmen. Dazu zählen Rohkost im Allgemeinen, speziell natürlich rohe Salate und Südfrüchte, Joghurt, Grüner Tee, eisgekühlte Getränke, etc.

Wer unter Toxische-Hitze leidet, sollte auf die Einnahme von Schalen- und Krustentieren, Rotwein und geschwefelten Nahrungsmittel sowie auf Geflügel verzichten.

5

5.1 Bezug chinesischer Arzneimittel und Qualitätssicherung

Ausgangstoffe (Drogen, pflanzliche und mineralische Stoffe sowie in seltenen Fällen Tierprodukte) der chinesischen Medizin gelten nach Auffassung der österreichischen und deutschen Behörden als apothekenpflichtige Arzneimittel, die in den meisten Fällen nur von Apotheken auf entsprechende TCM-Diagnose und therapeutische Verordnung hin abgegeben und als Rezeptmischung hergestellt werden dürfen.

Ausgangsstoffe, die selbst oder deren Inhaltsstoffe als bedenklich eingestuft werden, sind in den meisten europäischen Ländern nicht vertriebsfähig. Dies gilt auch, wenn sie fester Bestandteil der chinesischen Medizin in China sind!

Die Beschaffung der Ausgangsstoffe sollte aus diesem Grund nur von ausgewählten, qualifizierten Lieferanten, die ein von den österreichischen bzw. deutschen Behörden anerkanntes Analysenzertifikat mitliefern. Leider erfüllen die Forderung bisher nur wenige Lieferanten.

Chinesische Arzneimittel sind wegen möglicher Pestizid- oder Schwermetallbelastung oder bei Schwierigkeiten der Identitätsbestimmung wiederholt in den Blickpunkt der Presse geraten. Deshalb empfiehlt es sich, aktuelle Informationen über chinesischen Arzneimitteln zu beachten, z.B. durch das Berliner Bundesinstitut für Arzneimittel und Medizinprodukte (BfArM); die Arzneimittelkommission der Deutschen Heilpraktiker, Max-Planck-Str. 3, 53177 Bonn; die AG für Pharmakologie in der AG für Klassische Akupunktur und Traditionelle Chinesische Medizin e.V.

Die vertrauensvolle Zusammenarbeit mit einer oder mehreren Apotheken, die Lieferanten mit entsprechenden Zertifizierungen der Arzneimittel auswählt, ist wichtig, da sich in der Praxis immer wieder Rückfragen seitens der Apotheke an den Verordner ergeben, wenn z.B. ein Bestandteil aktuell nicht mit Analysenzertifikat zu erhalten ist. Eventuell muss dann das entsprechende Arzneimittel durch ein gleichwertiges Arzneimittel ersetzt werden oder das Arzneimittel wird aus der Verordnung gestrichen. Darüber hinaus erfordern Rückfragen (beispielsweise bzgl. Dosierung) einen engen Kontakt zwischen TCM-Therapeut und Apotheken.

Es ist sicherlich sinnvoll, als TCM-Arzt mit mehreren Apotheken zusammenzuarbeiten und sich von den Apotheken die jeweiligen Preislisten zukommen zu lassen, um diese vergleichen zu können. Es existieren relativ große preisliche Unterschiede, sodass durch das Vergleichen der Preise in manchen Fällen eine willkommene Kostenreduktion für die Patienten erzielt werden kann.

An dieser Stelle sei ausdrücklich vor dem Bezug chinesischer Kräuter über das Internet, von Firmen im Ausland sowie aus chinesischen Geschäften in China-Towns gewarnt. Diese erfüllen im Großteil der Fälle die gesetzlich vorgeschriebenen Richtlinien bzw. Qualitätskriterien nicht.

5.2 Beispiel einer Kochanweisung für den Patienten

Kochanweisung für eine Rezeptur für 10 Tage

- Die chinesischen Arzneikräuter-Mischungen werden für jeden Patienten individuell verordnet und hergestellt. Wenn vom Arzt nicht anders angegeben, befolgen Sie bitte diese Gebrauchsinformation bzgl. Herstellung und Einnahme.
- Sie bekommen Ihre Kräuterrezeptur fertig gemischt und in 5 Beutel verpackt. Der Inhalt eines Beutels entspricht der Dosis für 2 Tage. In jedem Beutel finden Sie noch ein kleineres Filterbeutelchen, dessen Inhalt länger zu kochen ist.
- Bitte geben Sie zuerst das Filterbeutelchen in den Topf. Giessen Sie 300 ml Wasser darüber und lassen Sie dieses 30 Minuten lang köcheln.
- Gleichzeitig werden die anderen Bestandteile in 800 ml Wasser 30 Minuten lang eingeweicht.
- Diese beiden Flüssigkeiten gießen Sie bitte zusammen und lassen sie noch einmal 30 Minuten auf kleiner Flamme langsam köcheln.
- Giessen Sie die Flüssigkeit nun durch ein Sieb.
- Geben Sie die Kräuter in den Topf zurück und kochen Sie diese ein zweites Mal mit 800 ml Wasser 30 Minuten lang ab. Geben Sie den zweiten Tee durch ein Sieb und mischen Sie die beiden filtrierten Flüssigkeiten zusammen.
- Bewahren Sie den gesamten Tee am besten in einem dichten, dunklen Gefäß im Kühlschrank auf. Bei Einnahme erwärmen bzw. mit warmem Wasser mischen, wenn dies erforderlich ist.
- Trinken Sie den Tee lauwarm über zwei Tage verteilt in 2-3 Portionen pro Tag zwischen den Mahlzeiten und abends vor dem Schlafengehen.

5.3 Gewichte und Maßeinheiten

In diesem Buch sind anstelle der traditionellen chinesischen Maßeinheiten (qian, liang, sheng, etc.) jene des metrischen Systems (Gramm, Milliliter etc.) angeführt. Dafür gibt es zwei Gründe. Erstens ist dieses Buch nicht ausschließlich eine Zusammenstellung traditioneller chinesischer Quellen, sondern fast auch moderne Quellentexte zusammen. Zweitens kann die Verwendung der traditionellen Gewichts- und Volumenangaben verwirrend sein, da sich diese Maßeinheiten im Laufe der Zeit geändert haben. (Traditionelle Gewichteinheiten erfuhren im Laufe der Zeit mannigfaltige Veränderungen, die auch von Ort zu Ort unterschiedlich waren).

Seit der Zeit der Tang-Dynastie (618-907 n. Chr.) sind in China folgende Umrechnungen gebräuchlich:

1 jin = 16 liang
1 liang = 10 qian
1 qian = 10 fen
1 fen = 10 li
1 lí = 10 hao

Ein liang entspricht 31,25 Gramm. Da diese Zahl die Umrechnung erschwert, beschloss die Regierung der Volksrepublik China zur Vereinfachung und Normierung im Jahre 1979 folgende Umrechnungsfaktoren der traditionellen Gewichtseinheiten in metrische Einheiten:

1 liang = 30 Gramm
1 qian = 3 Gramm
1 fen = 0,3 Gramm
1 li = 0,03 Gramm

5.4 Erstattungsfähigkeit

In Deutschland ist nur bei Vorliegen eines vom Arzt/Heilpraktiker ausgestellten Rezeptes mit Apothekenbezug eine Rückerstattung durch die Krankenkassen möglich (Einzelfallentscheidung). In Österreich übernimmt die Krankenkasse zurzeit noch keine Kosten für eine TCM-Rezeptur. Mit Zusatzversicherungen können in Österreich individuelle Verträge abgeschlossen werden. Manche Zusatzversicherungen sind bereit, die TCM-Therapiekosten zur Gänze zu übernehmen, manche teilweise und andere wiederum gar nicht.

5.5 Vorteile der TCM-Phytotherapie für Therapeuten in Europa

Die chinesischen Kräuter haben mehrere Vorzüge:

- Sie können entsprechend den TCM-Kriterien nach einer Diagnosefindung, die aus einem ärztlichen Anamnesegespräch sowie den Methoden Zungen- und Pulsdiagnostik besteht, präzise eingesetzt werden.

- Zu jedem Einzelkraut gibt es eine detaillierte, genormte Beschreibung.
- Seit dem 8. Jahrhundert v. Chr. gibt es eine schriftliche Dokumentation der Wirkungen.
- Die gesetzliche Zulassung ist geregelt.
- Sie werden kontrolliert angebaut.
- Sie sind relativ leicht über Apotheken zu beziehen.
- Es gibt umfangreiche, moderne Forschungen, die sich mit dem Thema «chinesischen Heilkräuter» auseinandersetzen (hauptsächlich aus den USA, Australien, Japan, Korea, Russland und natürlich China).
- Im Vergleich zu vielen schulmedizinischen Therapien sind die Kosten relativ niedrig.

5.6 Wichtige TCM-Krankheitsbilder und deren Therapie

In diesem Kapitel werden einige bedeutende Krankheitsbilder der TCM, wie beispielsweise Qi-Mangel, Blut-Mangel, Yang-Mangel, Blut-Stagnation, Feuchte-Hitze, etc., mit jeweils einer wichtigen klassischen Rezeptur beschrieben.

Bei jeder Rezeptur werden die wichtigsten Symptome, entsprechende Zungen- und Pulsbefunde sowie entsprechende westliche Krankheitsbildern angeführt. Darüberhinaus werden Abwandlungen der klassischen Rezepturen beschrieben.

Dieses Kapitel soll den Einstieg in das praktische Arbeiten erleichtern und als Anregung dazu dienen, klassische Rezepturen nicht unreflektiert einzusetzen, sondern diese individuell an den jeweiligen Patienten anzupassen.

An dieser Stelle sei angemerkt, dass es sicherlich von Vorteil ist, nicht ausschließlich klassische Rezepturen zu verwenden. Obwohl man natürlich dem Erfahrungswert der klassischen Rezepturen mit Ehrfurcht und Respekt begegnen sollte, so ist es doch speziell in Europa sinnvoll, eigene Rezepturen zu entwickeln. (Menschen, die im 21. Jahrhundert in Europa wohnen, leben unter anderen Bedingungen wie die chinesische Bevölkerung vor 500 oder 1000 Jahren, als zahlreiche klassische Werke niedergeschrieben wurden.)

1. Qi-Mangel

Si jun zi tang Basisrezeptur

Hauptmerkmale eines Qi-Mangels sind: Antriebslosigkeit und Müdigkeit sowie der Umstand, dass Anstrengung zu einer Verschlechterung des Befindens führt. Menschen mit einem Qi-Mangel sind ruhebedürftig. Üblicherweise ist ein ausschließlicher Qi-Mangel kein schweres Krankheitsbild, da er relativ leicht zu beheben ist. Die Therapie eines Qi-Mangels dauert ungefähr eine Woche, wohingegen die Therapie eines Blut-Mangels drei bis vier Monate in Anspruch nimmt, die Therapie eines Yang-Mangels drei Jahre benötigt und die Therapie eines Yin-Mangels laut TCM-Literatur bis zu sieben Jahren dauern kann.

Milz und Magen, die im Bereich des Mittleren Erwärmers lokalisiert sind, sind für die Produktion und Transformation von Qi und Blut zuständig. Wenn die Milz geschwächt ist, resultiert daraus ein allgemeiner Qi-Mangel. Aus diesem Grund sollte bei einem Qi-Mangel – egal, welches Organ betroffen ist – die Milz gestärkt werden.

Einige der klassischen Qi-tonisierenden Kräuter sind nährend. Aus diesem Grund sollten den Rezepturen Kräuter hinzugefügt werden, die die Resorption fördern. Beispielsweise: Fr. Hordei germinatus (Maiya), Fr. Crataegus (Shanzha), Massa medicata fermentata (Shenqu), etc., sowie Kräuter, die die Qi-Zirkulation anregen, wie beispielsweise: Pericarpium Citri Reticulatae (Chenpi), Pericarpium Citri Reticulatae Viride (Qingpi), Fr. Citri Aurantii (Zhike), Fr. Citri Aurantii immaturus (Zhishi), Rz. Cyperi Rotundi (Xiangfu) oder Rx. Aucklandiae Lappae (Muxiang).

Si jun zi tang
Vier Gentleman-Dekokt

- Rx. Ginseng (Renshen) 6 g Kaiserkraut
- Rz. Atractylodis macrocephalae (Baizhu) 5 g Ministerkraut
- Sclerotium Poriae Cocos (Fuling) 6 g Helferkraut
- Rx. Glycyrrhizae tosta (Zhigancao) 4 g Botenkraut

Wirkung
- Tonisiert das Qi
- Tonisiert die Milz

Indikationen
- Blasse Gesichtsfarbe
- Leise Stimme
- Appetitlosigkeit
- Allgemeine Müdigkeit und Kraftlosigkeit
- Weicher Stuhl
- Unverträglichkeit von Vollkornprodukten, frischem Brot und rohem Obst

Entsprechende westliche Krankheitsbilder
- Chronische Gastritis (Entzündung der Magenschleimhäute)
- Druckgefühl in der Bauchregion nach dem Essen
- Meteorismus (Blähungen)
- Diabetes mellitus (Zuckerkrankheit)
- Leicht gelblicher Teint im Bereich des Gesichtes und der Handinnenflächen

- Postoperativ (nach Operationen), um die Erholungszeit zu beschleunigen
- Zellulitis (Bindegewebsschwäche)
- Reizdarm
- Konzentrations- und Lernschwäche

Zunge: blasser Zungenkörper
Puls: dünn (xi) oder leer (xu)

Beschreibung der klassischen TCM-Rezeptur
Si jun zi tang ist eine der «Basisrezepturen» der chinesischen Medizin. Diese wird eingesetzt, wenn allgemein das Qi tonisiert werden soll. Sie zählt sicherlich zu den Bekanntesten aller TCM-Rezepturen. Energetisch ist sie relativ ausgeglichen und kann immer dann verschrieben werden, wenn ein Milz-Qi-Mangel die Ursache für einen allgemeinen Qi-Mangel ist. Si jun zi tang dient als Basisrezeptur, die durch die Zugabe weiterer Kräuter ergänzt wird.

Sie ist eine klassische Rezeptur, die das Milz-Qi, das aufgrund von falschen Ernährungsgewohnheiten sowie Arbeitsüberlastungen geschwächt wurde, tonisiert. Wenn ein Milz-Qi-Mangel vorliegt, führt dies dazu, dass keine ausreichende Transformation der Nahrungsmittel in Körpersäften und damit auch in Blut stattfindet. Aus diesem Grund ist Si jun zi tang bei Symptomen wie Blässe des Gesichtes sowie einer leisen Stimme indiziert. Bei einem Milz-Qi-Mangel ist die Transportfunktion des Verdauungstraktes eingeschränkt, deswegen haben entsprechende Patienten weniger Appetit und einen ungeformten Stuhl. Die Milz ist für das Körpergewebe zuständig. Aus diesem Grund lässt sich erklären, dass ein Schwächegefühl des Körpers sowie eine rasche Ermüdbarkeit der Muskulatur Indikation für die Verschreibung von Si jun zi tang sind.

Die Analyse der einzelnen Kräuter
Das Kaiserkraut Rx. Ginseng (Renshen) besitzt einen süßen, leicht bitteren Geschmack und ist thermisch leicht warm. Es tonisiert das Yuan-Qi; stärkt Lungen, Milz und Magen, kräftigt das Herz-Qi, fördert die Bildung der Körpersäfte und beruhigt den Geist (Shen).

In den meisten Fällen wird Rx. Ginseng (Renshen) durch Rx. Codonopsis (Dangshen) ersetzt. Dies hat einen einfachen Grund: Rx. Codonopsis (Dangshen) kostet weniger als Rx. Ginseng (Renshen), wirkt jedoch nahezu identisch. Das Ministerkraut Rz. Atractylodis macrocephalae (Baizhu) ist bitter und süß, thermisch wärmend. Es tonisiert das Milz-Qi und trocknet Feuchtigkeit. Die beiden Kräuter ergänzen sich gegenseitig, um die Transport- und Umwandlungsfunktion der Milz zu stärken. Das Helferkraut Sclerotium Poriae Cocos (Fuling) ist vom Geschmack her süß bzw. fad (dieser Geschmack wird manchen Pilzen zugeordnet) und thermisch neutral. Sclerotium Poriae Cocos (Fuling) ist ein wichtiges Kraut in dieser Rezeptur, weil es einerseits das Milz-Qi tonisiert und andererseits hilft, Feuchtigkeit auszuleiten. Damit wirkt Sclerotium Poriae

Cocos (Fuling) der befeuchtenden Wirkung von Rx. Ginseng (Renshen) und Rx. Glycyrrhizae tosta (Zhigancao) entgegen. Das Botenkraut dieser Rezeptur ist geröstetes Süßholz (Zhigancao). Dieses wärmt und reguliert den Bereich des Mittleren Erwärmers. Die vier Kräuter ergänzen sich gegenseitig und bilden eine harmonische, sehr effektive Rezeptur.

Abänderungen der Rezeptur

- Qi-Stagnation, die sich mit Druck- und Völlegefühl äußert: plus Pericarpium Citri reticulatae (Chenpi). Diese Rezeptur heißt Wu wei yi gong san (Außerordentlich verdienstvolles Pulver aus fünf Geschmäckern).
- Husten mit reichlich weißem, dünnem Schleim, oder ausgeprägtere Feuchtigkeit: plus Pericarpium Citri reticulatae (Chenpi), Rz. Pinelliae (Banxia), Rz. Zingiberis recens (Shengjiang) und Fr. Jujubae (Dazao). Daraus entsteht die Rezeptur Liu jun zi tang (Dekokt der sechs Edlen).
- Qi- und Blut-Mangel: plus Si wu tang (Dekokt aus vier Zutaten). Die entstehende Rezeptur heißt Ba zhen tang (Acht Schätze-Dekokt).
- Qi- und Blut-Mangel mit kalten Extremitäten: plus Si wu tang (Dekokt aus vier Zutaten) und Cx. Cinnamomi (Rougui) und Rx. Astragali (Huangqi). Diese Rezeptur heißt Shi quan da bu tang (Umfassendes, großes Dekokt zum Tonisieren mit zehn Zutaten).
- Milz-Qi- und -Yang-Mangel mit Erbrechen, morgentlichen Durchfällen und Appetitlosigkeit: plus Rx. Astragali (Huangqi) und Sm. Lablab album (Baibiandou).
- Verdauungsstörungen, Appetitlosigkeit und Diarrhoe aufgrund einer Nahrungsmittel-Stagnation: plus Sm. Nelumbinis (Lianzi), Rz. Dioscoreae (Shanyao), Fr. Crataegi (Shanzha), Pericarpium Citri reticulatae (Chenpi) und Rz. Alismatis (Zexie). Diese Rezeptur heißt Fen xiao tang (Dekokt zum Teilen und Zerstreuen).
- Sommer-Hitze-Muster mit Diarrhoe: plus Rx. Puerariae (Gegen), Hb. Agastachis rugosae (Huoxiang) und Rx. Aucklandiae (Muxiang). Es entsteht die Rezeptur Qian shi bai zhu san (Meister Qians Pulver mit Rz. Atractylodis macrocephalae).
- Erst kurz bestehende Ödeme bei zugleich gelbem, spärlichen Harn, Appetitlosigkeit und Erschöpfung: plus Hb. Eupatori (Peilang), Hb. Agastachis rugosae (Huoxiang), Caulis Akebiae (Mutong) und Sm. Coicis (Yiyiren).
- Ödeme, die von Druck im Thorax, Dyspnoe, reichlich Schleim und Oligurie begleitet sind: plus Wu ling san (Pulver aus fünf Bestandteilen mit Poriae Cocos), bestehend aus Rz. Alismatis (Zexie), Sclerotium Poriae Cocos (Fuling), Polyporus umbellatus (Zhuling), Rz. Atractylodis macrocephalae (Baizhu) und Ra. Cinnamomi (Guizhi).
- Ödeme während der Schwangerschaft: plus Wu pi yin (Dekokt aus fünf Schalen), bestehend aus Cx. Sclerotium Poriae Cocos (Fulingpi), Cx. Mori (Sangbaipi), Cx. Rz. Zingiberis recentis (Shengjiangpi), Pericarpium

Arecae (Dafupi) und Pericarpium Citri reticulatae (Chenpi).
- Schmerzen nach der Regel: plus Rx. Angelicae sinensis (Danggui), Rx. Paeoniae alba (Baishao), Fr. Jujubae (Dazao), Fo. Artemisiae Argyi (Aiye) und Sm. Cuscutae (Tusizi).
- Abnormer Fluor vaginalis aufgrund von Feuchtigkeit, die sich nach unten ergießt: plus Rx. Astragali (Huangqi), Rx. Angelicae sinensis (Danggui), Fr. Aurantii immaturus (Zhishi), Cx. Phellodendri (Huangbai). und Hb. Dianthi (Qumai).

2. Blut-Mangel

Si wu tang Basisrezeptur

Klassische Symptome eines Blut-Mangels sind: Gesichtsblässe, leichtes Schwindelgefühl, Schreckhaftigkeit, Trockenheit der Haut und Haare, brüchige Fingernägel, Anfälligkeit zu Tendovaginitis (Sehnenscheidenentzündungen), lebhafte Träume, Nachtblindheit, Trockenheit des Stuhles, sowie eine Menstruationsblutung mit wenig Blut. Bei allen Arten eines Blut-Mangels wird ein blasser Zungenkörper mit einem trockenen Zungenbelag gefunden. Der Puls ist dünn (xi).

Es gibt mehrere Ursachen für einen Blut-Mangel: Verletzungen, zu starke Menstruationsblutungen, zu starkes Schwitzen, sowie ein Milz-Qi- und Nieren-Yang-Mangel. Diese führen zu einer verminderten Blutproduktion. Aus diesem Grund kann ein übermäßiger Verzehr von Rohkost, sowie die Einnahme von bitter-kalten Kräutern zu einem Blut-Mangel führen. Weitere Ursachen für einen Blut-Mangel können sein: Eine Blut-Stagnation sowie Blut-Hitze.

Die drei Faktoren Blut-Mangel, Blut-Stagnation und Blut-Hitze stehen in engem Verhältnis zueinander. So kann beispielsweise ein Blut-Mangel relativ leicht zu einer Blut-Stagnation führen, etc. Natürlich ist es so, dass die Therapie eines Blut-Mangels den Ursachen entgegengesetzt sein sollte; beispielsweise sollte eine Blut-Stagnation behoben werden, wenn diese die Ursache für einen Blut-Mangel darstellt.

Si wu tang
4 Arzneien-Dekokt

- Rx. Rehmanniae praeparatae (Shudihuang) 9 g Kaiserkraut
- Rx. Angelicae sinensis (Danggui) 6 g Ministerkraut
- Rx. Paeoniae alba (Baishao) 9 g Ministerkraut
- Rx. Ligustici (Chuanxiong) 6 g Ministerkraut

Wirkung
- Tonisiert das Blut

- Reguliert die Leber

Indikationen
- Müdigkeit
- Blasse Gesichtsfarbe
- Blasse, trockene Lippen
- Spasmen (Krämpfe), da Muskeln und Sehnen nicht ausreichend versorgt werden
- Parästhesien (Taubheitsgefühle)
- Sehnenscheidenprobleme wie zum Beispiel Tendovaginitis (Sehnenscheidenentzündung)
- Dünne, blasse und brüchige Finger- und Zehennägel
- Verstopfung mit einem trockenen Stuhl
- Trockenheit der Augen
- Gesichtsfeldausfälle
- Nachtblindheit
- Schwindelgefühl
- Oberflächlicher Schlaf
- Lebhafte Träume oder sogar Alpträume
- Unregelmäßige, schmerzhafte oder zu schwache Menstruationsblutung, im Extremfall Amenorrhoe (Ausbleiben der Menstruation, welche nur bei ausreichend vorhandenem Leber-Blut zustande kommt!)
- Gelegentlich Tremor (Zittern) der Extremitäten

Entsprechende westliche Krankheitsbilder
- Anämie (Blutarmut)
- Dysmenorrhoe (Schmerzen zur Zeit der Blutung)
- Amenorrhoe (Ausbleiben der Menstruation)
- Drohende Frühgeburt
- Post partale Schwäche (nach der Geburt)
- Urtikaria (Nesselsucht)
- Tendovaginitis (Sehnenscheidenentzündung)
- Tics (spontane Muskelkontraktionen)
- Vitamin B Mangel
- Myopie (Kurzsichtigkeit)

Zunge: blasser Zungenkörper; Zungenbelag: dünn, trocken
Puls: dünn (xi)

Beschreibung der klassischen TCM-Rezeptur
Si wu tang ist eine Basisrezeptur, die das Blut tonisiert und eingesetzt werden kann, um die Menstruationsblutung zu regulieren. Doch wie die vier Kräuter, die das Qi tonisieren (Si jun zi tang), wird die Rezeptur Si wu tang selten ohne die

Ergänzung zusätzlicher Kräuter verschrieben. Es ist eher so, dass die Rezeptur Si wu tang als Basisrezeptur dient, die mit anderen Kräutern erweitert wird.

Da die vier Kräuter dieser Rezeptur sehr nährend wirken, sollen speziell bei Menschen, die einen Milz-Yang-Mangel aufweisen, resorptionsfördernde Kräuter bzw. Milz-Qi-tonisierende Kräuter der Rezeptur hinzugefügt werden.

Die Analyse der einzelnen Kräuter

Jedes der vier Blut-tonisierenden Kräuter weist eine unterschiedliche Wirkqualität auf. Das Kaiserkraut Rx. Rehmanniae praeparatae (Shudihuang) tonisiert das Blut sowie das Leber- und Nieren-Yin. Das Ministerkraut Rx. Paeoniae alba (Baishao) tonisiert das Blut und bewahrt das Yin. Die Kombination der beiden Kräuter ist ein starkes Leber-Blut-Tonikum, welches jedoch stark nährend wirkt. Deswegen können die beiden Kräuter möglicherweise Ursache für eine Blut-Stagnation sein. Dieser «unerwünschten Wirkung» wirken die nun folgenden Kräuter entgegen. Beide sind ebenfalls Ministerkräuter. Rx. Angelicae sinensis (Danggui) tonisiert den Qi-Aspekt des Blutes und bewegt das Blut. Zusätzlich kann es – wie auch Rx. Rehmanniae praeparatae (Shudihuang) – eingesetzt werden, um im Bereich des Verdauungstraktes befeuchtend zu wirken. Beide Kräuter können zur Behandlung einer trockenen Verstopfung eingesetzt werden. Rx. Ligustici (Chuanxiong) wirkt hauptsächlich als Blut-bewegendes Kraut, das auch die Qi-Zirkulation unterstützt. Rx. Ligustici (Chuanxiong) wirkt damit Schmerzen entgegen.

Das oben angeführte Kraut Rx. Paeoniae alba (Baishao) dient als Schutz vor einer Verletzung des Yin durch die zwei bewegenden Kräuter Rx. Angelicae sinensis (Danggui) sowie Rx. Ligustici (Chuanxiong). Wenn ein Blut-Mangel im Vordergrund stehen, sollten die ersten beiden Kräuter höher dosiert werden. Falls eine Blut-Stagnation im Vordergrund steht, sind Rx. Angelicae sinensis (Danggui) und Rx. Ligustici (Chuanxiong) höher zu dosieren.

Abänderungen der Rezeptur

- Bei Blut-Stagnationen: Rx. Rehmanniae praeparatae (Shudihuang) durch Rx. Rehmanniae (Shengdihuang) ersetzen, Rx. Paeoniae alba (Baishao) durch Rx. Paeoniae rubra (Chishao) ersetzen.
- Blut-Hitze: Rx. Paeoniae alba (Baishao) durch Rx. Paeoniae rubra (Chishao) ersetzen.
- Starke Blut-Stagnation im Bauchbereich: plus Sm. Persicae (Taoren) und Fl. Carthami (Honghua). Diese Rezeptur heißt Tao hong si wu tang (Dekokt aus vier Zutaten mit Fl. Carthami und Sm. Persicae).
- Qi Stagnation im Bauchbereich: plus Rx. Linderae (Wuyao) und Rz. Cyperi (Xiangfu).
- Dysmenorrhoe, die sowohl auf Blut-Mangel und -Stagnation zurückzuführen ist: plus Hb. Leonuri (Yimucao), Rz. Cyperi (Xiangfu) und Rz. Corydalis (Yanhusuo).

- Qi-Mangel mit Kurzatmigkeit und unregelmäßigen, zu starken Regelblutungen: plus Rx. Ginseng (Renshen) und Rx. Astragali (Huangqi). Diese Rezeptur heißt SHENG YU TANG (Dekokt, das wie ein Weiser heilt).
- Begleitende Zeichen und Symptome von Hitze: plus Rx. Scutellariae (Huangqin) und Fr. Gardeniae (Zhizi).
- Ausgeprägtere Hitze: plus Rx. Scutellariae (Huangqin), Rz. Coptidis (Huanglian) und Cx. Phellodendri (Huangbai). Dieses Dekokt heißt SAN HUANG SI WU TANG (Dekokt aus vier Zutaten mit drei gelben Arzneien).
- Yin-Mangel mit Nachtschweiß: plus Rx. Astragali (Huangqi), Rz. Coptidis (Huanglian), Rx. Scutellariae (Huangqin) und Cx. Phellodendri (Huangbai). Diese Mischung heißt DANG GUI LIU HUANG (Dekokt mit sechs gelben Arzneien und Rx. Angelica sinensis).
- Leber-Blut- und -Yin-Mangel mit unscharfem Sehen, Kopfschmerzen, Schwindelgefühl, trockenen Augen, Lichtempfindlichkeit, Reizbarkeit, Taubheitsgefühl, Rötung des Gesichts, einer roten und trockenen Zunge sowie einem gespannten (xian), dünnen (xi), schnellen (shuo) Puls: plus Sm. Ziziphi spinosae (Suanzaoren), Fr. Chaenomelis (Mugua) und Rx. Glycyrrhizae tosta (Zhigancao). Man erhält auf diese Weise die Rezeptur BU GAN TENG (Dekokt zum Tonisieren der Leber).
- Drohender Abortus: plus Rx. Scutellariae (Huangqin) und Rz. Atractylodis macrocephalae (Baizhu).

3. Yang-Mangel
JIN GUI SHEN QI TANG Basisrezeptur

Menschen, die einen Yang-Mangel aufweisen, fühlen sich körperlich erschöpft. Meistens fehlt es ihnen an Antrieb. Körperlich besteht bei ihnen ein Kältegefühl sowie eine Abneigung gegenüber Kälte. Da diese Kälte aufgrund eines Mangels besteht, empfinden Patienten eine von außen zugefügte Wärme – beispielsweise durch Moxibustion oder zusätzliche Kleidungsstücke – als angenehm. (Dies im Unterschied zu Kälte-Symptomen, die durch das Eindringen eines «Pathogenen Erregers» verursacht werden.)

Weitere typische Symptome sind: eine Schwäche im Bereich des unteren Rückens und der unteren Extremitäten; Schmerzen, die durch Bewegung (Yang!) und Wärmeanwendungen (Yang!) besser werden; Libidomangel, weißer Ausfluss, häufiges Urinieren eines hellen Urins, nächtliches Wasserlassen, Stuhlgang mit Resten unverdauter Nahrungsmittel am frühen Morgen; ein blasser Zungenkörper mit weißem, feuchtem Zungenbelag sowie ein tiefer (chen), langsamer (chi) und leerer (xu) Puls.

Um einen Yang-Mangel zu beheben, benötigt man Zeit. Es wäre ein Fehler, zu glauben, dass bei Menschen, die einen massiven Yang-Mangel aufweisen, durch die Gabe von scharf-heißen Kräutern in kurzer Zeit das Yang-Qi tonisiert werden kann. Eine übermäßige Einnahme scharf-heißer Kräuter würde eher dazu führen, dass sich zusätzlich zu dem bestehenden Yang-Mangel ein Yin-Mangel entwickeln würde (die scharf-heißen Kräuter verletzen das Yin). Nicht ohne Grund geben die klassischen TCM-Quellen an, dass es bis zu drei Jahre benötigt, um einen Yang-Mangel erfolgreich therapieren zu können!

Jin gui shen qi tang
Nieren-Qi-Pille aus dem «Golden Cabinet»

- Rx. Rehmanniae praeparatae (Shudihuang) 9 g Kaiserkraut
- Fr. Corni (Shanzhuyu) 6 g Ministerkraut
- Rz. Dioscoreae (Shanyao) 6 g Ministerkraut
- Rx. Lateralis Aconiti Carmichaeli Praeparata (Fuzi) 2 g Ministerkraut
- Ra. Cinnamomi (Guizhi) 2 g Ministerkraut
- Rz. Alismatis (Zexie) 3 g Helferkraut
- Sclerotium Poriae Cocos (Fuling) 4 g Helferkraut
- Cx. Moutan (Mudanpi) 4 g Helferkraut

Wirkung
- Wärmt und tonisiert das Nieren-Yang

Indikationen
- Rückenschmerzen im unteren Rückenbereich, die durch Bewegung und Wärmeanwendungen besser werden.
- Kältegefühl der unteren Körperhälfte
- Spannungsgefühl im Unterbauch
- Kraftlosigkeit der Beine
- Schwach ausgeprägte Libido
- Appetitlosigkeit
- Eventuell Ödeme (abnorme Ansammlung von Flüssigkeit in Körpergeweben), die vor allem im Bereich der Unterschenkel zu finden sind

Entsprechende westliche Krankheitsbilder
- Chronische Nephritis (Entzündung des Nierengewebes)
- Chronische Urethritis (Entzündung der Harnleiter)
- Diabetes mellitus (Zuckerkrankheit)
- Hypothyreose (Schilddrüsenunterfunktion)
- Chronische Arthritis (Gelenksentzündung)
- Sterilität (Unfruchtbarkeit)
- Ejakulationsstörungen
- Hypotonie (niederer Blutdruck)
- Vertigo (Schwindelgefühl)

- Amenorrhoe (Ausbleiben der Menstruationsblutung)
- Lumboischialgie (Lendenwirbelsäulenbeschwerden)
- Herzinsuffizienz (Herzmuskelschwäche)
- Inkontinenz (Unfähigkeit, den Harn zu halten)
- Dysurie (Schmerzen beim Wasserlassen)
- Anurie (Harnverhalten)
- Chronische Prostatitis (Entzündung der Vorsteherdrüse)
- Ödeme (abnorme Ansammlung von Flüssigkeit in Körpergeweben)

Zunge: blasser, geschwollener Zungenkörper; spärlicher, weißer, feuchter Belag
Puls: tief (chen), langsam (chi) und schwach (ruo)

Beschreibung der klassischen TCM-Rezeptur

Die Rezeptur Jin gui shen qi tang nährt, ohne zu befeuchten; sie wärmt, ohne Trockenheit zu erzeugen und tonisiert sowohl das Nieren-Yin als auch das Nieren-Yang. Jin gui shen qi tang besteht aus der Rezeptur Liu wei di huang wan plus Kräutern, die das Nieren-Yang tonisieren. Durch die beigefügten Kräuter wird sowohl eine das Nieren-Yin- als auch das Nieren-Yang-tonisierende Wirkung erzielt.

Jin gui shen qi tang kann eingesetzt werden, um einen gestörten Flüssigkeitshaushalt aufgrund eines Nieren-Yang-Mangels zu therapieren. Das Nieren-Yang ist für die Umwandlung und Bewegung der Flüssigkeiten des Körpers zuständig. Es leitet das Reine nach oben und das Unreine nach unten. Wenn das Nieren-Yang geschwächt ist, ist die Transportfunktion behindert. Dies kann sich beispielsweise in Schwierigkeiten beim Wasserlassen manifestieren.

Zur Analyse der einzelnen Kräuter

Rx. Rehmanniae praeparatae (Shudihuang) nährt als Kaiserkraut das Nieren-Yin und Leber-Blut. Fr. Corni (Shanzhuyu) und Rx. Dioscoreae (Shanyao) tonisieren als Ministerkräuter Leber und Milz und ermöglichen damit eine Blut- und Yin-Produktion. Fr. Corni (Shanzhuyu) ist sauer und thermisch leicht warm. Es tonisiert das Leber- und Nieren-Yin und schützt durch seine adstringierende Wirkung vor einem weiteren Substanzverlust. Das süße, thermisch neutrale Rx. Dioscoreae (Shanyao) tonisiert das Milz-Qi, stabilisiert die Nieren und nährt die Essenz (Jing). Rx. lateralis Aconiti praeparata (Fuzi), ein weiteres Ministerkraut, besitzt einen scharfen Geschmack und ist thermisch heiß. Es tonisiert das Nieren-Yang und vertreibt Kälte und Feuchtigkeit. Ra. Cinnamomi (Guizhi), das letzte Ministerkraut dieser Rezeptur, unterstützt Rx. Aconiti (Fuzi), indem es im Bereich der Gelenke die Meridiane wärmt und Stagnationen auflöst. Beide Kräuter ergänzen sich in ihrer Nieren-Yang-tonisierenden und wärmenden Wirkung. Zusätzlich verbessern sie den Flüssigkeitshaushalt des Körpers. Rx. Aconiti (Fuzi) wird in der chinesischen Medizin hauptsächlich in der präparierten Form verwendet. Dabei wird Rx. Aconiti (Fuzi) mit Salz präpariert. Durch diese Zubereitungsart kann durch Rx. Aconiti (Fuzi) äußerst effizient das Nieren-Yang tonisiert werden. Die Polizeikräuter Rz. Alismatis (Zexie), Sclerotium Poriae Cocos (Fuling) und Cx. Moutan (Mudanpi) wirken regulierend. Rz. Alismatis (Zexie) löst Stagnationen auf und leitet Feuchtigkeit aus. Sclerotium Poriae Cocos (Fuling) tonisiert das Milz-Qi und leitet Feuchtigkeit aus. Cx. Moutan (Mudanpi) wirkt Hitze-klärend. Die Kombination von Rz. Alismatis (Zexie), Sclerotium Poriae Cocos (Fuling) mit Ra. Cinnamomi (Guizhi) stärkt den Bereich des Unteren Erwärmers und regt die Diurese (Harnfluss) an. Cx. Moutan (Mudanpi) kühlt zusätzlich das Blut und löst Blut-Stagnationen auf. Diese Wirkung wird durch die Kombination mit Ra. Cinnamomi (Guizhi) verstärkt. Insgesamt handelt es sich bei der Rezeptur JIN GUI SHEN QI TANG – wie bereits oben beschrieben – um eine relativ ausgewogene Rezeptur, die sowohl das Yin nährt als auch mit scharf-heißen Kräutern wie Rx. Aconiti praeparata (Fuzi) und Ra. Cinnamomi (Guizhi) das Nieren-Yang tonisiert.

Ich mochte an dieser Stelle noch einmal ausdrücklich hinweisen, dass nur die präparierte Aconit-Wurzel verwendet werden sollte!

Abänderungen der Rezeptur

- Haarausfall oder Gedächtnisschwäche: plus Rx. Polygoni multiflori (Heshouwu).
- Blasensenkung: plus BU ZHONG YI QI TANG (Dekokt, das die Mitte tonisiert und das Qi vermehrt).
- Kalte Füße, Ödeme, Tinnitus, Schwerhörigkeit, Dysurie, Lumbalgie: plus Cornu Cervi (Lurong) und Fr. Schisandrae (Wuweizi). Diese Rezeptur heißt SHI BU WAN (Pille aus zehn tonisierenden Arzneien).
- Ausgeprägte Kälte: Ra. Cinnamomi (Guizhi) ersetzen durch Cx. Cinnamomi (Rougui).
- Nykturie: plus Fr. Schisandrae (Wuweizi).
- Häufiger, klarer Harnfluss, begleitet von Erschöpfung: plus Fr. Psoraleae (Buguzhi) und Cornu Cervi (Lurong).
- Impotenz: plus Rx. Morindae officinalis (Bajitian), Hb. Cistanches (Roucongrong), Hb. Cynomorii songarici (Suoyang) und Fr. Lycii (Gouqizi).
- Impotenz, Ejaculatio praecox: plus Bulbus Allii fistulosi (Congbai), Hb. Epimedii (Yinyanghuo) und Rz. Curculiginis (Xianmao).
- Spermatorrhoe (nächtliche Samenergüsse): plus Fr. Rosae laevigatae (Jinyingzi), Stamen Nelumbinis (Lianxu), Rx. Polygalae (Yuanzhi), Cx. Phellodendri (Huangbai), Fr. Amomi Kravanh (Baidoukou) und Rx. Glycyrrhizae (Gancao).
- Infertilität: plus Sm. Cuscutae (Tusizi), Rx. Polygalae (Yuanzhi), Fr. Lycii (Gouqizi), Fr. Psoraleae (Buguzhi), Fr. Rubi (Fupenzi), Hb. Cistanches (Roucongrong) und Fr. Schisandrae (Wuweizi).
- Inkontizenz nach zu reichlicher Verwendung bitterer, kalter Arzneimittel: minus Rz. Alismatis (Zexie), plus Fr. Schisandrae (Wuweizi).

- Ödeme der unteren Extremitäten: plus Wu pi yin (Dekokt aus fünf Schalen), bestehend aus Cx. Sclerotium Poriae Cocos (Fulingpi), Cx. Mori (Sangbaipi), Cx. Rz. Zingiberis recentis (Shengjiangpi), Pericarpium Arecae (Dafupi) und Pericarpium Citri reticulatae (Chenpi).
- Prostatitis mit spärlichem Harn: Ra. Cinnamomi (Guizhi) ersetzen durch Cx. Cinnamomi (Rougui), plus Rz. Anemarrhenae (Zhimu) und Cx. Phellodendri (Huangbai).
- Ödeme und Dysurie, auch bei Prostatitis: plus Rx. Cyathualae (Chuanniuxi) und Sm. Plantaginis (Cheqianzi). Diese Rezeptur heißt Ji sheng shen qi wan (Pille für das Nieren-Qi aus «Rezepturen, die den Lebenden helfen»).
- Schmerzen von Fuß, Sohle oder Ferse: plus Rx. Achyranthis bidentatae (Niuxi) und Cornu Cervi (Lurong).
- Tinnitus, Schwerhörigkeit: plus Spica Prunellae (Xiakucao), Rx. Bupleuri (Chaihu), Rz. Acori tatarinowii (Shichangpu) und Rx. Polygalae (Yuanzhi).
- Zahnschmerzen, Mundschleimhautgeschwüre und Gingivitis: Ra. Cinnamomi (Guizhi) ersetzen durch Cx. Cinnamomi (Rougui), plus Rz. Coptidis (Huanglian).

4. Yin-Mangel
Liu wei di huang wan Basisrezeptur

Siehe dazu auch das Kapitel: Variationen einer klassischen TCM-Rezeptur.

Es gibt verschiedene Ursachen eines Yin-Mangels: Verlust von Körpersäften durch starkes Schwitzen, Blutverluste, Erbrechen, Durchfall, Geburten, Stillen, bei Männern zu häufiges Ejakulieren, übermäßige Einnahme scharf-heißer Nahrungsmittel sowie Kräuter, Schlafmangel, etc.

Typisch für einen Yin-Mangel sind folgende Symptome: Nachtschweiß, Verschlimmerung der Beschwerden ab siebzehn Uhr, «Hitze der fünf Herzen» (Handinnenflächen, Fußsohlen und Brustkorbbereich), Durstgefühl, körperliche Auszehrung, Trockenheit der Schleimhäute, Verschlimmerung durch Bewegung sowie ein Gefühl der inneren Unruhe.

Die Zungenfarbe wird rot; so, dass bei einem starken Yin-Mangel ein roter, rissiger Zungenkörper ohne Zungenbelag gefunden wird. Der Puls bei einem Menschen mit Yin-Mangel ist schnell (shuo), oberflächlich (fu) und dünn (xi).

Kräuter, die das Yin tonisieren, sind im Allgemeinen stark nährend. Die meisten der Yin-tonisierenden Rezepturen enthalten Kräuter, die die Zirkulation der Körpersäfte und das Qi anregen, um zu verhindern, dass die nährenden, teilweise auch befeuchtenden Kräuter Anlass zu einer Stagnation geben können. Je schwächer das Qi von Milz und Magen ist, desto mehr Qi-bewegende und aromatische Kräuter sollten einer Rezeptur zugefügt werden.

Liu wei di huang wan
6 Bestandteile Pille mit Rx. Rehmanniae

- Rx. Rehmanniae praeparatae (Shudihuang) 4 g Kaiserkraut
- Fr. Corni (Shanzhuyu) 3 g Ministerkraut
- Rz. Dioscoreae (Shanyao) 3 g Ministerkraut
- Rz. Alismatis (Zexie) 3 g Helferkraut
- Sclerotium Poriae Cocos (Fuling) 4 g Helferkraut
- Cx. Moutan (Mudanpi) 4 g Helferkraut

Wirkung
- Nährt und stärkt das Leber- und Nieren-Yin

Indikationen
- Erschöpfungszustände
- Schwäche und Schmerzen im Bereich der Beine
- Drehschwindel
- Ohrensausen
- Nachtschweiß
- Zahnschmerzen
- Nächtliche Samenergüsse
- Verminderte Hörleistung
- Die «fünf Herzen» (Handflächen und Fußsohlen sowie Brustkorb) sind warm
- Gewichtsverlust
- Ständiges Hungergefühl
- Trockener Mund

Entsprechende westliche Krankheitsbilder
- Hyperthyreose (Überfunktion der Schilddrüse)
- Chronische Nephritis (Entzündung des Nierengewebes)
- Funktionelle uterine (Gebärmutter-)Blutungen
- Tuberkulose
- Menopausale Beschwerden, Klimakterium (Wechselbeschwerden)
- Sterilität (Unfruchtbarkeit)
- Lumboischialgie (Lendenwirbelsäulenbeschwerden)
- Osteoporose (niedrige Knochendichte)
- Insomnia (Schlaflosigkeit)
- Diabetes mellitus (Zuckerkrankheit)
- Tinnitus (Ohrensausen)
- Vertigo (Schwindelgefühl)
- Arterielle Hypertonie (Blutdruckerhöhung)

- Presbyakusis (Altersschwerhörigkeit)
- Zahnschmerzen
- Chronische Laryngitis (Halsentzündungen)
- Hysterie
- Pruritus (Juckreiz)
- Schleimhautatrophie (Trockenheit) im Bereich der Vagina
- Perniziöse Anämie (Vitamin B 12 Mangel)
- Psychovegetatives Syndrom
-

Zunge: roter, rissiger Zungenkörper; trockener oder fehlender Belag.
Puls: dünn (xi), schnell (shuo), möglicherweise oberflächlich (fu).

Beschreibung der klassischen TCM-Rezeptur

Der Autor Qian Yi hat die Rezeptur LIU WEI DI HUANG WAN ursprünglich zusammengestellt, um Kindern mit einem Nieren-Yin-Mangel helfen zu können. Da die Rezeptur sehr ausgeglichen ist, gilt LIU WEI DI HUANG WAN heutzutage als eine allgemeine Basisrezeptur, die das Yin tonisiert. Obwohl die Nieren das «wahre Yin» beherbergen, können auch andere Organe von einem Yin-Mangel betroffen sein. Beispielsweise das Herz. Dieses bildet mit den Nieren das Paar der Shao Yin-Organe und ist – in Bezug auf die Lage innerhalb des Körpers – eher im Yang-Bereich lokalisiert. Ein Nieren-Yin-Mangel führt oft dazu, dass das Yang nicht mehr kontrolliert wird, so dass Leere-Hitze-Symptome auftreten. Entsprechende Symptome sind: Trockenheit der Kehle, ein brennendes Gefühl auf der Zunge, Nachtschweiß sowie Schlafprobleme. Natürlich können nicht alle Yin-Mangel-Zustände mit der Rezeptur LIU WEI DI HUANG WAN therapiert werden, es sollte jedes Mal vor Verschreibung einer Rezeptur eine entsprechende Diagnostik durchgeführt werden, so dass eine optimale, individuelle Therapie zusammengestellt werden kann.

In dieser Rezeptur ist es vor allem das Kraut Cx. Moutan (Mudanpi), das Leere-Hitze-Symptome aufgrund eines Yin-Mangels kühlt. Obwohl die Rezeptur LIU WEI DI HUANG WAN eine elegante, ausgeglichene Rezeptur ist, sollte sie wegen der darin enthaltenen nährenden bzw. befeuchtenden Kräuter nur mit Vorsicht verschrieben werden, wenn die entsprechenden Patienten unter Verdauungsproblemen oder gar Durchfall aufgrund eines Milz-Qi-Mangels leiden bzw. einen weißen, dicken, feuchten Zungenbelag aufweisen.

Zur Analyse der einzelnen Kräuter der Rezeptur

LIU WEI DI HUANG WAN besteht aus drei Gruppen von Kräutern: Die erste Gruppe besteht aus tonisierenden Kräutern. Das Kaiserkraut Rx. Rehmanniae praeparatae (Shudihuang) tonisiert das Nieren-Yin sowie die Essenz (Jing). Fr. Corni (Shanzhuyu) und Rz. Dioscoreae (Shanyao) dienen als Ministerkräuter. Fr. Corni (Shanzhuyu) tonisiert das Leber- und Nieren-Yin und wirkt adstringierend. Durch diese adstringierende Wirkung wird verhindert, dass durch Nachtschweiß, nächtliche Samenergüsse, etc., zusätzlich Substanz (Jing) verloren geht. Rz. Dioscoreae (Shanyao) tonisiert das Milz-Qi. Dies ist notwendig, da das Yin nur aufgebaut werden kann, wenn das Milz-Qi seine Wirkung gut entfalten kann. Die zweite 3-er Gruppe an Kräutern hat eine ausleitende Wirkung. Bei diesen drei Kräutern handelt es sich um die Polizeikräuter der Rezeptur. Rz. Alismatis (Zexie) klärt Hitze und leitet diese nach unten. Es dient zusätzlich als Schutz, dass die Nieren-Yin-tonisierenden Kräuter nicht zu einer Feuchtigkeits-Stagnation führen. Cx. Moutan (Mudanpi) wirkt ebenfalls kühlend. Dieses Kraut klärt Leber-Feuer und wirkt innerhalb dieser Rezeptur der wärmenden Wirkung von Fr. Corni (Shanzhuyu) entgegen. Poria Cocos (Fuling), das Kraut mit dem «faden» Geschmack, leitet Feuchtigkeit aus und tonisiert das Milz-Qi. In Kombination mit Rz. Dioscoreae (Shanyao) verstärkt es die Transportfunktion der Milz und verhindert damit das Aufkommen von Feuchtigkeit durch die nährenden Kräuter. In Kombination mit Rz. Alismatis (Zexie) verbessert Sclerotium Poriae Cocos (Fuling) den Flüssigkeitshaushalt des Körpers und regt die Diurese (Harnfluss) an.

Abänderungen der Rezeptur

- Husten mit blutig tingiertem Sputum bei einem Lungen- und Nieren-Yin-Mangel: plus Tuber Ophiopogonis (Maimendong) und Fr. Schisandrae (Wuweizi). Daraus ergibt sich die Rezeptur Ba xian chang shou wan (Langlebenspille der 8 Unsterblichen).
- Trockene, rote Augen oder unscharfes Sehen: plus Fl. Chrysanthemi (Juhua) und Fr. Lycii (Gouqizi). Daraus ergibt sich die Rezeptur Qi ju di huang wan (Pille mit Fr. Lycii, Fl. Chrysanthemi und Rx. Rehmanniae praeparata).
- Amenorrhoe, Dysmenorrhoe: plus Rx. Angelicae sinensis (Danggui), Cx. Eucommiae (Duzhong), Rx. Achyranthis Bidentatae (Niuxi) minus Cx. Moutan Radicis (Mudanpi) und Rz. Alismatis (Zexie). Daraus ergibt sich die Rezeptur Dang gui di huang yin (Angelicae und Rehmanniae-Pille).
- Keuchen und Kurzatmigkeit bei der leichtesten Bewegung: plus Fr. Schisandrae (Wuweizi). Diese Rezeptur heißt Du qi wan (Pille des Quellen-Qi).
- Starker Yin-Mangel: plus Tuber Ophiopogonis (Maimendong), Rx. Asparagi (Tiandong) und Rx. Scrophulariae (Xuanshen).
- Yin-Mangel mit Leere-Hitze: plus Rz. Anemarrhenae (Zhimu) und Cx. Phellodendri (Huangbai). Diese Mischung heißt Zhi bai di huang wan (Pille mit Rz. Anemarrhenae, Cx. Phellodendri und Rx. Rehmanniae praeparata).
- Starker Nachtschweiß: plus Sm. Cuscutae (Tusizi).
- Verzögerte körperliche und geistige Entwicklung: plus Cornu Cervi (Lurong), Cx. Acanthopanacis (Wujiapi) und Moschus (Shexiang). Diese Rezeptur heißt Jia wei liu wei di huang wan (Modifizierte Pille aus sechs Bestandteilen mit Rx. Rehmanniae praeparata).

- Tinnitus, Schwerhörigkeit, Schwindelgefühl, unscharfes Sehen: plus Magnetitum (Cishi), Rz. Acori (Shichangpu) und Fr. Schisandrae (Wuweizi). Daraus entsteht Er long zuo ci wan (Pille gegen Taubheit, die der linken (Niere) gut tut).
- Postpartal anhaltendes Schwitzen: plus Fr. Schisandrae (Wuweizi) und Rx. Astragali (Huangqi). Diese Rezeptur bezeichnet man als Ba wei di huang wan (Pille aus acht Bestandteilen mit Rx. Rehmanniae praeparata).
- Unscharfes Sehen: plus Rx. Rehmanniae (Shengdihuang), Rx. Bupleuri (Chaihu), Rx. Angelicae sinensis (Danggui) und Fr. Schisandrae (Wuweizi). Diese Rezeptur heißt Ming mu di huang wan (Pille mit Rx. Rehmanniae, die die Augen klärt).
- Diabetes mellitus: plus Rx. Trichosanthis (Tianhuafen).
- Starker Durst aufgrund von Leere-Hitze: plus Gypsum fibrosum (Shigao) und Hb. Dendrobii (Shihu).
- Feuchte-Hitze in Leber und Gallenblase mit bitterem Mundgeschmack, Fieber abwechselnd mit Frösteln, gelegentlich Hepatitis, Brennen bei der Miktion: plus Rx. Bupleuri (Chaihu), Rx. Scutellariae (Huangqin) und Fr. Gardeniae (Zhizi).

5. Feuchte-Hitze
Ba zheng sang Basisrezeptur

Zahlreiche chronische Krankheitsbilder sind auf Feuchte-Hitze zurückzuführen. Derartige Erkrankungen sind schwieriger zu behandeln als Krankheitsbilder, bei denen lediglich Hitze vorliegt. Typische Symptome, die als Indiz für das Vorliegen von Feuchte-Hitze im Körpers gelten, sind: Fieber, das sich am Nachmittag verschlimmert; ein Schweregefühl des Körpers, ein gleitender (hua), schneller (shuo) Puls sowie ein dicker, feuchter, gelber Zungenbelag auf einem roten, breiten Zungenkörper. Obwohl Feuchtigkeit im Bereich aller drei Erwärmer gefunden werden kann, ist es doch typisch, dass sich Feuchte-Hitze (wie auch Feuchtigkeit alleine) im Bereich des Unteren Erwärmers ansammelt.

Ba zheng san
Acht Arzneien-Pulver zur Korrektur

- Sm. Plantaginis (Cheqianzi) 4 g Ministerkraut
- Hb. Dianthi (Qumai) 4 g Ministerkraut
- Hb. Polygoni avicularis (Bianxu) 2 g Ministerkraut
- Talcum (Huashi) 8 g Ministerkraut
- Fr. Gardeniae (Zhizi) 3 g Helferkraut
- Rx. Glycyrrhizae tosta (Zhigancao) 2 g Botenkraut

- Rx. et Rz. Rhei (Dahuang) 3 g Helferkraut
- Medulla Junci (Dengxincao) 2 g Botenkraut
- In der Orginalzezeptur: Caulis Akebiae (Mutong) 2 g Kaiserkraut

Wirkung

- Klärt Hitze
- Wirkt diuretisch (harntreibend)
- Leitet Feuchte-Hitze in der Blase aus

Indikationen

- Erschwertes, schmerzhaftes Wasserlassen
- Trüber, gelber Urin
- Trockenheit der Mundschleimhäute
- Durstgefühl
- Schmerzen im Unterbauch
- Möglicherweise Harnverhalten

Entsprechende westliche Krankheitsbilder

- Dysurie (Schmerzen beim Wasserlassen)
- Zystitis (Blasenentzündung) mit gelbem, trübem Urin
- Urethritis (Entzündung des Harnleiters)
- Anurie (Harnverhalten)
- Nephritis (Entzündung des Nierengewebes)
- Akute Prostatitis (Entzündung der Vorsteherdrüse)
- Urolithiasis (Steine im harnableitenden System)

Zunge: roter Zungenkörper, gelber Zungenbelag
Puls: gleitend (hua), schnell (shuo)

Beschreibung der klassischen TCM-Rezeptur

Die Rezeptur Ba zheng san sollte eingenommen werden, bis der Urin hell und klar ist und beim Wasserlassen kein brennendes Gefühl mehr auftritt. Eine zu lange Einnahme der Rezeptur kann zu leichten Kopfschmerzen, einem Schwindelgefühl, Herzklopfen und Appetitlosigkeit führen. Wenn Kälte-Symptome aufgrund eines Qi-Mangels oder einer Schwangerschaft vorliegen, sollte die Rezeptur modifiziert werden.

Die Analyse der einzelnen Kräuter

Caulis Akebiae (Mutong), das Kaiserkraut, ist ein bitteres, thermisch kühles Kraut, das Feuchtigkeits-Stagnationen auflöst. Es klärt Hitze und regt die Diurese (Harnfluss) an. Caulis Akebiae (Mutong) sollte nur mit Vorsicht eingesetzt werden, da dieses Kraut leicht zu einer Verletzung der Körpersäfte führen kann. Aus diesem Grund ist speziell bei Patienten mit den Symptomen eines Yin-Mangels Vorsicht geboten. Während einer Gravidität (Schwangerschaft) ist Caulis Akebiae (Mutong) kontraindiziert!

Sm. Plantaginis (Cheqianzi), Hb. Dianthi (Qumai), Hb. Polygoni avicularis (Bianxu) und Talcum (Huashi) leiten als Ministerkräuter Feuchte-Hitze aus und regen die Diurese an. Mit dieser Wirkung unterstützen sie das Kaiserkraut.

Das Helferkraut Fr. Gardeniae (Zhizi) leitet Hitze im Bereich des Dreifachen Erwärmers über den Urin aus. Rx. et Rz. Rhei (Dahuang), ein weiteres Helferkraut, leiten Hitze über den Stuhl aus.

Medulla junci (Dengxincao) dient in dieser Rezeptur, gemeinsam mit Rx. Glycyrrhizae tosta (Zhigancao), als Botenkraut.

Dabei leitet Medulla junci (Dengxincao) die Hitze nach unten. Rx. Glycyrrhizae tosta (Zhigancao) wirkt harmonisierend auf die gesamte Rezeptur, sowie schmerzstillend. Darüber hinaus wirkt Rx. Glycyrrhizae tosta (Zhigancao), wenn es in Kombination mit Talcum (Huashi) eingenommen wird, Unruhezuständen entgegen.

Abänderungen der Rezeptur

- Hämaturie: plus Rz. Imperatae (Baimaogen), Hb. Cirsi (Xiaoji) und Hb. Ecliptae (Hanliancao).
- Schmerzhafte, blutige Miktion: Dosierung von Hb. Polygoni avicularis (Bianxu) erhöhen, plus Rz. Imperatae (Baimaogen) und Hb. Cirsi (Xiaoji).
- Urolithiasis: plus Spora Lygodii (Haijinsha), Hb. Lysimachiae (Jinqiancao) und Endothelium corneum Gigeriae (Jineijin).
- Urolithiasis: plus Spora Lygodii (Haijinsha), Hb. Lysimachiae (Jinqiancao), Fol. Pyrrosiae (Shiwei) und Rx. Achyranthis bidentatae (Niuxi).
- Trüber Harn: plus Rz. Dioscereae hypoglaucae (Fenbixie) und Rz. Acori (Shichangpu).
- Harnverhalten mit gelbem, schleimigen Zungenbelag und schnellem (shuo), vollem (shi) Puls, wenn Feuchte-Hitze die Blase angreift: plus Succinum (Hupo).
- Stomatitis: plus Hb. Lophatheri (Danzhuye) und Rx. Rehmanniae (Shengdihuang).
- Keine Obstipation oder weiche Stühle: minus Rx. et Rz. Rhei (Dahuang).

6. Hitze im Bereich der Organe

Lang dan xie gan teng Basisrezeptur

Wenn diese Hitze aus einem der Organe ausgeleitet werden soll, so sind die entsprechenden Kräuter sehr unterschiedlich, je nachdem, in welchem Organ sich die Hitze befindet.

Die Rezeptur Long dan xie gan tang leitet Hitze aus dem Bereich der Leber und Gallenblase aus und kann bei einer großen Palette an Beschwerden eingesetzt werden. Es müssen jedoch folgende Kriterien für Hitze im Bereich der Leber vorhanden sein: ein gespannter (xian) und schneller (shuo) Puls, eine rote Zunge (bzw. rot im Bereich der Zungenränder) und ein dunkler Urin sowie Beschwerden beim Wasser lassen.

Die Kräuter der Rezeptur Long dan xie gan tang kühlen Hitze, ohne eine Stagnation hervorzurufen. Sie leiten das Qi abwärts, ohne das Qi zu verletzen.

Wie bereits oben angeführt, ist diese Rezeptur bei einer großen Palette an Beschwerden indiziert und kann deswegen oft verschrieben werden.

Long dan xie gan tang
Rx. Gentianae-Dekokt zum Entlasten der Leber

- Rx. Gentianae (Longdan) 4 g Kaiserkraut
- Rx. Scutellariae (Huangqin) 3 g Ministerkraut
- Fr. Gardeniae (Zhizi) 4 g Ministerkraut
- Rx. Bupleuri (Chaihu) 3 g Ministerkraut
- Rz. Alismatis (Zexie) 4 g Helferkraut
- Sm. Plantaginis (Cheqianzi) 4 g Helferkraut
- Rx. Angelicae sinensis (Danggui) 4 g Helferkraut
- Rx. Rehmanniae (Shengdihuang) 5 g Helferkraut
- Rx. Glycyrrhizae (Gancao) 2 g Botenkraut

Wirkung
- Leitet Hitze in Leber und Gallenblase aus
- Beseitigt Feuchte-Hitze aus dem UE

Indikationen
- Schmerzen unter den Rippenbögen
- Kopfschmerzen
- Rötung der Augen
- Schwindelgefühl
- Bitterer Mundgeschmack
- Reizbarkeit
- Juckreiz der Genitalien
- Übelriechender Ausfluss
- Gefühl der Hitze im Unterleib
- Erschwertes oder schmerzhaftes Wasserlassen
- Bei Frauen ein zu frühes Einsetzen der Menstruationsblutung
- Verlust des Gehörsinns

Entsprechende westliche Krankheitsbilder
- Migräne (seitliche Kopfschmerzen)

- Interkostalneuralgie (Entzündung der Zwischenrippenbereiche)
- Konjunktivitis (Bindehautentzündung)
- Herpes Zoster (Gürtelrose)
- Hepatitis (Leberentzündung)
- Prostatitis (Entzündung der Vorsteherdrüse)
- Hypercholesterinämie und Hypertriglyceridämie (erhöhte Blutfettwerte)
- Arterielle Hypertonie (Bluthochdruck)
- Fluor vaginalis (Scheideninfektionen mit Ausfluss)
- Cholezystitis (Gallenblasenentzündung)
- Cholangitis (Entzündung der Gallengänge)
- Herpes labialis (Fieberblasen)
- Herpes genitalis (Virusinfektion im Genitalbereich)

Zunge: roter Zungenkörper; dicker, gelber Belag
Puls: gespannt (xian), schnell (shuo)

Beschreibung der klassischen TCM-Rezeptur
Als Kaiserkraut dieser Rezeptur dient Rx. Gentianae (Longdan). Dieses Kraut ist bitter, thermisch kalt und kann eingesetzt werden, um Hitze aus dem Bereich von Leber und Gallenblase auszuleiten. Zusätzlich leitet Rx. Gentianae (Longdan) Feuchte-Hitze aus dem Bereich des Unteren Erwärmers aus. Zwei der Ministerkräuter, nämlich Rx. Scutellariae (Huangqin) und Fr. Gardeniae (Zhizi), unterstützen das Kaiserkraut in der Hitze-kühlenden und Feuchtigkeit-ausleitenden Wirkung.

Rx. Bupleuri (Chaihu), welches ebenfalls als Ministerkraut dient, leitet Hitze aufgrund einer Leber-Qi-Stagnation aus. Die Kombination der Kräuter Rx. Scutellariae (Huangqin) und Rx. Bupleuri (Chaihu) kann eingesetzt werden, um Hitze aus dem Bereich des Shao Yang auszuleiten. Die Polizeikräuter Sm. Plantaginis (Cheqianzi) und Rz. Alismatis (Zexie) leiten Hitze und Feuchte-Hitze aus dem Bereich des Unteren Erwärmers über die Diurese (Harnfluss) aus. Da es durch die bitteren, thermisch kalten Kräuter leicht zu einer Verletzung von Yin und Blut kommen kann, befinden sich mit Rx. Angelicae sinensis (Danggui) und Rx. Rehmanniae (Shengdihuang) zwei Leber-Blut-tonisierende Kräuter in der Rezeptur. Diese Kräuter tonisieren das Blut, ohne jedoch Stagnationen hervorzurufen. Da die bitteren, thermisch kalten Kräuter möglicherweise zu einer Verletzung des Milz-Qi führen können, befindet sich Rx. Glycyrrhizae (Gancao) in dieser Rezeptur. Rx. Glycyrrhizae (Gancao) dient zusätzlich als Botenkraut, das den Bereich des Mittleren Erwärmers harmonisieren und die Wirkungen der anderen Kräuter dieser Rezeptur regulieren kann.

Abänderungen der Rezeptur
- Gelber Fluor vaginalis mit intensivem Geruch: minus Rx. Glycyrrhizae (Gancao) und Rx. Scutellariae (Huangqin), plus Cx. Phellodendri (Huangbai).

- Akute ikterische Hepatitis: minus Rz. Alismatis (Zexie) und Sm. Plantaginis (Cheqianzi), plus Hb. Artemisiae scopariae (Yinchen).
- Ebenfalls bei Ikterus: minus Rx. Glycyrrhizae (Gancao), plus Hb. Artemisiae scopariae (Yinchen) und Rx. et Rz. Rhei (Dahuang).
- Starke Kopfschmerzen sowie rote, schmerzende Augen: plus Fl. Chrysanthemi (Juhua) und Fol. Mori (Sangye).
- Spasmen (Krämpfe): plus Ra. cum Uncis Uncariae (Gouteng) und Bulbus Fritillariae cirrhosae (Chuanbeimu).

7. Disharmonie-Muster im Bereich der Leber und Milz
XIAO CHAI HU TANG Basisrezeptur

Zu einer Disbalance zwischen Leber und Milz kann es aufgrund zweier verschiedener Ursachen kommen:
1. kann sich eine bestehende Leber-Qi-Stagnation auf den Bereich von Milz und Magen auswirken.
2. kann ein bestehender Milz-Qi-Mangel dazu führen, dass die Zirkulation des Leber-Qi beeinträchtigt wird.

Hauptmerkmale einer Disbalance zwischen Leber und Milz sind: Spannungsgefühl im Bereich des Brustkorbes und des Bauches, Schmerzen unter dem Rippenbogen und im Bereich des Bauches, Appetitlosigkeit und Durchfall. In schweren Fällen können Fieber und Schüttelfrost abwechselnd auftreten.

XIAO CHAI HU TANG
Kleineres Bupleurum-Dekokt

- Rx. Bupleuri (Chaihu) 9 g Kaiserkraut
- Rx. Scutellariae (Huangqin) 3 g Ministerkraut
- Rz. Pinelliae (Banxia) 8 g Polizeikraut
- Rz. Zingiberis recens (Shengjiang) 3 g Polizeikraut
- Rx. Ginseng (Renshen) 3 g Polizeikraut
- Rx. Glycyrrhizae praeparata (Zhigancao) 3 g Polizeikraut
- Fr. Jujubae (Dazao) 5 (Stück) Polizeikraut

Wirkung
- Wirkt harmonisierend
- Vertreibt «Pathogene Faktoren» in der Shao Yang-Schicht
- Löst Leber-Qi-Stagnation auf

Indikationen
- Fieber in Abwechslung mit Schüttelfrost
- Trockene Mundschleimhäute
- Gefühl der Fülle im Bauchbereich und unter den Rippenbögen
- Brechreiz und Erbrechen
- Schmerzen im Bauchbereich
- Bitterer oder saurer Mundgeschmack
- Appetitlosigkeit

Entsprechende westliche Krankheitsbilder
- Bronchitis
- Grippale Infekte
- Pneumonie (Lungenentzündung)
- Tuberkulose
- Parotitis (Entzündung der Ohrspeicheldrüse)
- Ikterus (Gelbsucht)
- Malaria
- Akute, virale Hepatitis (Leberentzündung)
- Post partales (nachgeburtliches) Fieber
- Akute Phyelonephritis (Nierenbeckenentzündung)
- Cholezystitis (Gallenblasenentzündung)
- Interkostalneuralgie (Entzündung der Zwischenrippenbereiche)
- Lymphadenitis (Entzündung der Lymphbahnen)

Zunge: dünner, weißer Zungenbelag
Puls: gespannt (xian)

Beschreibung der klassischen TCM-Rezeptur
In dem Werk «Shang han lun» werden verschiedene Vorgangsweisen beschrieben, wie mit «Pathogenen Faktoren», die von außen in den Körper eingedrungen sind, therapeutisch vorzugehen ist. Wenn es weder indiziert ist, Schweißausbrüche bei einem Patienten auszulösen, noch eine drastische, abführende Methode angewendet werden sollte, die es den «Pathogenen Faktoren» nur ermöglichen würden, tiefer in den Körper einzudringen, ist eine «harmonisierende» Rezeptur wie Xiao chai hu tang indiziert.

Die Analyse der einzelnen Kräuter
Als Kaiserkraut dient Rx. Bupleuri (Chaihu). Dabei handelt es sich um das wichtigste Kraut, um Krankheitsbildern im Bereich des Shao Yang entgegenzuwirken. Zusätzlich kann Rx. Bupleuri (Chaihu) eingesetzt werden, um Leber-Qi-Stagnationen aufzulösen. Dieses bittere, leicht scharfe, thermisch kühlende Kraut besitzt eine aufsteigende Bewegungsrichtung.

Unterstützt wird Rx. Bupleuri (Chaihu) durch das Ministerkraut Rx. Scutellariae (Huangqin). Die beiden Kräuter werden oft in Kombination gegeben, um Hitze aus dem Bereich von Leber und Galle auszuleiten. (Die Kombination der beiden Kräuter wirkt ähnlich wie die Kombination der beiden westlichen Kräuter Frauenmantel und Schafgarbe).

Das Polizeikraut Rz. Pinelliae (Banxia) wärmt und wandelt Feuchtigkeit und Schleim im Bereich des Mittleren Erwärmers um. Wenn es in Kombination mit Rz. Zingiberis recens (Shenjiang) eingesetzt wird, harmonisieren diese beiden Kräuter den Bereich des Mittleren Erwärmers und wirken Erbrechen und Brechreiz entgegen, indem sie das rebellierende Qi abwärts leiten. Rz. Zingiberis recens (Shenjiang) dient in dieser Rezeptur, wie auch die drei Kräuter Rx. Ginseng (Renshen), Fr. Jujubae (Dazao) und Rx. Glycyrrhizae praeparata (Zhigancao), als Polizeikraut.

Diese drei Kräuter stärken das Qi und werden eingesetzt, um zu verhindern, dass «Pathogene Faktoren» tiefer in das Innere des Körpers eindringen. Die Kombination von Rz. Zingiberis (Shengjiang) und Fr. Jujubae (Dazao) wirkt zusätzlich regulierend auf das Abwehr-Qi (Wei-Qi).

Abänderungen der Rezeptur

- Obstipation: plus Natrii Sulfas (Mangxiao). Es entsteht dadurch die Rezeptur CHAI HU JIA MANG XIAO TANG (Dekokt mit Rx. Bupleuri und Natrii Sulfas).
- Ausgeprägtes Durstgefühl: minus Rz. Pinelliae (Banxia), plus Rx. Trichosanthis (Tianhuafen).
- Kein Erbrechen: minus Rz. Pinelliae (Banxia) und Rx. Ginseng (Renshen), plus Fr. Trichosanthis (Gualou).
- Bauchschmerzen: minus Rx. Scutellariae (Huangqin), plus Rx. Paeoniae alba (Baishao).
- Schmerzen im Unterbauch: minus Rx. Ginseng (Renshen) und Rx. Glycyrrhizae tosta (Zhigancao), plus Rz. Cyperi (Xiangfu) und Fr. Aurantii (Zhiqiao).
- Schmerzhafte Oligurie, wobei der Urin eine rötlich-gelbe Farbe aufweist: plus Hb. Lysimachiae (Jinqiancao) und Hb. Hedyotidis Diffusae (Baihuasheshecao).
- Völle und Druck im Thorax, Obstipation, Appetitlosigkeit: plus Sm. Cannabis (Huomaren) und Fr. Aurantii immaturus (Zhishi).
- Malaria und ähnlich verlaufende Erkrankungen mit Wechselfieber: plus Hb. Artemisiae annuae (Qinghao)und Rx. Dichroae (Cangshan).
- Vertigo (Schwindelgefühl): plus Fl. Chrysanthemi (Juhua), Ra. cum Uncis (Gouteng) und Sm. Cassiae (Juemingzi).
- Gleichzeitiger Nieren-Yang-Mangel mit morgentlicher Diarrhoe, aufgeblähtem Unterbauch und Durst: plus Sclerotium Poriae Cocos (Fuling), Rz. Alismatis (Zexie), Rz. Dioscoreae (Shanyao) und Sm. Cuscutae (Tusizi).
- Trockener Husten: plus Tuber Ophiopogonis (Maimendong) und Caulis Bambusae in taeniam (Zhuru).
- Unregelmäßige Menstruation und prämenstruelle Schmerzen: plus Rz.

Cyperi (Xiangfu) und Rx. Paenoniae alba (Baishao).
- Prämenstruelle Ödeme: plus Sclerotium Poriae Cocos (Fuling) und Rz. Alismatis (Zexie).
- Pämenstruelle Palpitationen und Schlafstörungen: plus Rx. Polygalae (Yuanzhi), Sm. Ziziphi spinosae (Suanzaoren) und Rx. Angelicae sinensis (Danggui).
- Klumpiges Menstruationsblut: plus Rx. Salviae miltiorrhizae (Danshen) und Caulis Spatholobi (Jixueteng).

8. Unruhiger Geist
SUAN CAO REN TANG Basisrezeptur

Die chinesische Bezeichnung für Geist bedeutet «Shen». Dieses wir dem Herz zugeordnet. Störungen des Shen können folgende Ursachen haben:

1. kann ein Mangel wie beispielsweise ein Herz-Blut- oder Yin-Mangel zu einer Störung des Shen führen. Als Symptome können Palpitationen (Herzklopfen), Angstzustände, Vergesslichkeit, Orientierungsstörung sowie Schlafprobleme auftreten. In diesem Fall sollten Blut und Yin genährt werden.
2. kann eine Fülle wie beispielsweise ein Herz-Feuer zu einer Störung des Shen führen. Als Symptome stehen manisches Verhalten, Reizbarkeit sowie Unruhezustände im Vordergrund. In diesem Fall sollte der Geist beruhigt werden.

Im Allgemeinen ist es jedoch so, dass Störungen des Shen immer aus einer Kombination einer Fülle mit einer Leere auftreten, so dass bei der Zusammenstellung einer Therapie beide Faktoren berücksichtigt werden sollten. Wichtig ist es, Faktoren, die zu einer Störung des Shen führen können, zu beseitigen. Dazu zählen: Reizüberflutung, emotionale Überlastungen, Schlafmangel, Konsum von Alkohol und Drogen.

SUAN CAO REN TANG
Sm. Ziziphi-Dekokt

- Sm. Ziziphi Spinosae (Suanzaoren) 8 g Kaiserkraut
- Rx. Ligustici (Chuanxiong) 3 g Ministerkraut
- Sclerotium Poriae Cocos (Fuling) 4 g Helferkraut
- Rx. Glycyrrhizae Uralensis (Gancao) 2 g Helferkraut
- Rz. Anemarrhenae (Zhimu) 3 g Botenkraut

Wirkung
- Tonisiert das Blut
- Beruhigt Shen

- Klärt Hitze
- Beendet Unruhezustände

Indikationen
- Unruhezustände
- Reizbarkeit
- Unfähigkeit zu Schlafen
- Nachtschweiß
- Drehschwindel
- Trockenheit der Mundschleimhäute

Entsprechende westliche Krankheitsbilder
- Insomnia (Schlaflosigkeit)
- Palpitationen (Herzklopfen)
- Panikattacken
- Neurasthenie (nervöse Erschöpfung)
- Herzrhythmusstörungen
- Menopausale Beschwerden (Wechseljahrbeschwerden)
- Stenocardien (Beklemmungsgefühl im Brustbereich)
- Aphten (Defekte der Mundschleimhaut)

Zunge: roter Zungenkörper mit wenig, trockenem Zungenbelag
Puls: dünn (xi) oder gespannt (xian), schnell (shuo)

Beschreibung der klassischen TCM-Rezeptur
Die Rezeptur SUAN CAO REN TANG ist dem Werk «Jin gui yao lue» entnommen. Sie kann eingesetzt werden, wenn ein Leber-Blut-Mangel in Kombination mit Leere-Hitze vorliegt. Bei Bestehen eines Leber-Blut-Mangels kann sich zusätzlich relativ leicht ein Herz-Blut-Mangel entwickeln. (Holz ist die Mutter des Feuers, das in diesem Fall nicht ausreichend genährt werden kann). Wenn aufgrund dieses Blut-Mangels Leere-Hitze entsteht, können Symptome wie: Reizbarkeit, Unruhe, Schlafprobleme, Palpitationen (Herzklopfen), Nachtschweiß, Trockenheit der Mundschleimhäute sowie ein roter Zungenkörper mit wenig bzw. trockenem Zungenbelag auftreten. Die Rezeptur SUAN CAO REN TANG tonisiert das Leber-Yin sowie das Herz-Blut und leitet aufsteigendes Yang abwärts. Dadurch wirkt sie Schlaf fördernd.

Die Analyse der einzelnen Kräuter der Rezeptur
Die Rezeptur wirkt Herz-Blut-nährend und den Geist-(das Shen)-beruhigend. Die Hitze-klärende Wirkung ist in dieser Rezeptur von untergeordneter Bedeutung.

Das Kaiserkraut Sm. Ziziphi spinosae (Suanzaoren) ist süß, sauer und thermisch neutral. Es nährt Leber- und Herz-Blut und wirkt beruhigend. Das Ministerkraut Rx. Ligustici (Chuanxiong) nährt ebenfalls das Leber-Blut, gleichzeitig verbessert es die Zirkulation des Leber-Blutes. Diese Kombination eines adstringierenden, Blut-tonisierenden und eines Stagnations-auflösenden Krautes ist äußerst effektiv, um das Leber-Blut zu nähren und zugleich den Geist zu beruhigen, ohne Stagnationen herzurufen. Das Helferkraut Sclerotium Poriae Cocos (Fuling) beruhigt den Geist und tonisiert das Milz-Qi. Rz. Anemarrhenae (Zhimu) nährt das Yin und klärt Hitze, ohne Feuchtigkeit zu verursachen. Es dient als Helferkraut, welches der austrocknenden Wirkung der anderen Kräuter entgegenwirkt. Das zweite Helferkraut, Rx. Glycyrrhizae (Gancao), wirkt harmonisierend im Bereich des Mittleren Erwärmers und beruhigt gleichzeitig den Geist (das Shen).

Abänderungen der Rezeptur

- Herz-Qi-Mangel, der Patient wacht mitten in der Nacht mit Angstzuständen auf, blasse Zunge sowie dünner (xi) und gespannter (xian) Puls: plus Rx. Codonopsis (Dangshen) und Os Draconis (Longgu).
- Nachtschweiß: plus Concha Ostreae (Muli) und Fr. Schisandrae (Wuweizi).
- Ausgeprägte Leere-Hitze: minus Rx. Ligustici (Chuanxiong), plus Hb. Ecliptae (Hanliancao), Fr. Ligustri lucidi (Nüzhenzi) und Rx. Paeoniae alba (Baishao).
- Starker Yin-Mangel mit innerer Hitze: plus Rx. Paeoniae alba (Baishao) und Rx. Rehmanniae (Shengdihuang).
- Palpitationen: plus Dens Draconis (Longchi) und Concha Ostreae (Muli).
- Herz-Yin-Mangel: plus Tuber Ophiopogonis (Maimendong) und Sm. Biotae (Baiziren).
- Herz-Blut-Mangel: plus Arillus Longan (Longyanrou), Rx. Salviae miltiorrhizae (Danshen), Cx. Albiziae (Hehuanpi).
- Herz-Qi-Mangel: plus Rx. Codonopsis (Dangshen) und Rx. Pseudostellariae (Taizishen).
- Herz-Yang-Mangel: plus Cx. Cinnamomi (Rougui) oder Ra. Cinnamomi (Guizhi).

9. Wind-Feuchtigkeit

DU HUO JI SHENG TANG Basisrezeptur

In der chinesischen Medizin wird bei Vorliegen von Wind-Feuchtigkeit oft von einem «Bi-Syndrom» gesprochen. Die typischen Symptome und auch die Lokalisation der Schmerzen variieren in Abhängigkeit von der Eindringtiefe der drei «Pathogenen Faktoren»: Wind, Kälte und Feuchtigkeit.

Je nachdem, welcher der drei Faktoren überwiegt, sind die Symptome unterschiedlich: bei Überwiegen des «Pathogenen Faktors» Wind ist die Schmerzlokalisation starken Änderungen unterworfen; bei Überwiegen der Feuchtigkeit stehen ein Taubheitsgefühl sowie Schwellungen im Vordergrund; bei Überwiegen von Kälte sind es gut lokalisierbare, starke Schmerzen.

Du huo ji sheng tang
Angelicae pubescentis und Ra. Taxilli-Dekokt

- Rx. Angelicae pubescentis (Duhuo) 6 g Kaiserkraut
- Hb. Asari (Xixin) 3 g Ministerkraut
- Rx. Ledebouriellae (Fangfeng) 3 g Ministerkraut
- Rx. Gentianae macrophyllae (Qinjiao) 3 g Ministerkraut
- Ra. Taxilli (Sangjisheng)3 g Helferkraut
- Cx. Eucommiae (Duzhong) 3 g Helferkraut
- Rx. Achyranthes bidentatae (Niuxi) 3 g Helferkraut
- Cx. Cinnamomi (Rougui) 3 g Helferkraut
- Rx. Angelicae sinensis (Danggui) 3 g Helferkraut
- Rx. Ligustici (Chuanxiong) 3 g Helferkraut
- Rx. Rehmanniae (Shengdihuang) 3 g Helferkraut
- Rx. Paeoniae alba (Baishao) 3 g Helferkraut
- Rx. Ginseng (Renshen) 3 g Helferkraut
- Sclerotium Poriae Cocos (Fuling) 3 g Helferkraut
- Rx. Glycyrrhizae tosta (Zhigancao) 3 g Botenkraut

Wirkung
- Vertreibt Wind-Feuchtigkeit
- Löst schmerzhafte Stagnationen
- Tonisiert bei Qi-Mangel

Indikationen
- Schweregefühl und Schmerzen an gut lokalisierbaren Körperstellen (speziell unterer Rücken und Beine)
- Allgemeines Schwächegefühl
- Steifheit der Extremitäten
- Abneigung gegenüber Kälte
- Wärme wird angenehm empfunden
- Kurzatmigkeit
- Palpitationen (Herzklopfen)

Entsprechende westliche Krankheitsbilder
- Osteoarthritis (Gelenks- und Knochenentzündung)
- Rheumatoide Arthritis
- Chronischer Rückenschmerz
- Lumboischialgie (Lendenwirbelsäulenbeschwerden)
- Poliomyelitis (Kinderlähmung) im Spätstadium

Zunge: blasser Zungenkörper mit weißem Zungenbelag
Puls: dünn (xi), langsam (chi) und leer (xu)

Beschreibung der klassischen TCM-Rezeptur

Die Rezeptur Du huo ji sheng tang wird häufig bei Vorliegen eines chronischen, schmerzhaften Bi-Syndroms verwendet; speziell dann, wenn Sehnen und Knochen betroffen sind.

Du huo ji sheng tang wirkt einem schmerzhaften Bi-Syndrom speziell im unteren Teil des Körpers entgegen und stärkt gleichzeitig Leber und Nieren.

Jedes chronische Bi-Syndrom erschöpft mit der Zeit diese beiden Organe. Umgekehrt gilt, dass Patienten mit einem Leber- und speziell mit einem Nieren-Qi-Mangel anfällig für Gelenksprobleme sind. Bei der Analyse fällt auf, dass sowohl «antirheumatische», kühlende als auch tonisierende, wärmende Kräuter in der Rezeptur enthalten sind.

Die Analyse der einzelnen Kräuter

Das Kaiserkraut Rx. Angelicae pubescentis (Duhuo) vertreibt Wind, Feuchtigkeit und Kälte aus dem Bereich des Unteren Erwärmers, der Knochen und Sehnen. Hb. Asari (Xixin), eines der beiden Ministerkräuter, vertreibt Kälte aus dem Bereich der Meridiane sowie Wind und Feuchtigkeit aus dem Bereich der Sehnen und Knochen. Zusätzlich besitzt es eine schmerzstillende Wirkung. Rx. Ledebouriellae (Fangfeng), das zweite Ministerkraut, vertreibt ebenfalls Wind und leitet Feuchtigkeit aus. Es folgen verschiedene Polizeikräuter: Rx. Gentianae macrophyllae (Qinjiao) wirkt im Bereich der Sehnen, vertreibt Wind und Feuchtigkeit. Ra. Taxilli (Sangjisheng), Cx. Eucommiae (Duzhong) und Rx. Achyranthis (Niuxi) vertreiben Wind und Feuchtigkeit und tonisieren gleichzeitig Leber und Nieren. Das letzte dieser drei Kräuter, Rx. Achyranthis (Niuxi) besitzt eine nach unten gerichtete Bewegungsrichtung. Dadurch wird der Schwerpunkt des therapeutischen Effektes dieser Rezeptur in den Bereich des Unteren Erwärmers geleitet. Cx. Cinnamomi (Rougui) ist thermisch heiß, tonisiert das Yang und löst Stagnationen auf. Es ist ein wichtiges Kraut, um Rückenschmerzen im LWS-Bereich aufgrund eines Nieren-Yang-Mangels zu behandeln. Rx. Angelicae sinensis (Danggui), Rx. Ligustici (Chuanxiong), Rx. Rehmanniae (Shengdihuang) sowie Rx. Paeoniae alba (Baishao) nähren und bewegen das Leber-Blut. Wir werden diesen Kräutern bei der Analyse der Rezeptur Si wu tang wieder begegnen.

Immer wenn chronische Krankheitsbilder, bei denen Feuchtigkeit vorliegt, behandelt werden, sollte das Milz-Qi tonisiert werden. Rx. Ginseng (Renshen), Sclerotium Poriae Cocos (Fuling) sowie das Botenkraut Rx. Glycyrrhizae tosta (Zhigancao) sind aus diesem Grund in dieser Rezeptur enthalten.

Abänderungen der Rezeptur

- Starke Schmerzen: plus Lumbricus (Dilong) und Fl. Carthami (Honghua).
- Starke Kälte: plus Rx. Lateralis Aconiti praeparata (Fuzi) und Rz. Zingiberis (Ganjiang).
- Starke Feuchtigkeit: plus Rx. Stephaniae tetrandrae (Hanfangji) und Rz. Atractylodis (Cangzhu).

- Blut-Stagnation: plus Sm. Persicae (Taoren) und Fl. Carthami (Honghua).
- Weniger ausgeprägte Leere: minus Rx. Ginseng (Renshen), Rx. Rehmanniae (Shengdihuang) und Rx. Paeoniae alba (Baishao).
- Folgezustände nach Poliomyelitis: plus Rx. Notoginseng (Sanqi), Rx. Clematidis (Weilingxian) und Fr. Chaenomelis (Mugua).

10. Blut-Stagnationen

DIE DA WAN Basisrezeptur

Charakteristische Symptome einer Blut-Stagnation, aber auch einer Blut-Stase sind: gut lokalisierbare, intensive Schmerzen; Abszesse, Haarausfall, zyanotische Lippenfarbe, zyanotische Areale am Zungenkörper sowie ein rauer (se) Puls.

Zu den wichtigsten Ursachen einer Blut-Stagnation bzw. einer Blut-Stase zählen ein Qi-Mangel sowie eine Qi-Stagnation. Wenn nicht ein ausreichendes Maß an Qi vorhanden ist, bzw. bei Vorliegen einer Qi-Stagnation, wird der Blutfluss beeinträchtigt.

Auch Kälte oder Hitze beeinträchtigen die Blutzirkulation und können zu Blut-Stagnationen oder Blut-Stase Anlass geben.

Weitere Ursachen für eine Blut-Stagnation oder Blut-Stase sind: Verletzungen, Operationen, Fremdkörper innerhalb des Körpers (beispielsweise Spiralen als Verhütungsmethode) sowie laut Texten der klassischen TCM: Geburten.

Auch ein Yin-Mangel sowie Feuchtigkeit und Schleim können Ursachen für eine Blut-Stagnation bzw- Stase sein. Da in westlichen Ländern praktizierende TCM-Ärzte es oft mit Patienten zu tun haben, die unter chronischen Beschwerden leiden, haben Kräuter, die die Blutzirkulation anregen, eine große Bedeutung.

Kräuter gegen eine Blut-Stagnation oder Blut-Stase sind effizient. Ihre Einnahme kann natürlich zur Entwicklung von Nebenwirkungen führen. Aus diesem Grund sollten sie mit Vorsicht bei alten oder geschwächten Menschen eingesetzt werden. Des Weiteren sollten Kräuter, die die Blutzirkulation anregen, bei Patienten mit Blutungen (außer diese sind durch eine Blut-Stagnation verursacht worden) nur mit äußerster Vorsicht eingesetzt werden. Während einer Gravidität (Schwangerschaft) sind sie kontraindiziert.

DIE DA WAN
Verletzungs-Pille

- Rx. Angelicae sinensis (Danggui) 6 g Kaiserkraut
- Rx. Ligustici (Chuanxiong) 6 g Kaiserkraut
- Gummi Olibanum (Ruxiang) 8 g Kaiserkraut
- Myrrha (Moyao) 5 g Kaiserkraut
- Sanguis Draconis (Xuejie) 3 g Kaiserkraut

- Rx. Paeoniae alba (Baishao) 6 g Ministerkraut
- Rx. Rehmanniae praeparatae (Shudihuang) 8 g Ministerkraut
- Fl. Carthami (Honghua) 6 g Ministerkraut

In der Orginalrezeptur zur äußeren Anwendung sind weiters enthalten

- Eupolyphaga seu Opisthoplatia (Tubiechong) 2 g Kaiserkraut
- Pyritum (Zirantong) 2 g Ministerkraut
- Hb. Ephedrae (Mahuang) 3 g Botenkraut

Wirkung

- Gegen Qi-Stagnationen
- Gegen Blut-Stagnationen
- Wirkt Schmerzen und Schwellungen entgegen
- Löst Gewebsverhärtungen und Knoten auf

Indikationen

- Gut lokalisierbare Schmerzen
- Zur Unterstützung der Heilungsprozesses nach Verletzungen
- Knoten in der Brust

Entsprechende westliche Krankheitsbilder

- Nach Verletzungen wie Prellungen, Stauchungen, Knochenbrüchen, etc.
- Myalgien (Schmerzen und Verhärtungen der Muskulatur)
- Chronische Tendovaginitis (Sehnenscheidenentzündungen)

Zunge: zyanotischer Zungenkörper
Puls: gespannt (xian) oder rau (se)

Beschreibung der klassischen TCM-Rezeptur

Die Rezeptur Die da wan kann zur Behandlung von Schwellungen und Schmerzen nach einer Verletzung eingesetzt werden. Durch die Verabreichung dieser Rezeptur können gute Heilungserfolge erzielt werden; speziell dann, wenn Schmerzen und Schwellungen aufgrund einer Blut-Stagnation vorliegen. Die da wan wird den Patienten in China in den meisten Fällen in Form einer großen Pille verabreicht. Diese Pille hat einen Durchmesser von 1 – 2 cm und ist mit Honig zubereitet. Um die Pille frisch zu halten, ist sie von einer Wachskapsel umgeben. Natürlich können die Kräuter auch in Alkohol eingelegt eingenommen werden. (Durch Alkohol wird die Stagnations-lösende Wirkung unterstützt).

Die Kräuter der Rezeptur können aber auch in Öl angesetzt werden. Dieses Kräuteröl kann äußerlich angewendet werden. Die da wan wird nach Verletzungen, Schwellungen und bei gut lokalisierbaren Schmerzen eingesetzt.

Die Verabreichung dieser Rezeptur (als Dekokt) ist zur Zeit der Schwangerschaft kontraindiziert.

Zur Analyse der einzelnen Kräuter der Rezeptur
Rx. Angelicae sinensis (Danggui), Rx. Ligustici (Chuanxiong), Gummi Olibanum (Ruxiang), Myrrha (Moyao), Sanguis Draconis (Xuejie) und Eupolyphaga seu Opisthoplatia (Tubiechong) unterstützen als Kaiserkräuter die Blutzirkulation und lösen Blut-Stasen auf. (Die Angaben darüber, welches Kraut als Kaiserkraut, welches als Ministerkraut etc. dient, variieren in den verschiedenen Quellentexten). Die Ministerkräuter Rx. Paeoniae alba (Baishao), Rx. Rehmanniae praeparatae (Shudihuang) und Fl. Carthami (Honghua) tonisieren und bewegen ebenfalls das Blut. He. Ephedrae (Mahuang) dient als Botenkraut der Rezeptur. Dieses Kraut löst Stagnationen im Bereich zwischen Haut und Muskulatur auf und leitet die Blutfluss-regulierenden Kräuter in den Bereich der Körperoberfläche. Pyritum (Zirantong) wird eingesetzt, um die Knochenheilung zu unterstützen. In besonders schweren Fällen wird in China Moschus (Shexiang) der Rezeptur beigefügt. Dabei handelt es sich jedoch um ein Tierprodukt, das außerdem extrem kostspielig ist.

Wenn die Kräuter in Öl eingelegt werden, ist folgende Dosierung zu empfehlen: Für einen Liter Öl sollten 200 g Kräuter verwendet werden. Das Öl sollte tagsüber in der Sonne gelagert werden (der Einfluss der Sonne verleiht dem Öl einen zusätzlichen wärmenden, bewegenden Aspekt). Nach frühestens drei Wochen kann das Öl verwendet werden.

Abänderungen der Rezeptur
- Kopfschmerzen: plus Fr. Viticis (Manjingzi) und Fr. Tribuli (Jili).
- Schmerzen im Hypochondrium: plus Tuber Curcumae (Yujin) und Bulbus Allii macrostemi (Xiebai).
- Fixierte subkostale und abdominale Resistenzen: plus Tuber Curcumae (Yujin) und Rx. Salviae miltiorrhizae (Danshen).
- Amenorrhoe oder Dysmenorrhoe: plus Rz. Cyperi (Xiangfu), Hb. Leonuri (Yimucao) und Hb. Lycopi (Zelan).
- Angina pectoris: plus Rz. Chuanxiong (Chuanxiong), Fr. Crataegi (Shanzha) und Rx. Salviae miltiorrhizae (Danshen).

11. Nahrungsmittel-Stagnation
Bao he wan Basisrezeptur

Der Begriff der Nahrungsmittel-Stagnation (chinesisch: shi zhi) bezieht sich auf eine Ansammlung von Nahrungsmitteln im Bereich des Verdauungstraktes (hauptsächlich im Bereich des Mittleren Erwärmers). Typische Symptome sind:

Völlegefühl, Schmerzen im Bauchbereich, Abneigung gegenüber einer weiteren Nahrungsaufnahme, übel riechendes Aufstoßen und manches Mal Diarrhoe (Durchfall). Es wird ein gelber, dicker Zungenbelag in der Mitte des Zungenkörpers sowie ein gleitender (hua) Puls gefunden.

Eine Nahrungsmittel-Stagnation kann akut auftreten, und zwar immer dann, wenn Menschen zu üppig gegessen haben. Rezepturen, die einer Nahrungsmittel-Stagnation entgegenwirken, weisen einen zerstreuenden Charakter auf. Aus diesem Grund sollten bei Patienten, die einen konstitutionellen Milz-Qi-Mangel aufweisen, bei einer lange Zeit bestehenden Nahrungsmittel-Stagnation zusätzlich Qi-tonisierende Kräuter zur Anwendung kommen. In besonders schweren Fällen kommen purgierende, also drastisch abführende, Rezepturen zur Anwendung.

Bao he wan
Pille, die die Harmonie erhält

- Fr. Crataegi (Shanzha) 3 g Kaiserkraut
- Massa medicata fermentata (Shenqu) 2 g Ministerkraut
- Sm. Raphani (Laifuzi) 2 g Ministerkraut
- Rz. Pinelliae (Banxia) 5 g Helferkraut
- Sclerotium Poriae Cocos (Fuling) 5 g Helferkraut
- Pericarpium Citri reticulatae (Chenpi) 4 g Helferkraut
- Fr. Forsythiae (Lianqiao) 3 g Helferkraut

Wirkung
- Verdauungsfördernd
- Löst Nahrungsmittel-Stagnation auf
- Harmonisiert den Magen

Indikationen
- Appetitlosigkeit
- Druck- und Völlegefühl in der Bauchregion und unter den Rippenbögen
- Unangenehmer Geschmack im Mund
- Saures Aufstoßen
- Brechreiz und Erbrechen
- Abneigung gegenüber allen Nahrungsmitteln
- Durchfall bei Kindern

Entsprechende westliche Krankheitsbilder
- Gastroenteritis (Entzündung des Magen-Darmtraktes)
- Chronische Gastritis (Entzündung der Magenschleimhaut)
- Chronische Hepatitis (Entzündung des Lebergewebes)
- Chronische Pankreatitis (Entzündung der Bauchspeicheldrüse)
- Akute und chronische Cholezystitis (Gallenblasenentzündung)

Zunge: dicker, schleimiger, gelegentlich auch gelblicher Zungenbelag
Puls: gleitend (hua)

Beschreibung der klassischen TCM-Rezeptur

Diese Rezeptur stammt von Zhu Dan-Xi, einem bis in die heutige Zeit berühmten chinesischen Arzt. BAO HE WAN ist eine Standardrezeptur, die gegen Nahrungsmittel-Stagnationen eingesetzt werden kann. Wenn eine übermäßige Einnahme von Alkohol, Fleisch und fetten Nahrungsmitteln die Funktion von Milz und Magen beeinträchtigt, kann BAO HE WAN zur Anwendung kommen. Sollte die transformierende und transportierende Funktion von Milz und Magen beeinträchtigt sein, treten Beschwerden wie ein lokales Druck- und Völlegefühl im Bereich des Magens auf. Eine Nahrungsmittel-Stagnation behindert die aufsteigende sowie absteigende Bewegungsrichtung von Milz und Magen.

Wenn die absteigende Bewegungsrichtung beeinträchtigt wird, können daraus übel riechendes Aufstoßen sowie Brechreiz und Erbrechen resultieren. Wenn das Milz-Qi in seiner aufsteigenden Bewegungsrichtung beeinträchtigt wird, kann sich aus diesem Grund Diarrhoe (Durchfall) entwickeln.

Die Stagnation im Verdauungstrakt zeigt sich in einem dicken, gelben Zungenbelag im Bereich der Zungenmitte sowie einem gleitenden (hua) Puls.

Zur Analyse der einzelnen Kräuter der Rezeptur

Das Kaiserkraut Fr. Crataegi (Shanzha) kann gegen alle Arten von Nahrungsmittel-Stagnationen eingesetzt werden. Speziell indiziert ist Fr. Crataegi (Shanzha) jedoch bei übermäßigem Genuss von Fleisch und Fett. Massa medicata fermentata (Shenqu), eines der beiden Ministerkräuter, ist besonders effektiv bei übermäßigem Genuss von Alkohol. Sm. Raphani (Laifuzi), das zweite Ministerkraut, reduziert Schleim, der aufgrund einer übermäßigen Einnahme von Getreide entstanden ist. Zusätzlich besitzt Sm. Raphani (Laifuzi) eine nach unten gerichtete Bewegungsrichtung. Die soeben angeführten Kräuter wirken den verschiedensten Arten einer Nahrungsmittel-Stagnation entgegen. Die Polizeikräuter Rz. Pinelliae (Banxia) und Pericarpium Citri reticulatae (Chenpi) lösen Qi-Stagnation auf. Auf diese Art und Weise harmonisieren sie den Magen und beenden Brechreiz und Erbrechen. Sclerotium Poriae Cocos (Fuling), ein weiteres Helferkraut, tonisiert das Milz-Qi und leitet Feuchtigkeit aus. Es kann eingesetzt werden, um den Bereich des Mittleren Erwärmers zu harmonisieren und Diarrhoe (Durchfall) zu beenden. Wenn eine Nahrungsmittel-Stagnation zu Hitze führt, kann Fr. Forsythiae (Lianqiao) als Helferkraut eingesetzt werden, um dieser Problematik entgegenzuwirken.

Abänderungen der Rezeptur

- Starke Nahrungsmittel-Stagnation: plus Fr. Aurantii immaturus (Zhishi) und Sm. Arecae (Binglang).
- Starke Nahrungsmittel-Stagnation und Schmerzen im Bereich des Magens: plus Fr. Aurantii immaturus (Zhishi), Rx. Aucklandiae (Muxiang) und Cx. Magnoliae officinalis (Houpo).
- Schlechter Mundgeruch, gelber Zungenbelag und schneller (shuo) Puls:

plus Rx. Scutellariae (Huangqin) und Rz. Coptidis (Huanglian).

- Obstipation: plus Rx. et Rz. Rhei (Dahuang) und Sm. Arecae (Binglang).
- Nahrungsmittel-Stagnation bei Milz-Qi-Mangel: plus Rz. Atractylodis macrocephalae (Baizhu). Die entstehende Rezeptur heißt DA AN WAN (Pille des großen Friedens).
- Kopfschweiß aufgrund von Hitze, die aus einer Nahrungsmittel-Stagnation entstanden ist: plus Rz. Coptidis (Huanglian).
- Anfangsstadium von Dysenterie, kompliziert durch Nahrungsmittel-Stagnation: minus Fr. Forsythiae (Lianqiao) und Sclerotium Poriae Cocos (Fuling), plus Rz. Coptidis (Huanglian), Sm. Arecae (Binglang) und Fr. Aurantii immaturus (Zhishi).
- Dysenterie mit Fieber, Erbrechen und Diarrhoe: plus Rz. Coptidis (Huanglian), Rx. Scutellariae (Huangqin) und Rx. Puerariae (Gegen).

6

Die wichtigsten TCM-Einzelkräuter

Um ein gutes Verständnis der TCM-Rezepturen zu ermöglichen, sind im folgenden Abschnitt die wichtigsten TCM-Einzelkräuter aufgelistet.

Es werden ungefähr 160 Kräuter in alphabetischer Anordnung beschrieben. Diese alphabetische Anordnung der Kräuter soll ein schnelles Auffinden der Kräuter ermöglichen.

Bei jeder Pflanze sind nach dem lateinischen, chinesischen und deutschen Namen folgende Punkte beschrieben:

- Gruppe
- Geschmack
- Thermische Wirkung
- Meridian-Affinität
- Dosierung in Gramm pro Tag
- Funktionen und Indikationen
- (Fallweise) Anmerkungen

Acanthopanacis, Cortex (Wujiapi)
Achyranthis Bidentatae, Radix (Niuxi)
Aconiti Carmichaeli Praeparata, Radix Lateralis (Fuzi)
Agastachis, Herba (Huoxiang)
Albizziae Julibrissin, Cortex (Hehuanpi)
Algae, Thallus (Kunbu)
Alismatis, Rhizoma (Zexie)
Aloes, Herba (Luhui)
Alpiniae Officinari, Rhizoma (Gaoliangjiang)
Alpiniae Oxyphyllae, Fructus (Yizhiren)
Amomi Kravanh, Fructus (Baidoukou)
Anemarrhenae aspheloides, Rhizoma (Zhimu)
Angelicae Dahuricae, Radix (Baizhi)
Angelicae Pubescentis, Radix (Duhuo)

Angelicae Sinensis, Radix (Danggui)
Arctii, Fructus (Niubangzi)
Arecae Catechu, Pericarpium (Dafupi)
Arisaematis, Rhizoma (Tiannanxing)
Arnebiae seu Lithospermi, Radix (Zicao)
Artemisiae Annuae, Herba (Qinghao)
Artemisiae Capillaris, Herba (Yinchenhao)
Asteris Tatarici, Radix (Ziwan)
Astragalus, Radix (Huangqi)
Atractylodis lanceae, Rhizoma (Cangzhu)
Atractylodis Macrocephalae, Rhizoma (Baizhu)
Aucklandiae Lappae, Radix (Muxiang)
Bambusae in taeniam, Caulis (Zhuru)
Benincasae Hispidae, Semen (Dongguaren)
Biotae, Semen (Baiziren)

Bupleuri, Radix (Chaihu)
Cannabis Sativae, Semen (Huomaren)
Carthami Tinctorii, Flos (Honghua)
Caryophylli, Flos (Dingxiang)
Cassiae, Semen (Juemingzi)
Chaenomelis, Fructus (Mugua)
Chrysanthemi Morifolii, Flos (Juhua)
Cimicifugae, Rhizoma (Shengma)
Cinnamomi Cassiae, Cortex (Rougui)
Cinnamomi Cassiae, Ramulus (Guizhi)
Cistanches Deserticolae, Herba (Roucongrong)
Citri Aurantii immaturus, Fructus (Zhishi)
Citri Aurantii, Fructus (Zhike)
Citri Reticulatae Viride, Pericarpium (Qingpi)
Citri Reticulatae, Pericarpium (Chenpi)
Citrulli Vulgaris, Fructus (Xigua)
Clematidis, Radix (Weilingxian)
Cocos, Poria (Fuling)
Codonopsis, Radix (Dangshen)
Coicis (Yiyiren)
Coptidis, Rhizoma (Huanglian)
Corni, Fructus (Shanzhuyu)
Corydalis, Rhizoma (Yanhusuo)
Crataegi, Fructus (Shanzha)
Curcumae, Tuber (Yujin)
Cuscutae, Semen (Tusizi)
Cyperi Rotundi, Rhizoma (Xiangfu)
Dianthi, Herba (Qumai)
Dictamni, Cortex (Baixianpi)
Dioscoreae, Radix (Shanyao)
Dipsaci Asperi, Radix (Xuduan)
Dolichoris Lablab, Semen (Biandou)
Draconis, Os (Longgu)
Ecliptae, Herba (Hanliancao)
Ephedrae, Herba (Mahuang)
Epimedii, Herba (Yinyanghuo)

Eriobotryae Japonicae, Folium (Pipaye)
Eucommiae, Cortex (Duzhong)
Evodiae Rutaecarpae, Fructus (Wuzhuyu)
Foeniculi Vulgaris, Fructus (Xiaohuixiang)
Forsythiae suspensae, Fructus (Lianqiao)
Fritillariae cirrhosae, Bulbus (Chuanbeimu)
Gardeniae jasminoides, Fructus (Zhizi)
Gastrodiae Elatae, Rhizoma (Tianma)
Gentianae Macrophyllae, Radix (Qinjiao)
Gentianae, Radix scabrae (Longdancao)
Ginkgo Bilobae, Semen (Baiguo)
Ginseng, Radix (Renshen)
Glycyrrhizae, Radix (Gancao)
Gypsum fibrosum (Shigao)
Haliotidis, Concha (Shijueming)
Hordei germinatus, Fructus (Maiya)
Inulae, Flos (Xuanfuhua)
Isatidis, Radix (Banlangen)
Juglandis Regiae, Semen (Hutaoren)
Ledebouriellae Divaricatae, Radix (Fangfeng)
Ligustici wallichii, Radix et Rhizoma (Chuanxiong)
Longan, Arillus (Longyanrou)
Lonicerae japonicae, Flos (Jinyinhua)
Lophatheri, Herba (Danzhuye)
Lumbricus (Dilong)
Lycii Radicis, Cortex (Digupi)
Lycii, Fructus (Gouqizi)
Magnoliae officinalis, Cortex (Houpo)
Magnoliae, Flos (Xinyihua)
Massa medicata fermentata (Shenqu)
Menthae Haplocalycis, Herba (Bohe)
Natrii Sulfas (Mangxiao)
Mori Albae, Ramulus (Sangzhi)
Mori, Folium (Sangye)
Mori, Fructus (Sangshen)

Morindae Officinalis, Radix (Bajitian)
Moutan radicis, Cortex (Mudanpi)
Myrrha (Moyao)
Nelumbinis Nuciferae, Folium (Heye)
Nelumbinis Nuciferae, Semen (Lianzi)
Notoginseng, Radix (Sanqi)
Olibanum, Gummi (Ruxiang)
Ophiopogonis, Tuber (Maimendong)
Ostreae, Concha (Muli)
Paeoniae Alba, Radix (Baishao)
Perillae Frutescentis, Folium (Zisuye)
Perillae Frutescentis, Fructus (Suzi)
Persicae, Semen (Taoren)
Peucedani, Radix (Qianhu)
Phaseoli Calcarati, Semen (Chixiandou)
Phaseoli Radiati, Semen (Ludou)
Phellodendri, Cortex (Huangbai)
Phragmitis, Rhizoma (Lugen)
Pinelliae Ternatae, Rhizoma (Banxia)
Piperis Longi, Fructus (Biba)
Plantaginis, Semen (Cheqianzi)
Platycodi, Radix (Jiegeng)
Polygalae Tenuifoliae, Semen (Yuanzhi)
Polygoni Multiflori, Radix (Heshouwu)
Polypori Umbellati, Sclerotium (Zhuling)
Pruni Armeniacae, Semen (Xingren)
Pruni Mume, Fructus (Wumei)
Pruni, Semen (Yuliren)
Pseudostellariae, Radix (Taizishen)
Puerariae, Radix (Gegen)
Radix Scutellariae baicalensis (Huangqin)
Raphani sativi, Semen (Laifuzi)
Rehmanniae, Radix (Shengdihuang)
Rehmanniae Praeparatae, Radix (Shudihuang)
Rhei, Radix et Rhizoma (Dahuang)
Salviae Miltiorrhizae, Radix (Danshen)

Sanguisorbae, Radix (Diyu)
Schisandrae, Fructus (Wuweizi)
Scolopendra Subspinipes (Wugong)
Scrophulariae ningpoensis, Radix (Xuanshen)
Scutellariae baicalensis, Radix (Huangqin)
Scutellariae Barbatae, Herba (Banzhilian)
Sennae, Folium (Fanxieye)
Sojae Praeparatum, Semen (Dandouchi)
Sophorae Flavescentis, Radix (Kushen)
Talcum, Semen (Huashi)
Taraxaci mongolici cum rad., Herba (Pugongying)
Tribuli Terrestris, Fructus (Baijili)
Trichosanthis Kirilowii, Radix (Tianhuafen)
Trichosanthis, Fructus (Gualou)
Tritici Aestivi Levis, Semen (Fuxiaomai)
Trogopteri seu Pteropi, Excrementum (Wulingzhi)
Tussilaginis Farfarae, Flos (Kuandonghua)
Typhae, Pollen (Puhuang)
Uncariae, Ramulus cum Uncis (Gouteng)
Violae, Herba cum Radix (Zihuadiding)
Viticis, Fructus (Manjingzi)
Xanthii Sibirici, Fructus (Cangerzi)
Zingiberis Officinalis Recens, Rhizoma (Shengjiang)
Zingiberis Officinalis, Rhizoma (Ganjiang)
Ziziphi Spinosae, Semen (Suanzaoren)
Ziziphus Jujubae, Fructus (Dazao)

Acanthopanacis, Cortex

Chinesischer Name	Wujiapi
Deutscher Name	Stachelpanaxwurzelrinde
Gruppe	Kräuter, die Wind-Feuchtigkeit vertreiben
Geschmack	scharf, bitter
Thermische Wirkung	warm
Meridian-Affinität	Niere, Leber
Dosierung	4 – 12 g

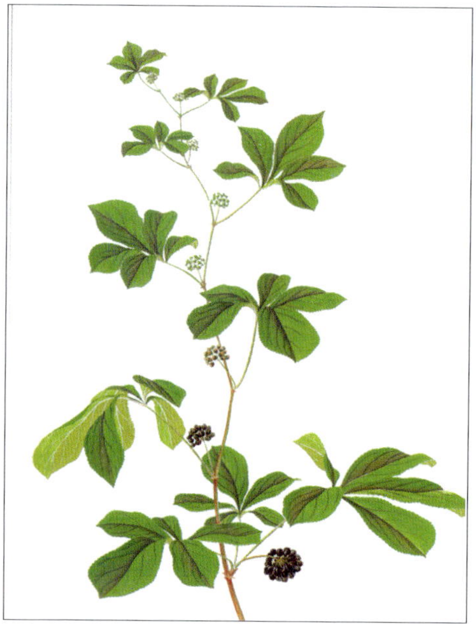

Funktionen, Indikationen

- Vertreibt Wind-Feuchtigkeit
- Nährt Sehnen und Knochen
- Wandelt Feuchtigkeit um
- Reduziert Schwellungen

Anmerkung

- Nicht bei einem Yin-Mangel mit daraus resultierender Leere-Hitze verwenden!

Achyranthis Bidentatae, Radix

Chinesischer Name	Niuxi
Deutscher Name	Achyranthis-Spreublumen-Wurzel, Ochsenkniewurzel
Gruppe	Blut-bewegende Arzneien
Geschmack	bitter, sauer
Thermische Wirkung	neutral
Meridian-Affinität	Leber, Niere
Dosierung	9 – 15 g

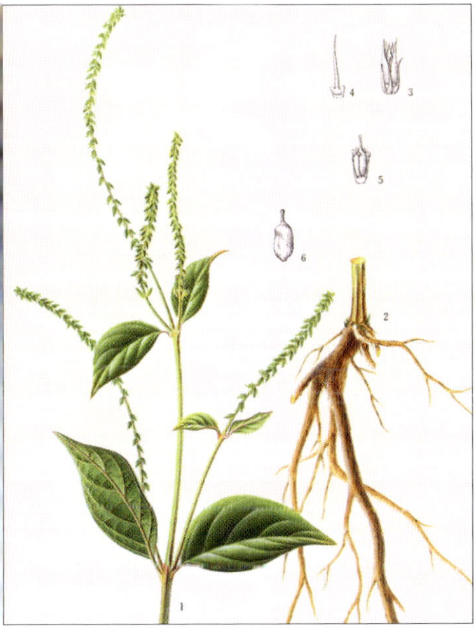

Funktionen, Indikationen

- Bewegt das Blut und vertreibt Blut-Stagnation
- Kräftigt Knochen, Sehnen und Gelenke
- Hat eine nach unten gerichtetet Wirkrichtung
- Gegen Feuchtigkeit und Hitze im Unteren Erwärmer
- Vertreibt Hitze und Feuer-Toxine
- Vertreibt Wind

Anmerkung

- Kontraindiziert in der Gravidität (Schwangerschaft)
- Vorsicht bei Milz-Qi-Mangel mit Diarrhoe (Durchfall), Prolaps (Vorfall), Menorrhagie (zu starke Monatsblutung).

Akebiae Caulis

Chinesischer Name	Mutong
Deutscher Name	–
Gruppe	Kräuter, die Feuchtigkeit ausleiten
Geschmack	bitter
Thermische Wirkung	kalt
Meridian-Affinität	Blase, Herz, Dünndarm
Dosierung	1,5 – 4,5 g

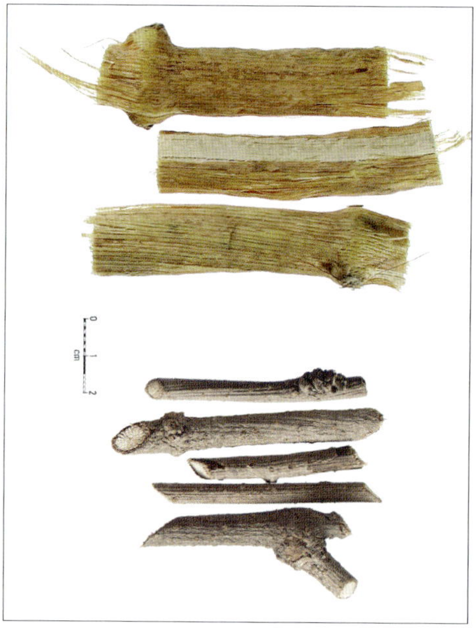

Funktionen, Indikationen

- Regt die Diurese (Harnfluss) an
- Leitet Feuer und Feuchte-Hitze nach unten bzw.
- Wirkt Feuchte-Hitze in der Blase entgegen bzw. leitet diese über die Diurese (Harnfluss) aus
- Erleichtert die Laktaktion (den Milchfluss)
- Wirkt Blut-Stagnation entgegen

Aconiti Carmichaeli Praeparata, Radix Lateralis

Chinesischer Name	Fuzi
Deutscher Name	Eisenhutseitenwurzel
Gruppe	Kräuter, die das Innere wärmen und Kälte vertreiben
Geschmack	scharf, toxisch!
Thermische Wirkung	heiß
Meridian-Affinität	Herz, Niere, Milz
Dosierung	1,5 – 15 g

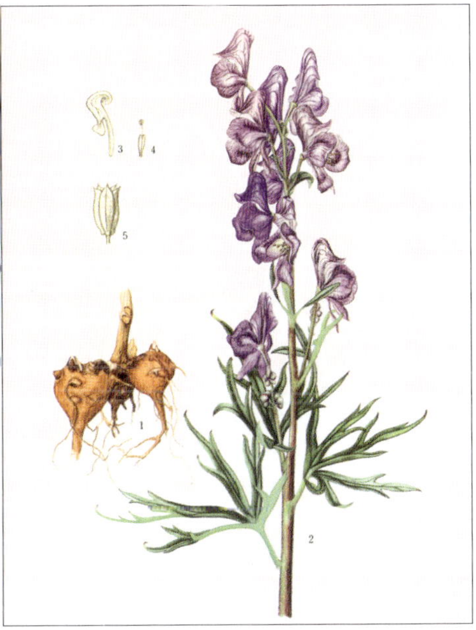

Funktionen, Indikationen

- Rettet verschwindendes Yang
- Wärmt das Feuer
- Unterstützt das Yang
- Vertreibt Kälte
- Wärmt im Bereich der Meridiane
- Lindert Schmerzen

Anmerkung

- Kontraindiziert bei einem Yin-Mangel und zur Zeit der Gravidität (Schwangerschaft).
- Traditionell sollte Radix Lateralis Aconiti Carmichaeli Praeparata (Fuzi) nicht in Kombination mit Bulbus Fritillariae thunbergi (Beimu), Fructus Trichosanthis (Gualou), Rhizoma Blettillae (Baiji), Rhizoma Pinelliae Ternatae (Banxia) und Radix Cynanchi Baiwei (Baiwei) eingenommen werden.
- Laut einigen traditionellen Texten wirkt Radix Lateralis Aconiti Carmichaeli Praeparata (Fuzi) als Antagonist für Scolopendra Subspinipes (Wugong), Cornu Rhinoceri (Xijiao) und Semen Phaseoli Radiati (Ludou).

Adenophorae, Radix

Chinesischer Name	Nanshashen
Deutscher Name	–
Gruppe	Yin-tonisierende Kräuter
Geschmack	süß, leicht bitter
Thermische Wirkung	kühl
Meridian-Affinität	Lunge, Magen
Dosierung	9 – 15 g

Funktionen, Indikationen

- Tonisiert das Lungen- und Magen-Yin
- Klärt Hitze
- Hilft, Flüssigkeiten zu bewahren

Agastachis, Herba

Chinesischer Name	Huoxiang
Deutscher Name	Patchouli-Kraut
Gruppe	Aromatische Arzneien, die Feuchtigkeit umwandeln
Geschmack	scharf
Thermische Wirkung	leicht warm
Meridian-Affinität	Lunge, Milz, Magen
Dosierung	4,5 – 9 g

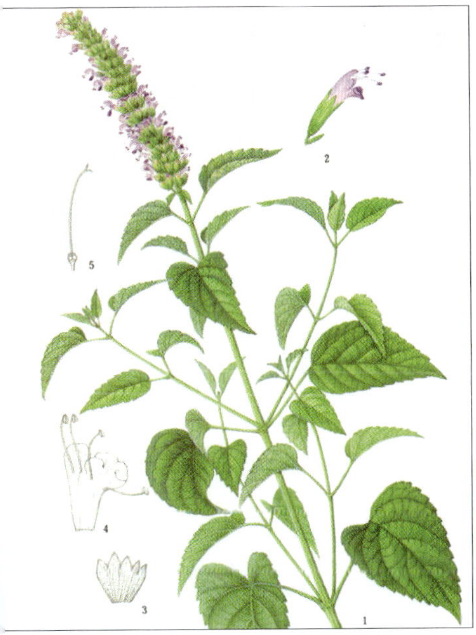

Funktionen, Indikationen

- Wandelt Feuchtigkeit aromatisch um, besonders Feuchtigkeit, die den Mittleren Erwärmer zu beeinträchtigen droht.
- Auch bei Schwangerschaftserbrechen einsetzbar
- Öffnet die Oberfläche
- Vertreibt Feuchtigkeit, bei Eindringen der äußeren «Pathogenen Faktoren»: Wind und Feuchtigkeit (klinisch mit zusätzlichen gastrointestinalen Symptomen).

Anmerkung

- Nicht über 15 Minuten kochen

Albizziae Julibrissin, Cortex

Chinesischer Name	Hehuanpi
Deutscher Name	Mimosenrinde, Seidenakazienrinde
Gruppe	Kräuter, die das Herz nähren und den Geist beruhigen
Geschmack	süß
Thermische Wirkung	neutral
Meridian-Affinität	Herz, Leber
Dosierung	3 – 12 g

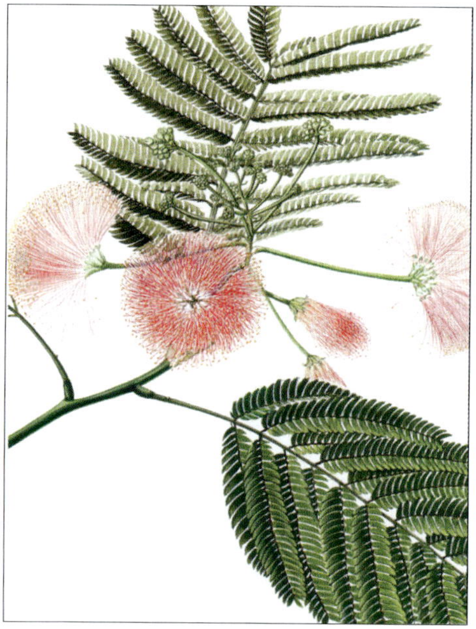

Funktionen, Indikationen

- Beruhigt den Geist (Shen)
- Wirkt Unruhe und Reizbarkeit entgegen
- Bewegt das Blut
- Wirkt schmerzstillend
- Reduziert Schwellungen

Algae, Thallus

Chinesischer Name	Kunbu
Deutscher Name	Süßtang
Gruppe	Kühle Arzneien, die heißen Schleim umwandeln
Geschmack	salzig
Thermische Wirkung	kalt
Meridian-Affinität	Niere, Leber, Magen
Dosierung	4,5 – 15 g

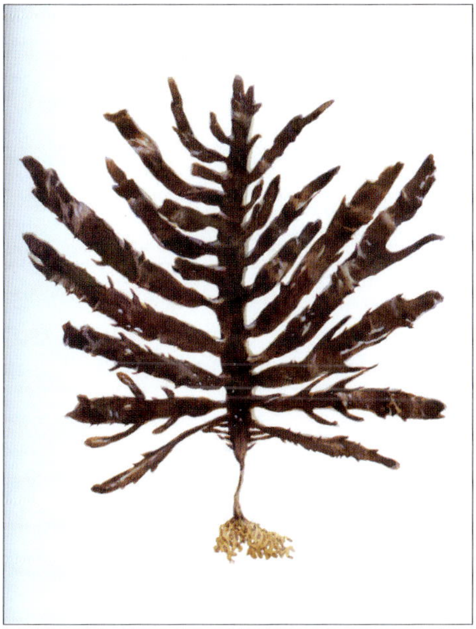

Funktionen, Indikationen

- Wirkt Schleim entgegen
- Löst Verhärtungen auf
- Regt die Diurese (Harnfluss) an
- Reduziert Schwellungen

Anmerkung

- Nicht bei einem Milz-Qi-Mangel verwenden

Alismatis, Rhizoma

Chinesischer Name	Zexie
Deutscher Name	Orient-Froschlöffelknolle
Gruppe	Kräuter, die Feuchtigkeit ausleiten
Geschmack	süß, neutral
Thermische Wirkung	kühl
Meridian-Affinität	Niere, Blase
Dosierung	6 – 15 g

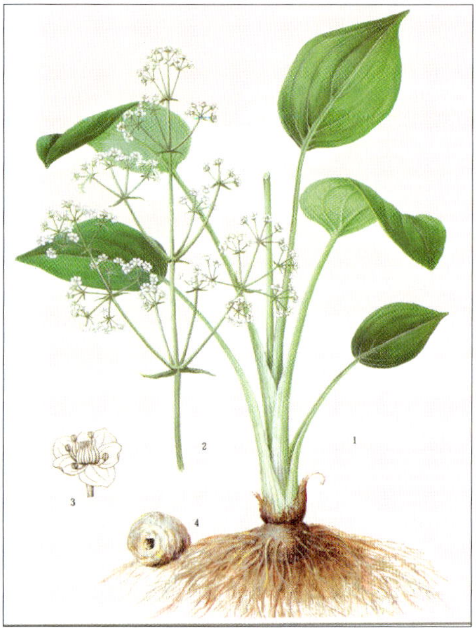

Funktionen, Indikationen

- Regt die Diurese (Harnfluss) an
- Leitet Feuchtigkeit aus
- Leitet Feuchte-Hitze speziell im Bereich des Unteren Erwärmer aus
- Beruhigt Leere-Hitze bei einem Nieren-Yin-Mangel und leitet diese nach unten aus

Aloes, Herba

Chinesischer Name	Luhui
Deutscher Name	Aloe
Gruppe	Abführende Arzneien
Geschmack	bitter
Thermische Wirkung	kalt
Meridian-Affinität	Dickdarm, Leber, Magen
Dosierung	0,3 – 1,5 g

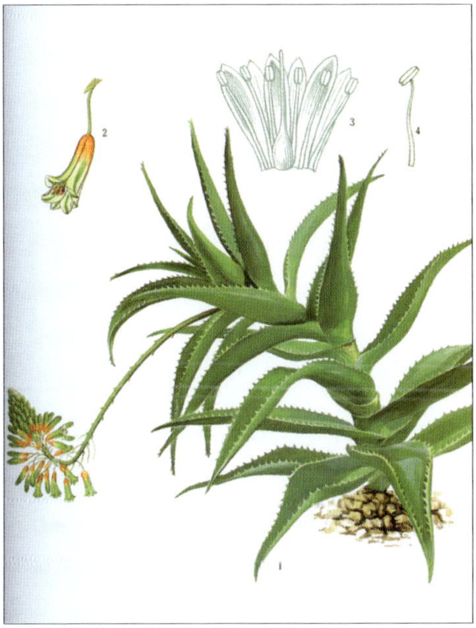

Funktionen, Indikationen

- Kühlt Hitze und wirkt abführend
- Kühlt Hitze im Leberbereich

Anmerkung

- Verwendet wird der getrocknete, konzentrierte Saft des Aloe Vera Blattes

Alpiniae Officinari, Rhizoma

Chinesischer Name	Gaoliangjiang
Deutscher Name	Galgantwurzelstock
Gruppe	Kräuter, die das Innere wärmen und Kälte vertreiben
Geschmack	scharf
Thermische Wirkung	heiß
Meridian-Affinität	Milz, Magen
Dosierung	1,5 – 8 g

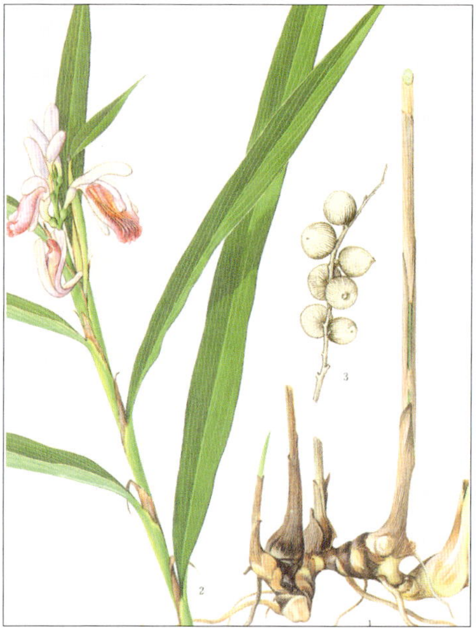

Funktionen, Indikationen

- Wärmt im Bereich des Mittleren Erwärmers
- Wirkt schmerzstillend
- Beendet Brechreiz und Erbrechen, Schluckauf sowie Diarrhoe (Durchfall), wenn Kälte im Bereich des Mittleren Erwärmers vorliegt

Anmerkung

- Kontraindiziert bei Vorliegen von Hitze.
- Rhizoma Alpiniae Officinari (Gaoliangjiang) sollte bei Menschen mit einer schwachen Konstitution nur in Kombination mit Qi-tonisierenden Kräutern eingesetzt werden.

Alpiniae Oxyphyllae, Fructus

Chinesischer Name	Yizhiren
Deutscher Name	Alpiniae Oxyphyllae (kein spezieller deutscher Name vorhanden)
Gruppe	Yang-tonisierende Kräuter
Geschmack	scharf
Thermische Wirkung	warm
Meridian-Affinität	Niere, Milz
Dosierung	3 – 9 g

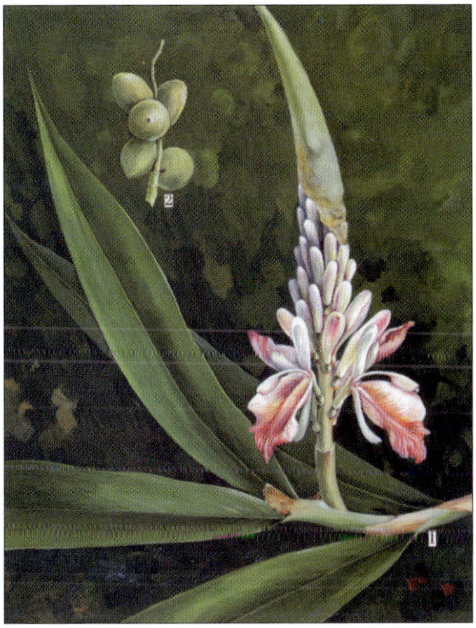

Funktionen, Indikationen

- Tonisiert das Nieren-Yang
- Stärkt die Essenz (Jing)
- Hilft, den Urin zu halten
- Tonisiert das Milz-Yang
- Stoppt Diarrhoe (Durchfall)

Amomi Kravanh, Fructus

Chinesischer Name	Baidoukou
Deutscher Name	weißer Kardamom
Gruppe	Aromatische Arzneien, die Feuchtigkeit umwandeln
Geschmack	scharf, aromatisch
Thermische Wirkung	warm
Meridian-Affinität	Lunge, Milz, Magen
Dosierung	3 – 6 g

Funktionen, Indikationen

- Vertreibt Feuchtigkeit, z.B.: bei fieberhaften Erkrankungen mit Feuchtigkeit, Völlegefühl in der Brust, Übelkeit, üppigem weißem Zungenbelag und wenig Appetit
- Wärmt den Mittleren Erwärmer
- Senkt rebellierendes Qi
- Wirkt Qi-Stagnationen entgegen
- Mildert Stagnationen im Bereich von Milz und Magen

Anmerkung

- Die Arznei wird auch direkt als Pulver eingenommen (1,5 – 4 g)
- Vorsicht bei Yin- und Blut-Mangel

Anemarrhenae asphodeloides, Rhizoma

Chinesischer Name	Zhimu
Deutscher Name	Anemarrhena-Wurzelstock, Muttergedenken
Gruppe	Arzneien, die Hitze kühlen und Feuer ausleiten
Geschmack	bitter
Thermische Wirkung	kalt
Meridian-Affinität	Lunge, Magen, Niere
Dosierung	6 – 12 g

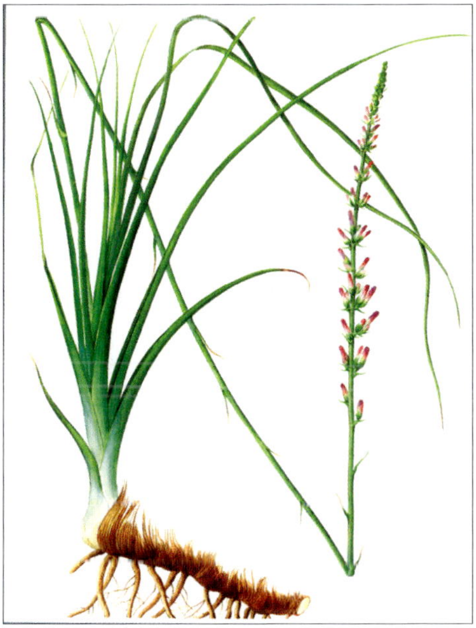

Funktionen, Indikationen

- Kühlt Hitze und leitet Feuer aus
- Unterstützt das Yin und wirkt befeuchtend
- Leitet Hitze aus dem Bereich des Unteren Erwärmer aus
- Befeuchtet den Darm

Angelicae Dahuricae, Radix

Chinesischer Name	Baizhi
Deutscher Name	Angelica-Dahuricae Wurzel, Engelwurz
Gruppe	Warme Kräuter, die die Oberfläche befreien
Geschmack	scharf
Thermische Wirkung	warm
Meridian-Affinität	Lunge, Magen
Dosierung	3 – 9 g

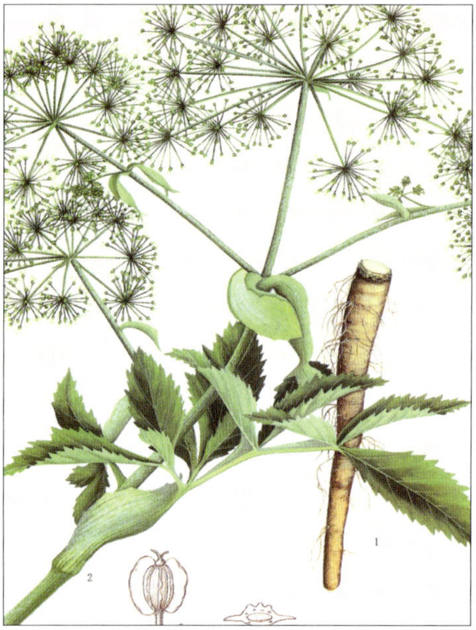

Funktionen, Indikationen

- Vertreibt Wind-Kälte
- Wirkt schmerzstillend
- Reduziert Schwellungen
- Leitet Eiter aus
- Leitet Feuchtigkeit aus
- Wirkt Ausfluss entgegen
- Wirkt öffnend im Nasenbereich

Angelicae Pubescentis, Radix

Chinesischer Name	Duhuo
Deutscher Name	Angelica-pubescentis-Wurzel, Engelwurz, Bärenklauwurzel
Gruppe	Kräuter, die Wind-Feuchtigkeit vertreiben
Geschmack	bitter, scharf
Thermische Wirkung	warm
Meridian-Affinität	Niere, Blase
Dosierung	3 – 9 g

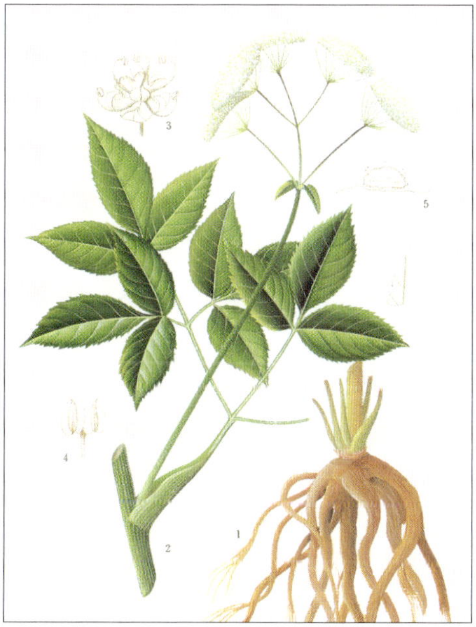

Funktionen, Indikationen

- Vertreibt Wind-Feuchtigkeit
- Wirkt schmerzstillend
- Vertreibt Wind-Kälte-Feuchtigkeit (Bi-Syndrom), speziell im Bereich des Unteren Erwärmer
- Befreit die Oberfläche bei äußerer Wind-Kälte in Kombination mit Feuchtigkeit
- Auch einzusetzten gegen einen «Pathogenen Erreger» im Bereich des Shao Yin mit Kopf- und Zahnschmerzen

Anmerkung

- Nicht bei einem Yin Mangel mit daraus resultierender Leere-Hitze verwenden!

Angelicae Sinensis, Radix

Chinesischer Name	Danggui
Deutscher Name	chinesische Angelwurzel, Engelwurz
Gruppe	Blut-tonisierende Kräuter
Geschmack	süß, scharf, bitter
Thermische Wirkung	warm
Meridian-Affinität	Herz, Leber, Milz
Dosierung	3 – 15 g

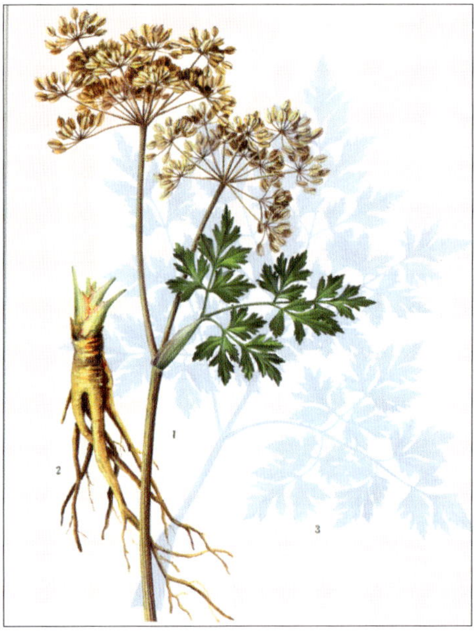

Funktionen, Indikationen

- Kräftigt und harmonisiert das Blut und reguliert die Menstruationsblutung
- Befeuchtet den Darm und bewegt den Stuhl
- Lindert Schmerzen

Arctii, Fructus

Chinesischer Name	Niubangzi
Deutscher Name	Klettenfrüchte
Gruppe	Kalte Kräuter, die die Oberfläche befreien
Geschmack	scharf, bitter
Thermische Wirkung	kühl
Meridian-Affinität	Lunge, Magen
Dosierung	3 – 9 g

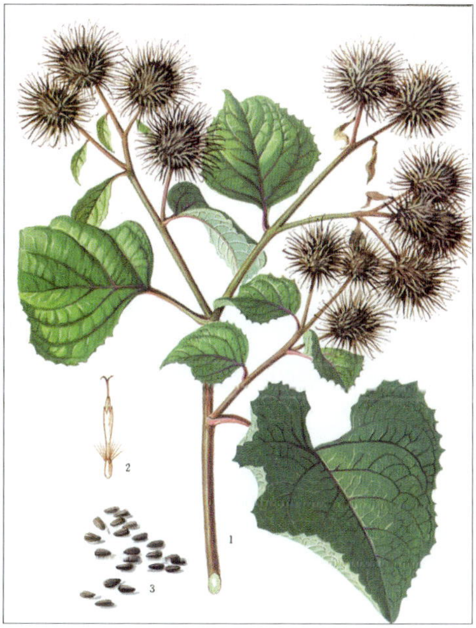

Funktionen, Indikationen

- Vertreibt Wind-Hitze
- Wirkt heilend im Bereich des Rachens
- Klärt Hitze
- Wirkt Toxische-Hitze entgegen
- Bringt Ausschläge an die Oberfläche und beschleunigt dadurch deren Abheilung
- Befeuchtet den Darm bei einer Wind-Hitze-Verstopfung

Arecae Catechu, Pericarpium

Chinesischer Name	Dafupi
Deutscher Name	Betelnussschale
Gruppe	Qi-regulierende Arzneien
Geschmack	scharf
Thermische Wirkung	leicht warm
Meridian-Affinität	Dickdarm, Dünndarm, Milz, Magen
Dosierung	6 – 9 g

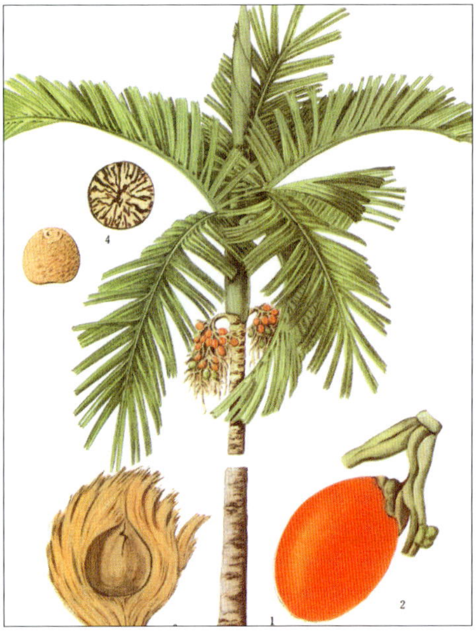

Funktionen, Indikationen

- Wirkt Qi-Stagnation entgegen
- Unterstützt die Qi-Bewegung nach unten
- Vertreibt Feuchtigkeit
- Regt Diurese (Harnfluss) an
- Reduziert Ödeme (oberflächliche, oder auch im Bereich der Beine)

Anmerkung

- Vorsichtig bei Qi-Mangel

Arisaematis, Rhizoma

Chinesischer Name	Tiannanxing
Deutscher Name	Feuerkolbenwurzelknolle
Gruppe	Warme Arzneien, die kalten Schleim umwandeln
Geschmack	bitter, scharf
Thermische Wirkung	warm (toxisch)
Meridian-Affinität	Leber, Lunge, Milz
Dosierung	1 – 3 g

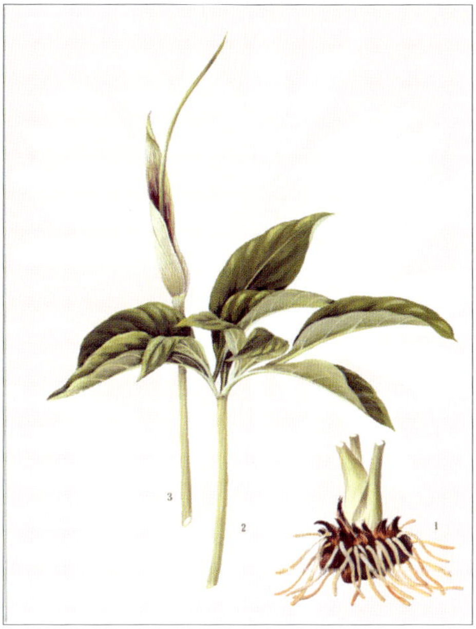

Funktionen, Indikationen

- Trocknet Feuchtigkeit
- Vertreibt Schleim
- Vertreibt Wind-Feuchtigkeit aus dem Bereich der Meridiane
- Wirkt krampflösend
- Vermindert Schwellungen
- Befreit das Lungen-Qi
- Wirkt schmerzstillend

Anmerkung

- Nicht bei einem Yin-Mangel verwenden

Arnebiae seu Lithospermi, Radix

Chinesischer Name	Zicao
Deutscher Name	Purpurkrautwurzel, Steinsamenwurzel
Gruppe	Blut-kühlende Arzneien
Geschmack	süß
Thermische Wirkung	kühl
Meridian-Affinität	Herz, Leber
Dosierung	3 – 9 g

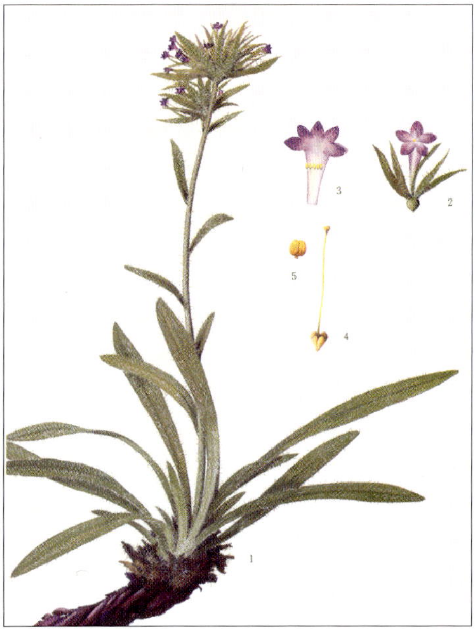

Funktionen, Indikationen

- Beseitigt Hitze und kühlt das Blut
- Leitet Toxische-Hitze aus
- Leitet Feuchte-Hitze im Bereich der Haut aus (auch äußerlich anwendbar!)
- Befeuchtet den Darm und wirkt Verstopfung entgegen

Artemisiae Annuae, Herba

Chinesischer Name	Qinghao
Deutscher Name	einjähriges Beifußkraut
Gruppe	Kräuter, die Sommer-Hitze klären
Geschmack	bitter
Thermische Wirkung	kalt
Meridian-Affinität	Niere, Leber, Gallenblase
Dosierung	3 – 18 g

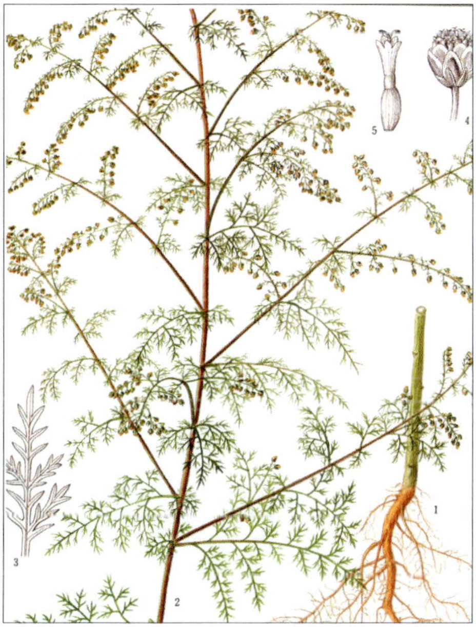

Funktionen, Indikationen

- Wirkt Sommer-Hitze entgegen, speziell mit niederem Fieber, Kopfschmerzen und Schwindelzuständen
- Wirkt Fieber, das auf Grund eines Mangels besteht, entgegen
- Kühlt das Blut
- Beendet Blutungen
- Kühlt Hitze
- Kann gegen Malaria-Erkrankungen eingesetzt werden

Artemisiae Cappilaris, Herba

Chinesischer Name	Yinchenhao
Deutscher Name	Besenbeifußkraut
Gruppe	Kräuter, die Feuchtigkeit ausleiten
Geschmack	bitter, scharf
Thermische Wirkung	kühl
Meridian-Affinität	Leber, Milz, Gallenblase, Magen
Dosierung	9 – 15 g

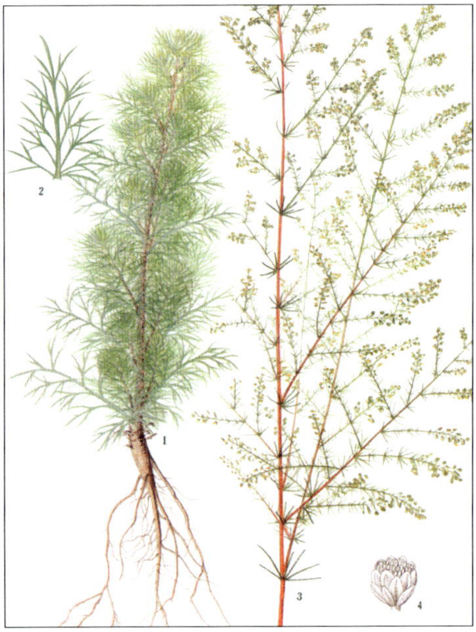

Funktionen, Indikationen

- Leitet Feuchte-Hitze in Leber und Gallenblasen aus
- Wirkt Gelbsucht entgegen
- Leitet Hitze aus
- Öffnet und befreit die Oberfläche

Anmerkung

- Nicht bei Gelbsucht wegen eines Qi-Mangels im Bereich des Mittleren Erwärmer verschreiben (sondern nur bei Vorliegen von Feuchtigkeit)!

Asari, Herba

Chinesischer Name	Xixin
Deutscher Name	Wilder chinesischer Ingwer
Gruppe	Scharfe
Thermische Wirkung	warme Kräuter, die die Oberfläche befreien
Geschmack	scharf
Thermische Wirkung	warm
Meridian-Affinität	Lunge, Herz, Niere
Dosierung	1,5 – 4,5 g

Funktionen, Indikationen

- Befreit die Oberfläche
- Vertreibt sehr effektiv Wind-Kälte
- Wirkt Schmerzen entgegen
- Wärmt das Nieren-Yang

Asteris Tatarici, Radix

Chinesischer Name	Ziwan
Deutscher Name	Asternwurzel
Gruppe	Arzneien, die Husten und Atemnot lindern
Geschmack	bitter
Thermische Wirkung	leicht warm
Meridian-Affinität	Lunge
Dosierung	3 – 9 g

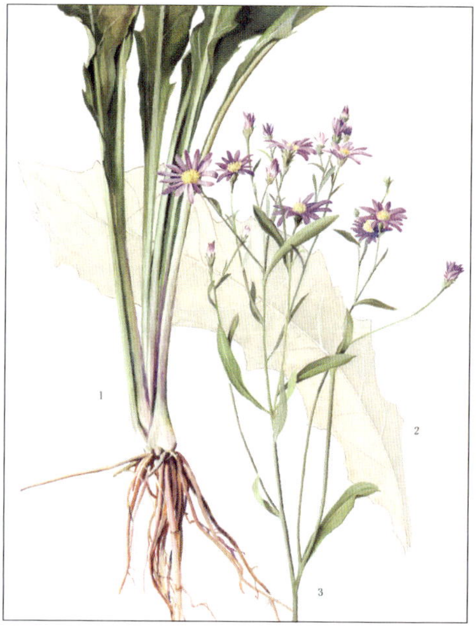

Funktionen, Indikationen

- Lindert Husten
- Speziell gegen chronischen Husten, der durch Wind-Kälte verursacht wurde
- Gegen Schleim im Bereich der Lunge, auch wenn dieser schwer abhustbar ist

Astragalus, Radix

Chinesischer Name	Huangqi
Deutscher Name	Tragantwurzel, Astragaluswurzel
Gruppe	Qi-tonisierende Kräuter
Geschmack	süß
Thermische Wirkung	leicht warm
Meridian-Affinität	Milz, Lunge
Dosierung	9 – 60 g

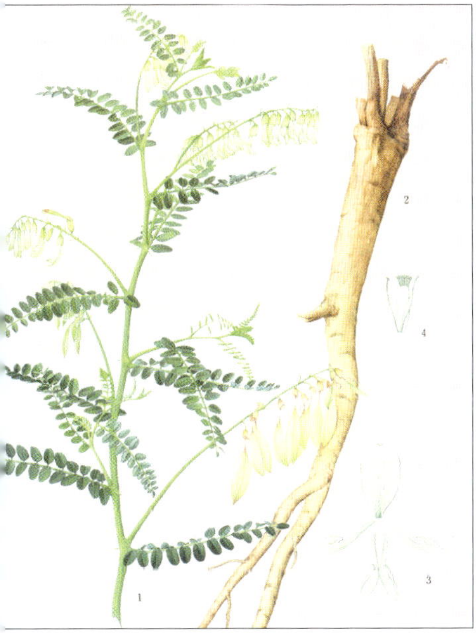

Funktionen, Indikationen

- Stärkt das Milz-Qi
- Hebt das Yang-Qi von Milz und Magen
- Tonisiert das Wei-Qi
- Stabilisiert die Oberfläche
- Tonisiert Qi und Blut
- Regt die Diurese (Harnfluss) an
- Leitet Ödeme (Wasseransammlungen) aus
- Leitet Eiter aus
- Hilft, Körpergewebe aufzubauen

Atractylodis lanceae, Rhizoma

Chinesischer Name	Cangzhu
Deutscher Name	Atractylodes-Wurzel, Mastixdistel, Speichelkrautwurzelstock
Gruppe	Aromatische Arzneien, die Feuchtigkeit umwandeln
Geschmack	aromatisch, scharf, bitter
Thermische Wirkung	warm
Meridian-Affinität	Milz, Magen
Dosierung	4,5 – 9 g

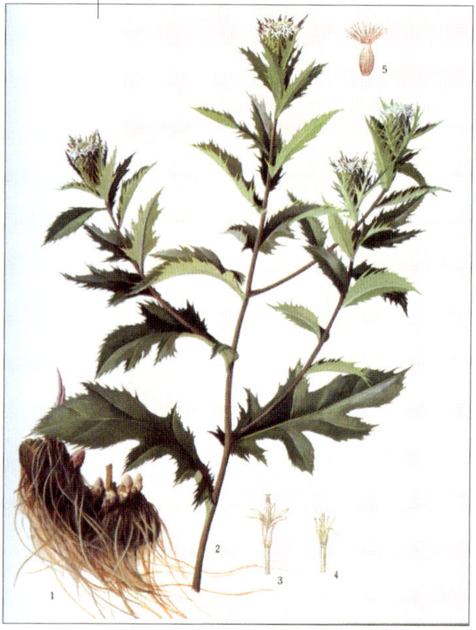

Funktionen, Indikationen

- Trocknet stark Feuchtigkeit
- Stärkt das Milz-Qi
- Vertreibt Wind-Feuchtigkeit
- Vertreibt auch Feuchtigkeit im Unteren Erwärmer (z.B.: Ausfluss)
- Wirkt schweißtreibend
- Befreit die Oberfläche

Anmerkung

- Stark trocknend in allen drei Erwärmern
- Vorsicht bei Yin-Mangel-Zuständen
- Auch für Nachtblindheit einsetzbar

Atractylodis Macrocephalae, Rhizoma

Chinesischer Name	Baizhu
Deutscher Name	großköpfige Atractylodes-Wurzel, Doppelblume
Gruppe	Qi-tonisierende Kräuter
Geschmack	bitter, süß
Thermische Wirkung	warm
Meridian-Affinität	Milz, Magen
Dosierung	4,5 – 9 g

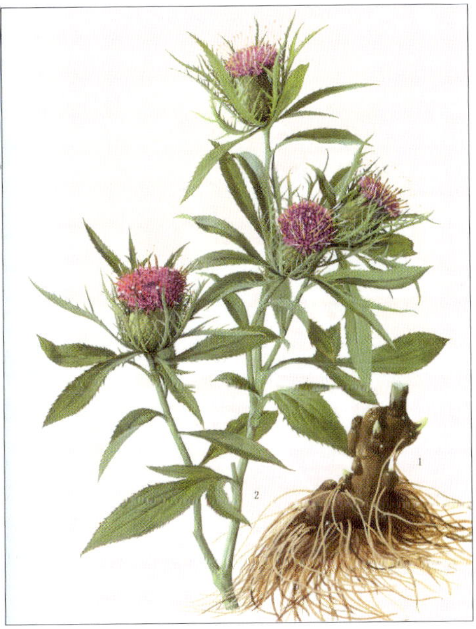

Funktionen, Indikationen

- Stärkt das Milz-Qi
- Transformiert Feuchtigkeit
- Stabilisiert die Körperoberfläche und beseitigt Schwitzen
- Regt die Diurese (Harnfluss) an
- Beugt drohenden Abort vor

Aucklandiae Lappae, Radix

Chinesischer Name	Muxiang
Deutscher Name	echte Kostwurzel
Gruppe	Qi-regulierende Arzneien
Geschmack	scharf, bitter, aromatisch
Thermische Wirkung	warm
Meridian-Affinität	Gallenblase, Dickdarm, Milz, Magen
Dosierung	1,5 – 9 g

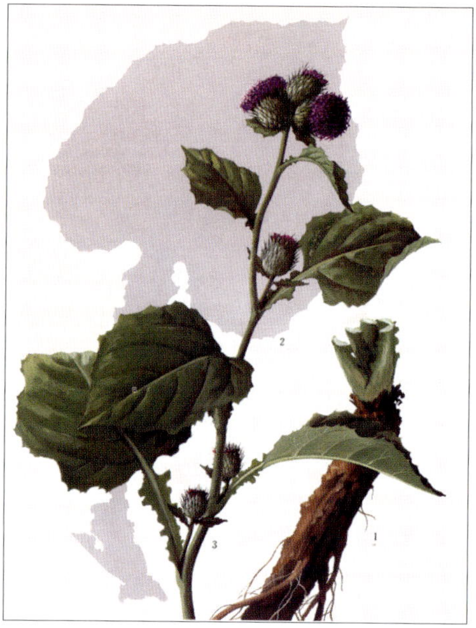

Funktionen, Indikationen

- Fördert die Qi-Bewegung und löst Schmerz bei Milz- und Magen-Qi-Stagnation
- Wirkt Qi-Stagnationen im Darmbereich entgegen
- Günstig bei Tenesmen (krampfartigen Schmerzen)
- Tonisiert das Milz-Qi und beugt Stagnationen vor
- Wird als Zusatz für schwer verdauliche Rezepturen verwendet

Anmerkung

- Nur die letzten 5 min mitkochen

Bambusae in taeniam, Caulis

Chinesischer Name	Zhuru
Deutscher Name	Bambusrohrstreifen
Gruppe	Kühle Arzneien, die heißen Schleim umwandeln
Geschmack	süß
Thermische Wirkung	kühl
Meridian-Affinität	Gallenblase, Lunge, Magen
Dosierung	4,5 – 9 g

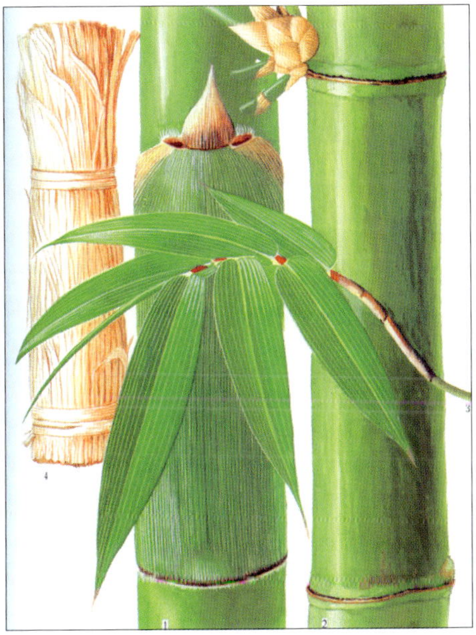

Funktionen, Indikationen

- Kühlt und wandelt Schleim-Hitze um (speziell im Bereich der Lunge)
- Klärt Hitze
- Wirkt Brechreiz entgegen
- Kühlt das Blut
- Stoppt Blutungen z.B.: Hämatemesis (blutiges Erbrechen), Epistaxis (Nasenbluten)

Begoniae fimbristipulatae, Herba

Chinesischer Name	Zibeitiankui
Deutscher Name	–
Gruppe	Hitze-kühlende, antitoxische Kräuter
Geschmack	süß
Thermische Wirkung	kühl
Meridian-Affinität	Leber, Magen, Lunge
Dosierung	3 – 6 g

Funktionen, Indikationen

- Klärt Hitze
- Wirkt Toxische-Hitze entgegen
- Kühlt das Blut
- Bewegt das Blut
- Wirkt Husten bei Hitze in der Lunge entgegen
- Reduziert Schwellungen

Benincasae Hispidae, Semen

Chinesischer Name	Dongguaren
Deutscher Name	Wachskürbissamen
Gruppe	Kräuter, die Feuchtigkeit ausleiten
Geschmack	süß
Thermische Wirkung	kühl
Meridian-Affinität	Lunge, Magen, Dickdarm, Dünndarm
Dosierung	3 – 12 g

Funktionen, Indikationen

- Klärt Hitze
- Vertreibt Schleim
- Leitet Eiteransammlungen bzw. Abszesse in Lunge und Dickdarm aus
- Regt die Diurese (Harnfluss) an
- Leitet Feuchte-Hitze aus, speziell bei vaginalem Ausfluss

Biotae, Semen

Chinesischer Name	Baiziren
Deutscher Name	orientalischer Lebensbaum
Gruppe	Kräuter, die das Herz nähren und den Geist beruhigen
Geschmack	süß
Thermische Wirkung	neutral
Meridian-Affinität	Herz, Niere, Dickdarm, Milz
Dosierung	6 – 18 g

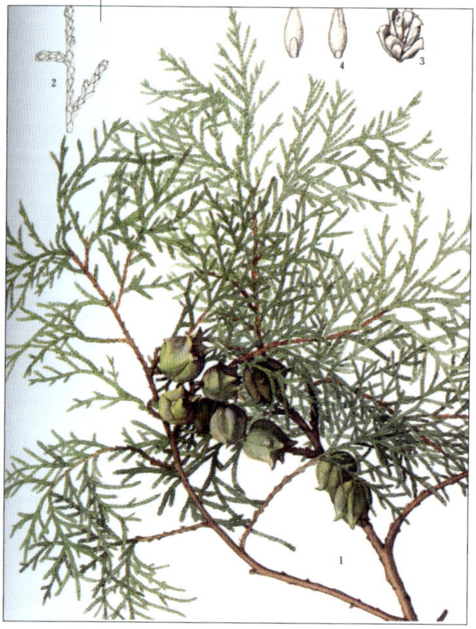

Funktionen, Indikationen

- Nährt das Herz
- Beruhigt den Geist (Shen)
- Befeuchtet den Dickdarm und bewegt den Stuhl
- Tonisiert das Leber-Blut
- Wirkt Nachtschweiß bei einem Yin-Mangel entgegen

Anmerkung

- Nicht bei Durchfall und Vorliegen von Feuchtigkeit verwenden
- Alten Texten ist zu entnehmen, dass Semen Biotae (Baiziren) als Antagonist von Flos Chrysanthemi Morifolii (Juhua) wirkt.

Bupleuri, Radix

Chinesischer Name	Chaihu
Deutscher Name	chinesische Hasenohrwurzel
Gruppe	Kalte Kräuter, die die Oberfläche befreien
Geschmack	süß, scharf
Thermische Wirkung	kühl
Meridian-Affinität	Gallenblase, Leber, Dreifacher Erwärmer
Dosierung	3 – 12 g

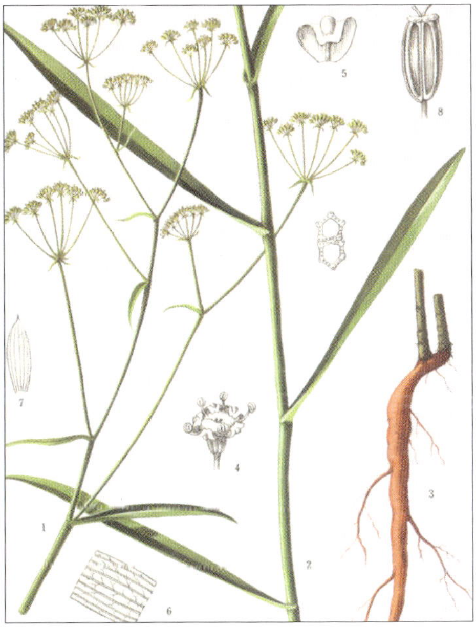

Funktionen, Indikationen

- Wirkt Shao Yang-Krankheitsbildern entgegen
- Reduziert Fieber
- Kühlt Hitze
- Wirkt Leber-Qi-Stagnationen entgegen
- Hebt das Yang-Qi bei einer Schwäche im Bereich des Mittleren Erwärmer

Cannabis Sativae, Semen

Chinesischer Name	Huomaren
Deutscher Name	Hanfsamen
Gruppe	Abführende Arzneien (milde Laxantien)
Geschmack	süß
Thermische Wirkung	neutral
Meridian-Affinität	Dickdarm, Milz, Magen
Dosierung	9 – 45 g

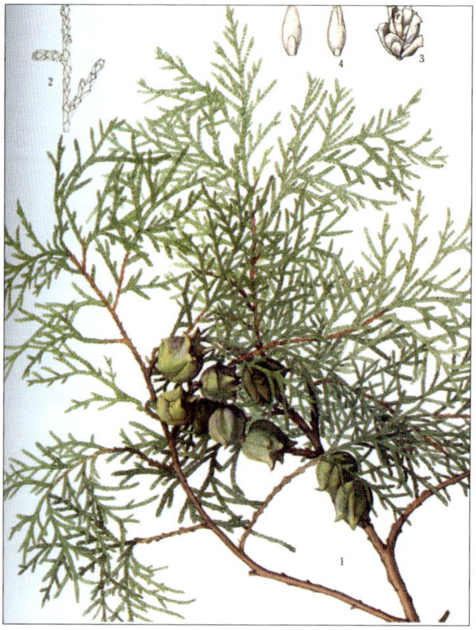

Funktionen, Indikationen

- Nährt den Stuhl und befeuchtet trockenen Stuhl
- Nährt das Yin
- Kühlt Hitze
- Unterstützt die Wundheilung

Carthami Tinctorii, Flos

Chinesischer Name	Honghua
Deutscher Name	Färberdistel, Saflorblüten
Gruppe	Blut-bewegende Arzneien
Geschmack	scharf
Thermische Wirkung	warm
Meridian-Affinität	Herz, Leber
Dosierung	3 – 9 g

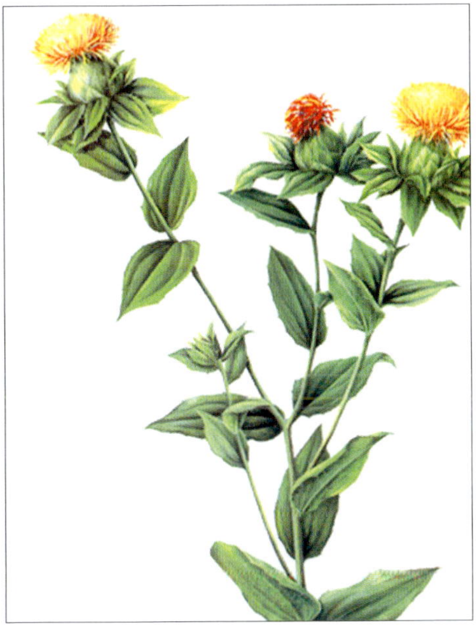

Funktionen, Indikationen

- Bewegt das Blut und fördert die Menstruationsblutung
- Vertreibt Blut-Stagnation und Schmerz nach Traumen (Verletzungen) oder z.B. bei Angina pectoris

Caryophylli, Flos

Chinesischer Name	Dingxiang
Deutscher Name	Gewürznelke
Gruppe	Kräuter, die das Innere wärmen und Kälte vertreiben
Geschmack	scharf
Thermische Wirkung	warm
Meridian-Affinität	Niere, Milz, Magen
Dosierung	1,5 – 4 g

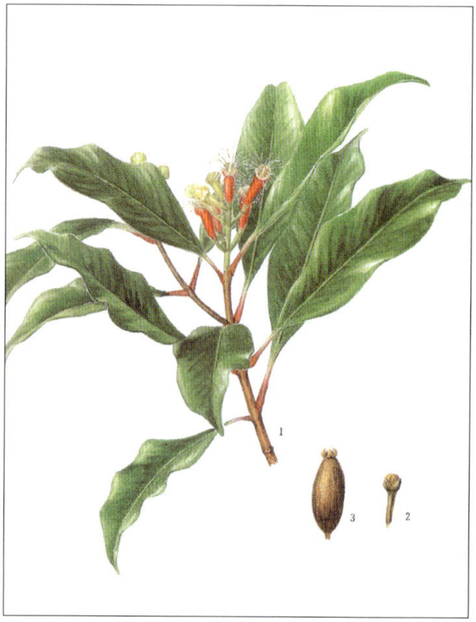

Funktionen, Indikationen

- Wärmt im Bereich des Mittleren Erwärmers
- Leitet rebellierendes Qi nach unten
- Tonisiert das Nieren-Yang

Anmerkung

- Kontraindiziert bei einem Yin-Mangel sowie bei fieberhaften Infekten.
- Laut einigen traditionellen Texten wirkt Flos Caryophylli (Dingxiang) als Antagonist für Tuber Curcumae (Yujin).

Cassiae, Semen

Chinesischer Name	Juemingzi
Deutscher Name	Cassiasamen, Sicklepodsamen
Gruppe	Arzneien, die Hitze kühlen und Feuer ausleiten
Geschmack	bitter, süß
Thermische Wirkung	kühl
Meridian-Affinität	Leber, Niere, Dickdarm
Dosierung	9 – 15 g

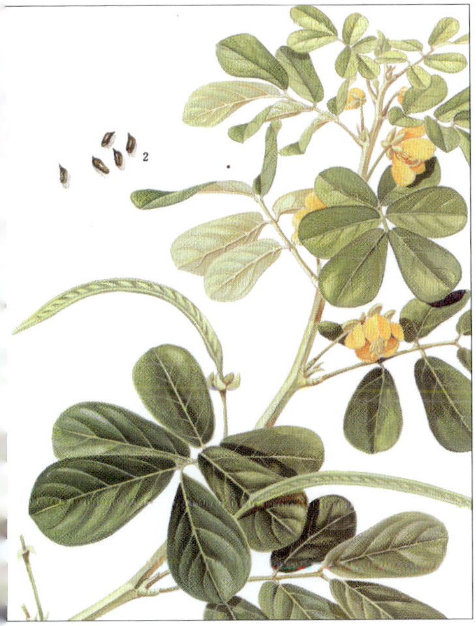

Funktionen, Indikationen

- Klärt die Augen
- Vertreibt Wind-Hitze
- Klärt die Leber und verbessert die Sehschärfe
- Befeuchtet den Darm und verbessert den Stuhlgang
- Senkt die Blutfettwerte
- Senkt den Blutdruck

Chaenomelis, Fructus

Chinesischer Name	Mugua
Deutscher Name	chinesische Quittenfrüchte
Gruppe	Kräuter, die Wind-Feuchtigkeit vertreiben
Geschmack	sauer
Thermische Wirkung	leicht warm
Meridian-Affinität	Leber, Milz
Dosierung	4 – 12 g

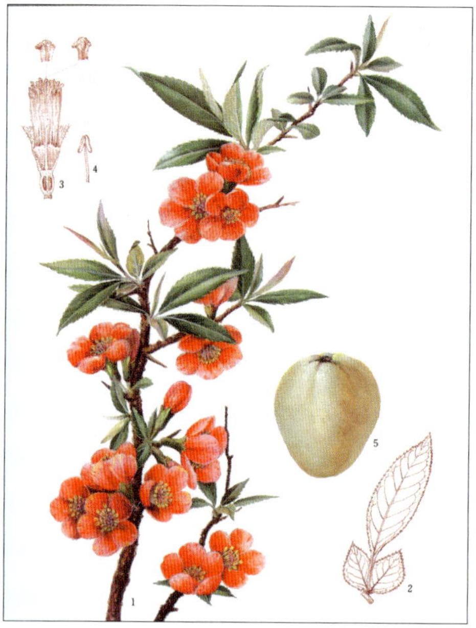

Funktionen, Indikationen

- Entspannt die Sehnen
- Unterstützt die Qi-Zirkulation innerhalb der Meridiane
- Harmonisert den Magen
- Wandelt Schleim um
- Wirkt Nahrungsmittel-Stagnationen entgegen

Chrysanthemi Morifolii, Flos

Chinesischer Name	Juhua
Deutscher Name	Chrysanthemenblüten
Gruppe	Kalte Kräuter, die die Oberfläche befreien
Geschmack	süß, bitter
Thermische Wirkung	kühl
Meridian-Affinität	Leber, Lunge
Dosierung	4 – 15 g

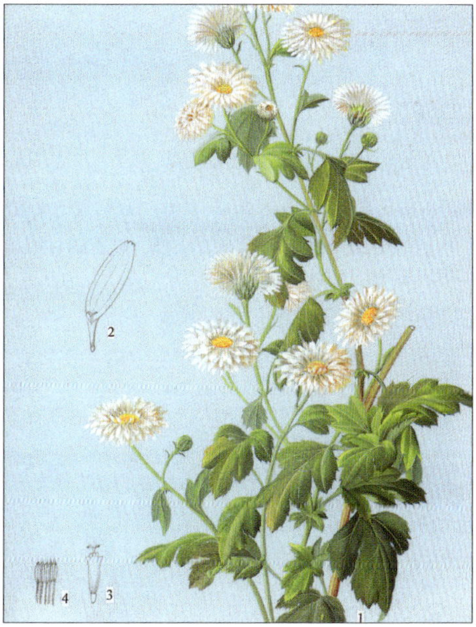

Funktionen, Indikationen

- Vertreibt Wind-Hitze
- Klärt Leber und Augen
- Beruhigt die Leber und vertreibt Wind
- Reduziert aufsteigendes Leber-Yang

Cimicifugae, Rhizoma

Chinesischer Name	Shengma
Deutscher Name	Silberkerzenwurzelstock
Gruppe	Kalte Kräuter, die die Oberfläche befreien
Geschmack	süß, scharf
Thermische Wirkung	kühl
Meridian-Affinität	Dickdarm, Lunge, Milz, Magen
Dosierung	1,5 – 9 g

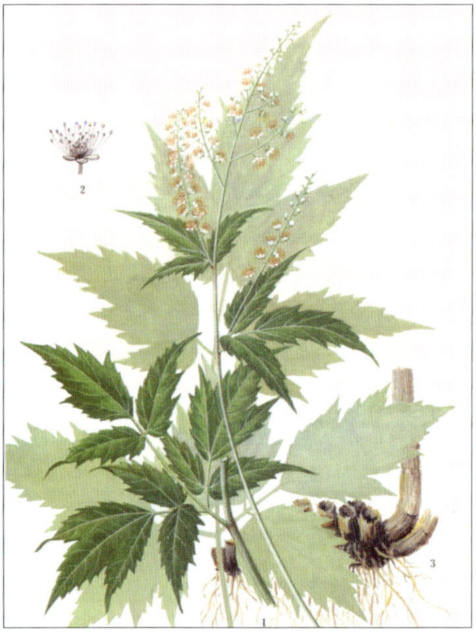

Funktionen, Indikationen

- Befreit die Oberfläche, vertreibt Wind-Hitze
- Bringt Ausschläge an die Oberfläche und beschleunigt dadurch deren Abheilung
- Kühlt Hitze
- Wirkt Toxische-Hitze entgegen
- Hebt das Yang-Qi bei einer Schwäche im Bereich des Mittleren Erwärmer

Anmerkung

- Kontraindiziert bei Hitze wegen eines Yin-Mangels

Cinnamomi Cassiae, Cortex

Chinesischer Name	Rougui
Deutscher Name	Cassia-Zimtrinde
Gruppe	Kräuter, die das Innere wärmen und Kälte vertreiben
Geschmack	scharf, süß
Thermische Wirkung	heiß
Meridian-Affinität	Herz, Niere, Leber, Milz
Dosierung	3 – 12 g

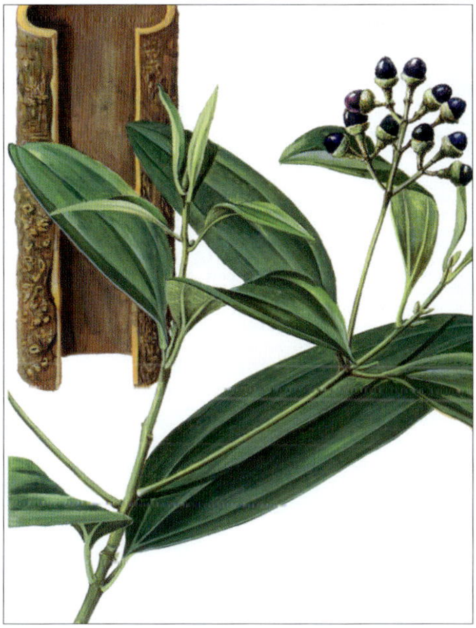

Funktionen, Indikationen

- Wärmt die Nieren
- Tonisiert das Yang
- Leitet das Yang zu seinem Ursprung zurück
- Vertreibt Kälte
- Wärmt die Meridiane
- Löst Stagnationen im Bereich der Meridiane
- Wirkt schmerzstillend
- Wirkt unterstützend bei der Qi- und Blutproduktion, wenn entsprechende tonisierende Kräuter verschrieben werden

Cinnamomi Cassiae, Ramulus

Chinesischer Name	Guizhi
Deutscher Name	Cassia-Zimtzweige
Gruppe	Warme Kräuter, die die Oberfläche befreien
Geschmack	scharf, süß
Thermische Wirkung	warm
Meridian-Affinität	Herz, Lunge, Blase
Dosierung	3 – 9 g

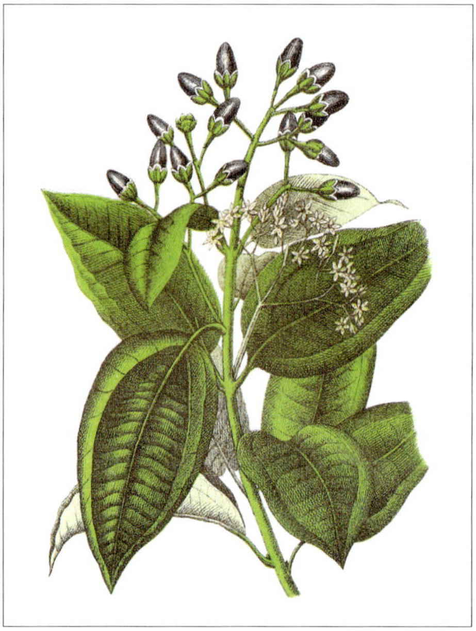

Funktionen, Indikationen

- Vertreibt Wind-Kälte
- Reguliert Wei-Qi (Abwehr-Qi) und Ying-Qi (Nähr-Qi)
- Wärmt im Bereich der Meridiane
- Befreit das Yang
- Regt die Yang-Qi-Zirkulation im Bereich des Brustkorbes an
- Wärmt das Blut
- Regt die Blutzirkulation an

Cistanches Deserticolae, Herba

Chinesischer Name	Roucongrong
Deutscher Name	Wüstencistanchenkraut
Gruppe	Yang-tonisierende Kräuter
Geschmack	süß, salzig
Thermische Wirkung	warm
Meridian-Affinität	Dickdarm, Niere
Dosierung	9 – 21 g

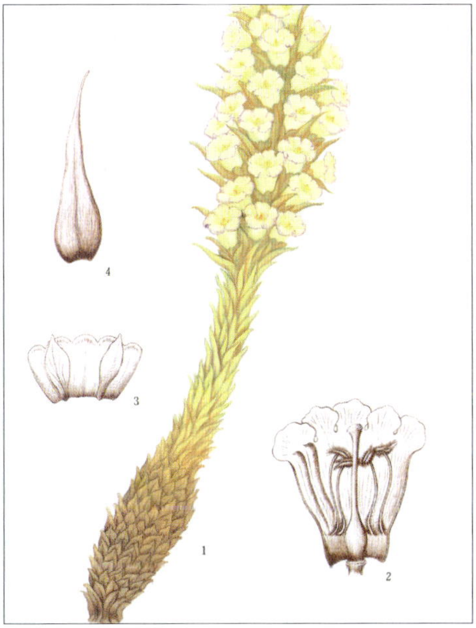

Funktionen, Indikationen

- Tonisiert das Nieren-Yang
- Wärmt im Bereich der Gebärmutter
- Befeuchtet den Darm und regt die Darmpassage an

Citri Aurantii immaturus, Fructus

Chinesischer Name	Zhishi
Deutscher Name	unreife Bitterorange, unreife Pomeranzen
Gruppe	Qi-regulierende Arzneien
Geschmack	bitter, scharf
Thermische Wirkung	kühl
Meridian-Affinität	Dickdarm, Milz, Magen
Dosierung	3 – 9 g

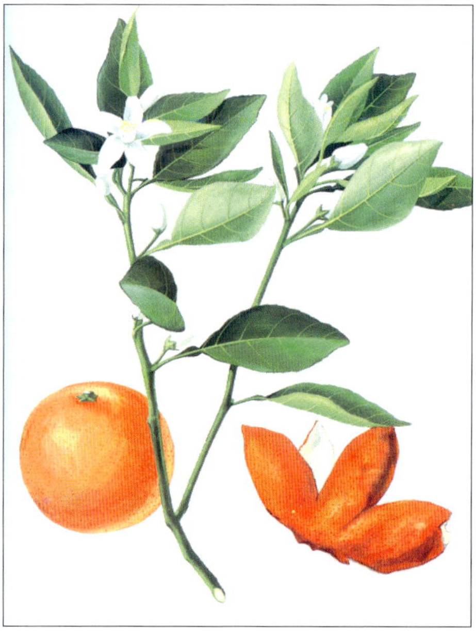

Funktionen, Indikationen

- Wirkt Leber-Qi-Stagnationen entgegen
- Leitet Qi abwärts
- Bewegt den Stuhl

Anmerkung

- Vorsicht in der Gravidität (Schwangerschaft) bei Milz-Qi-Mangel mit breiigem Stuhl

Citri Aurantii, Fructus

Chinesischer Name	Zhike
Deutscher Name	Bitterorange, Pomeranzenfrüchte
Gruppe	Qi-regulierende Arzneien
Geschmack	bitter
Thermische Wirkung	kühl (andere Quellen bezeichnen alle Zitrusarten als mehr oder weniger thermisch warm, dies gilt auch für Fructus Citri Aurantii (Zhike) und Fructus Citri Aurantii immaturus (Zhishi))
Meridian-Affinität	Milz, Magen
Dosierung	3 – 9 g

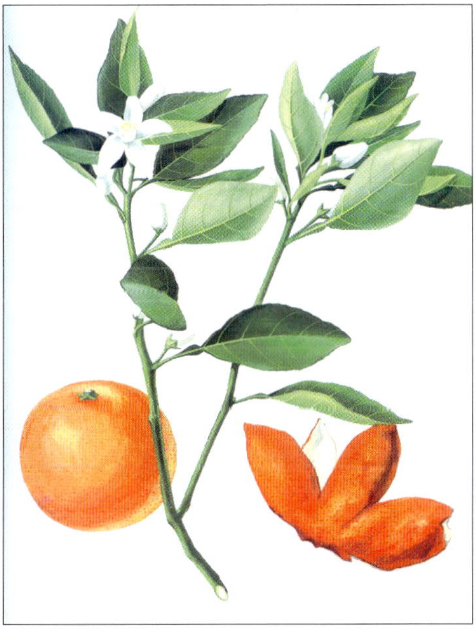

Funktionen, Indikationen

- Bricht Qi-Stagnationen auf, milder als Fructus Citri Aurantii immaturus (Zhishi)

Anmerkung

- Vorsicht bei Qi-Mangel

Citri Erythrocarpae, Pars Rubra Epicarpii

Chinesischer Name	Juhong
Deutscher Name	–
Gruppe	Qi-regulierende Arzneien
Geschmack	scharf, bitter
Thermische Wirkung	warm
Meridian Affinität	Lunge, Magen
Dosierung	3 – 9 g

Funktionen, Indikationen

- Reguliert das Qi und wirkt gegen Brechreiz und Erbrechen
- Trocknet Feuchtigkeit (besser als Pericarpium Citri Reticulatae, Chenpi)
- Wirkt aromatisch (besser als Pericarpium Citri Reticulatae, Chenpi)
- Reguliert die Mitte (milder als Pericarpium Citri Reticulatae, Chenpi)
- Bei Husten mit Schleim und Völlegefühl im Thorax

Citri Reticulatae Viride, Pericarpium

Chinesischer Name	Qingpi
Deutscher Name	grüne Mandarinenschale
Gruppe	Qi-regulierende Arzneien
Geschmack	bitter, scharf
Thermische Wirkung	warm
Meridian-Affiniät	Gallenblase, Leber, Magen
Dosierung	3 – 9 g

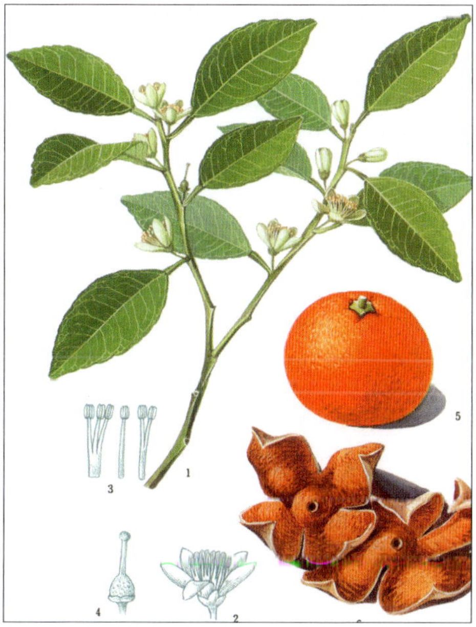

Funktionen, Indikationen

- Wirkt Leber-Qi-Stagnationen entgegen
- Wirkt Nahrungsmittel-Stagnationen entgegen
- Wandelt Feuchtigkeit und Schleim um

Anmerkung

- Bei Qi-Mangel nur vorsichtig einsetzen

Citri Reticulatae, Pericarpium

Chinesischer Name	Chenpi
Deutscher Name	Mandarinenschale
Gruppe	Qi-regulierende Arzneien
Geschmack	bitter, scharf, aromatisch
Thermische Wirkung	warm
Meridian Affinität	Lunge, Milz, Magen
Dosierung	3 – 9 g

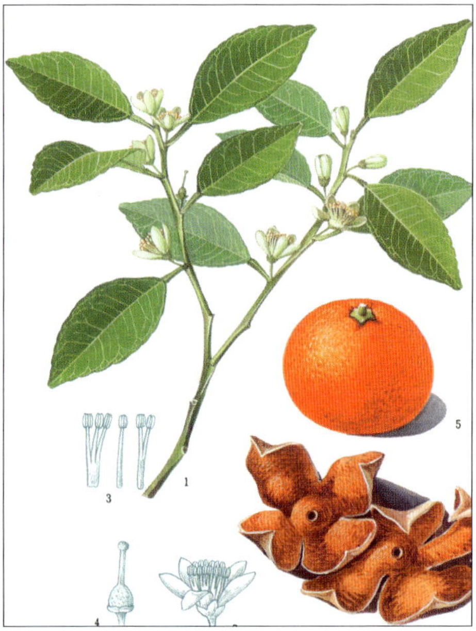

Funktionen, Indikationen

- Reguliert das Qi und verbessert die Transportfunktion der Milz
- Reguliert die Mitte
- Entspannt das Zwerchfell
- Trocknet Feuchtigkeit
- Wandelt Schleim um
- Bei Husten mit Schleim und Völlegefühl im Thorax
- Hilft Stagnationen vorzubeugen, welche durch schwer verdauliche Kräuter entstehen können

Anmerkung

- Vorsicht bei Hitze und trockenem Husten oder Yin-Mangel

Citrulli Vulgaris, Fructus

Chinesischer Name	Xigua
Deutscher Name	Wassermelone
Gruppe	Kräuter, die Sommer-Hitze klären
Geschmack	süß
Thermische Wirkung	kühl
Meridian-Affinität	Blase, Herz, Magen
Dosierung	15 – 30 g

Funktionen, Indikationen

- Wirkt Sommer-Hitze entgegen
- Produziert Jinye (Körpersäfte)
- Regt die Diurese (Harnfluss) an
- Wirkt Gelbsucht entgegen

Clematidis, Radix

Chinesischer Name	Weilingxian
Deutscher Name	chinesische Waldrebenwurzel
Gruppe	Kräuter, die Wind-Feuchtigkeit vertreiben
Geschmack	scharf, salzig
Thermische Wirkung	warm
Meridian-Affinität	Blase
Dosierung	6 – 12 g

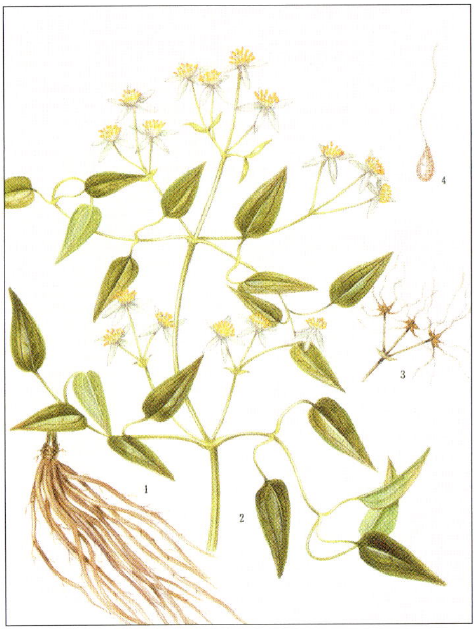

Funktionen, Indikationen

- Vertreibt Wind-Feuchtigkeit
- Wirkt schmerzstillend
- Unterstützt die Qi-Zirkulation innerhalb der Meridiane
- Kann eingesetzt werden, um Fischgräten, die im Hals feststecken, zu entfernen
- Wirkt gegen Völlegefühl im Bereich des Mittleren Erwärmer
- Leitet Schleim aus

Anmerkung

- Nicht bei bei einem Qi- und Blut-Mangel verwenden!

Cocos, Poria

Chinesischer Name	Fuling
Deutscher Name	Kokospilz
Gruppe	Kräuter, die Feuchtigkeit ausleiten
Geschmack	süß, fad
Thermische Wirkung	neutral
Meridian-Affinität	Herz, Milz, Lunge
Dosierung	6 – 15 g

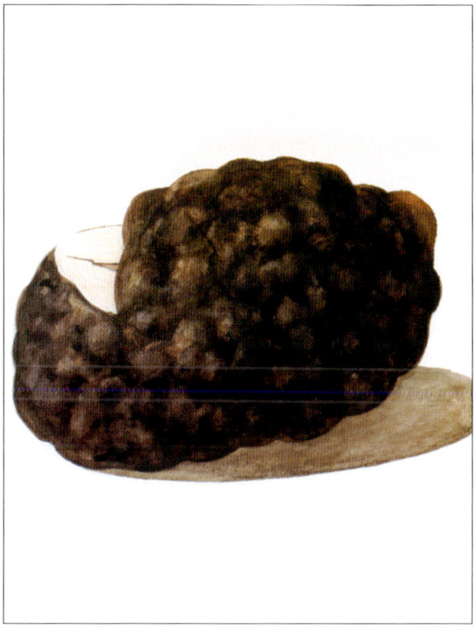

Funktionen, Indikationen

- Regt die Diurese (Harnfluss) an
- Leitet Feuchtigkeit aus
- Tonisiert das Milz-Qi
- Harmonisiert im Bereich des Mittleren Erwärmer
- Wandelt Schleim um
- Beruhigt das Shen

Codonopsis, Radix

Chinesischer Name	Dangshen
Deutscher Name	Glockenwindenwurzel
Gruppe	Qi-tonisierende Kräuter
Geschmack	süß
Thermische Wirkung	neutral
Meridian-Affinität	Milz, Lunge
Dosierung	6 – 30 g

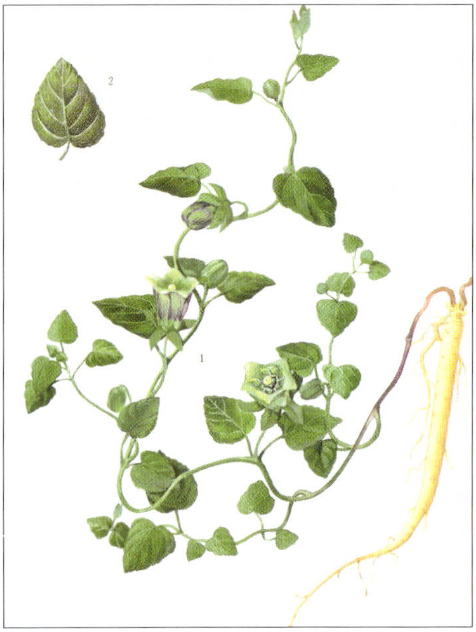

Funktionen, Indikationen

- Tonisiert das Qi des Mittleren Erwärmer
- Tonisiert das Lungen-Qi
- Nährt Flüssigkeiten und Blut

Anmerkung

- Radix Codonopsis (Dangshen) wird in China als Ersatzdroge für Radix Ginseng (Renshen), der 7. Mal soviel kostet, eingesetzt.

Coicis, Semen

Chinesischer Name	Yiyiren
Deutscher Name	chinesische Rollgerste, Hiobstränensamen, Christustränengrassamen
Gruppe	Kräuter, die Feuchtigkeit ausleiten
Geschmack	süß, fad
Thermische Wirkung	leicht kühl
Meridian-Affinität	Milz, Lunge, Niere
Dosierung	9 – 30 g

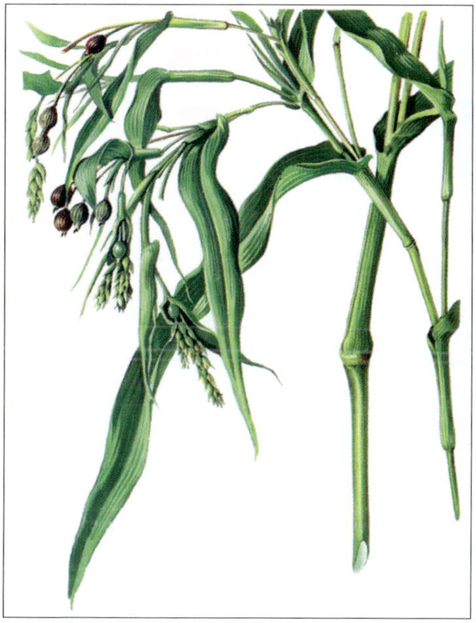

Funktionen, Indikationen

- Regt die Diurese (Harnfluss) an
- Leitet Feuchtigkeit aus
- Tonisert das Milz-Qi
- Beendet Diarrhoe (Durchfall)
- Vertreibt Wind-Feuchtigkeit
- Leitet Feuchte-Hitze aus
- Wird zur Behandlung von Warzen eingesetzt

Anmerkung

- Vorsicht zur Zeit einer Gravidität (Schwangerschaft)

Coptidis, Rhizoma

Chinesischer Name	Huanglian
Deutscher Name	Goldfadenwurzelstock
Gruppe	Arzneien, die Hitze kühlen und Feuchtigkeit trocknen
Geschmack	bitter
Thermische Wirkung	kalt
Meridian-Affinität	Herz, Magen, Milz, Leber, Gallenblase, Dickdarm
Dosierung	1 – 6 g

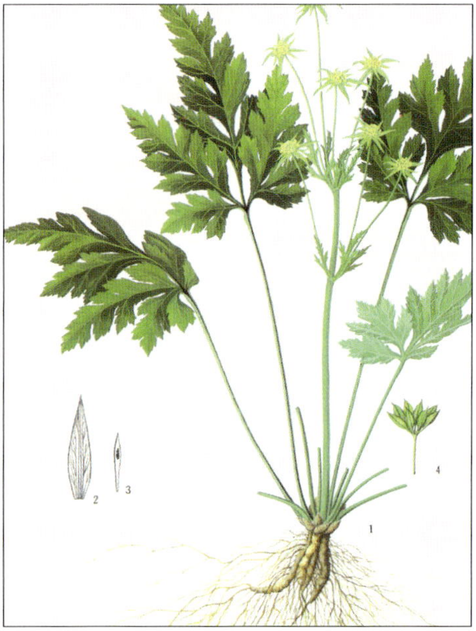

Funktionen, Indikationen

- Kühlt Hitze und trocknet Feuchtigkeit
- Leitet Feuer aus
- Wirkt antitoxisch
- Klärt Herz-Feuer
- Stoppt Blutungen durch Hitze
- Leitet Magen-Feuer aus
- Kühlt Hitze, auch bei äußerlicher Anwendung

Anmerkung

- Zu langer Einsatz kann Milz und Magen beeinträchtigen (Darmflora)

Corni, Fructus

Chinesischer Name	Shanzhuyu oder Shanyurou
Deutscher Name	japanische Kornelkirschenfrüchte
Gruppe	Zusammenziehende Kräuter
Geschmack	sauer
Thermische Wirkung	leicht warm
Meridian-Affinität	Leber, Niere
Dosierung	4,5 – 12 g

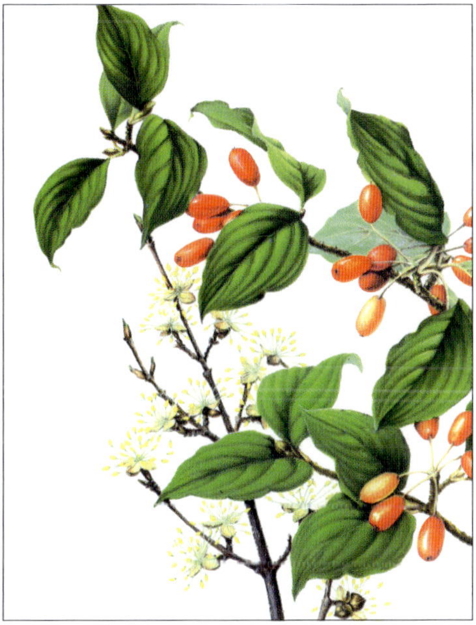

Funktionen, Indikationen

- Stabilisiert und nährt die Nieren
- Schützt die Essenz (Jing)
- Stabilisiert die Menstruation und beendet Blutungen
- Beseitigt übermäßiges Schwitzen
- Verhindert dauernden Verlust an Körpersäften durch adstringierende Wirkung

Corydalis, Rhizoma

Chinesischer Name	Yanhusuo
Deutscher Name	Yanhusuo-Lärchenspornwurzelstock
Gruppe	Blut-bewegende Arzneien
Geschmack	scharf, bitter
Thermische Wirkung	warm
Meridian-Affinität	Herz, Leber, Lunge, Magen
Dosierung	3 – 12 g

Funktionen, Indikationen

- Bewegt Blut und Qi
- Stillt Schmerzen, auch nach Verletzungen

Anmerkung

- Vorsicht in der Gravidität (Schwangerschaft)

Crataegi, Fructus

Chinesischer Name	Shanzha
Deutscher Name	Weißdornfrüchte
Gruppe	Arzneimittel gegen Nahrungsmittel-Stagnation
Geschmack	sauer, süß
Thermische Wirkung	leicht warm
Meridian-Affinität	Leber, Milz, Magen
Dosierung	9 – 15 g

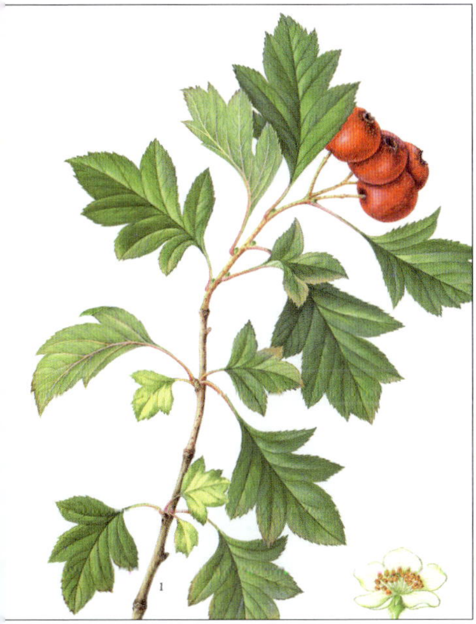

Funktionen, Indikationen

- Löst Nahrungsmittel-Stagnation auf
- Wandelt Blut-Stagnation um
- Geröstet gegen Diarrhoe (Durchfall) wirksam

Anmerkung

- Unterstützt vor allem die Fettverdauung

Curcumae, Tuber

Chinesischer Name	Yujin
Deutscher Name	Gelbwurzknolle
Gruppe	Blut-bewegende Arzneien
Geschmack	scharf, bitter
Thermische Wirkung	kühl (laut anderen Quellen: warm)
Meridian-Affinität	Herz, Lunge, Leber
Dosierung	4,5 – 9 g

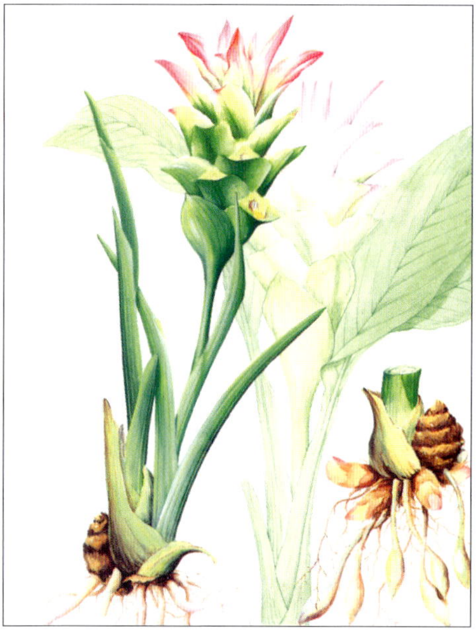

Funktionen, Indikationen

- Bewegt Blut und bricht Blut-Stagnationen auf
- Auch bei Schmerz durch Trauma und um den Heilungsprozess zu beschleunigen
- Bewegt das Qi
- Klärt das Herz, besonders wenn heißer Schleim die Herzöffnungen verlegt
- Unterstützt die Gallenblase und wird gegen Ikterus (Gelbsucht) eingesetzt

Anmerkung

- Vorsicht in der Gravidität (Schwangerschaft) und bei Blut-Mangel!

Cuscutae, Semen

Chinesischer Name	Tusizi
Deutscher Name	chinesische Teufelszwirnsamen
Gruppe	Yin-tonisierende Kräuter
Geschmack	scharf, süß
Thermische Wirkung	neutral
Meridian-Affinität	Leber, Niere
Dosierung	6 – 15 g

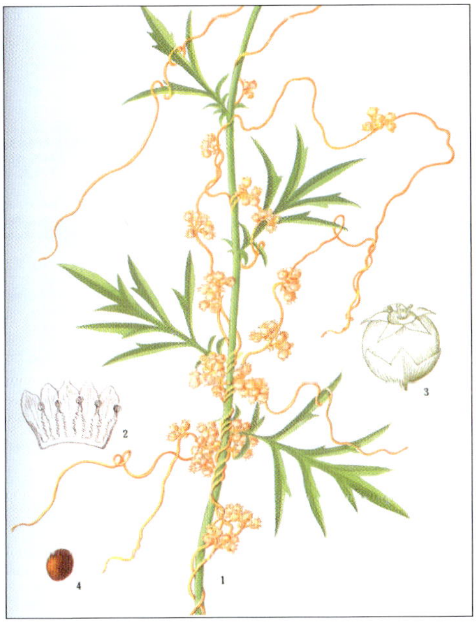

Funktionen, Indikationen

- Stärkt Nieren- und Milz-Yin
- Nährt die Essenz (Jing)
- Beruhigt den Fetus
- Beendet Diarrhoe (Durchfall)

Cyperi Rotundi, Rhizoma

Chinesischer Name	Xiangfu
Deutscher Name	Nussgraswurzelstock, Nusswurzelstock
Gruppe	Qi-regulierende Arzneien
Geschmack	scharf, leicht bitter, leicht süß
Thermische Wirkung	neutral
Meridian-Affinität	Leber, Dreifacher Erwärmer
Dosierung	4,5 – 9 g

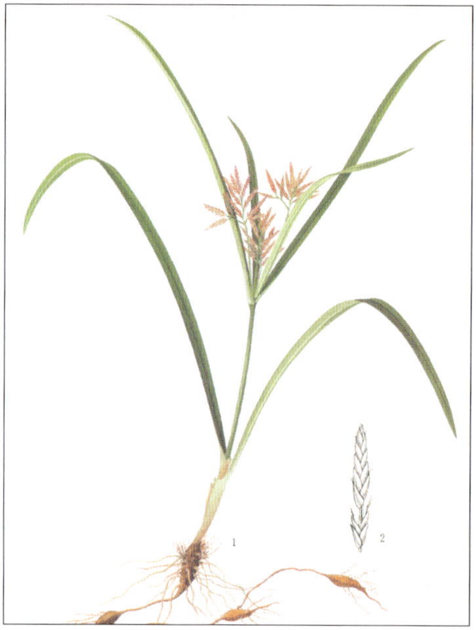

Funktionen, Indikationen

- Verteilt und reguliert Leber-Qi
- Auch bei Dysharmonie zwischen Leber und Milz
- Reguliert die Menstruation und lindert Schmerz

Anmerkung

- Vorsicht bei Yin-Mangel ohne Stagnation

Dianthi, Herba

Chinesischer Name	Qumai
Deutscher Name	Nelkenkraut
Gruppe	Kräuter, die Feuchtigkeit ausleiten
Geschmack	bitter
Thermische Wirkung	kalt
Meridian-Affinität	Blase, Herz, Dünndarm
Dosierung	6 – 12 g

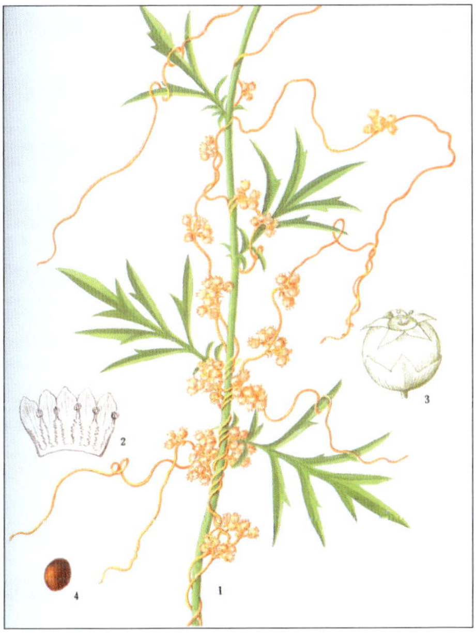

Funktionen, Indikationen

- Leitet Feuchte-Hitze aus
- Regt die Diurese (Harnfluss) an
- Wirkt schmerzhaften Stagnationen im Urogenitaltrakt entgegen
- Löst Blut-Stagnationen auf
- Regt die Darmpassage an

Anmerkung

- Nicht in der Gravidität (Schwangerschaft) und bei Patienten mit Milz- und Nieren-Qi-Mangel verwenden!
- Dieses Kraut antagonisiert die Wirkung von Ootheca Mantidis (Sangpiaoxiao).

Dictamni, Cortex

Chinesischer Name	Baixianpi
Deutscher Name	Dictamwurzel, Eschenwurzelrinde
Gruppe	Hitze-kühlende, antitoxische Arzneien
Geschmack	bitter
Thermische Wirkung	kalt
Meridian-Affinität	Milz, Magen
Dosierung	6 – 9 g

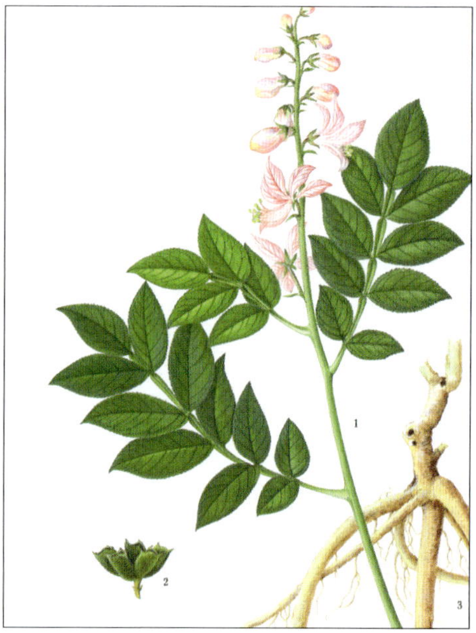

Funktionen, Indikationen

- Vertreibt Hitze und Feuer-Toxine
- Vertreibt Wind
- Trocknet Feuchtigkeit
- Wirkt bei Bi-Syndrom und Feuchte-Hitze-Gelbsucht

Dioscoreae oppositae, Radix

Chinesischer Name	Shanyao
Deutscher Name	Yams-Wurzelknollen
Gruppe	Qi-tonisierende Kräuter
Geschmack	süß
Thermische Wirkung	neutral
Meridian-Affinität	Niere, Milz, Lunge
Dosierung	9 – 30 g

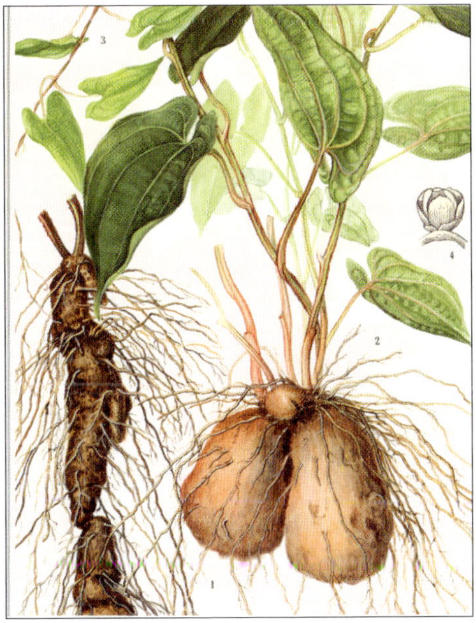

Funktionen, Indikationen

- Stärkt Milz- und Magen-Qi
- Stärkt das Lungen-Qi und -Yin
- Stärkt das Nieren-Qi
- Wirkt Essenz (Jing) bewahrend

Dipsaci Asperi, Radix

Chinesischer Name	Xuduan
Deutscher Name	chinesische Kardenwurzel
Gruppe	Yang-tonisierende Kräuter
Geschmack	bitter, scharf
Thermische Wirkung	leicht warm
Meridian-Affinität	Niere, Leber
Dosierung	5 – 20 g

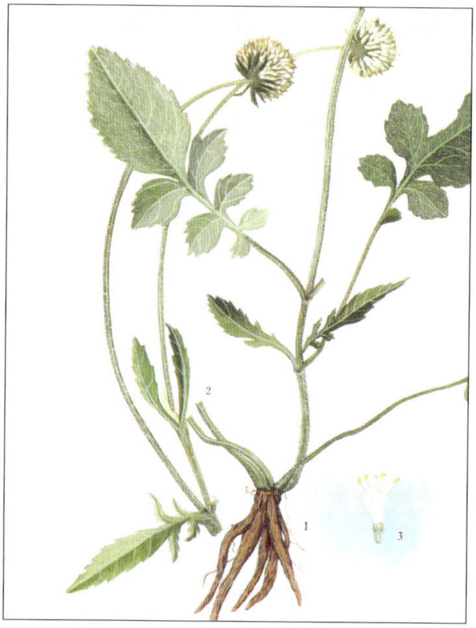

Funktionen, Indikationen

- Tonisiert das Yang
- Stärkt Sehnen und Knochen
- Beendet uterine Blutungen (Blutungen aus der Gebärmutter)
- Beruhigt den Fetus
- Bewegt das Blut
- Wirkt schmerzstillend
- Hilft, Körpergewebe aufzubauen

Dolichoris Lablab, Semen

Chinesischer Name	Biandou
Deutscher Name	Helmbohnensamen
Gruppe	Kräuter, die Sommer-Hitze klären
Geschmack	süß
Thermische Wirkung	neutral
Meridian-Affinität	Milz, Magen
Dosierung	9 – 21 g

Funktionen, Indikationen

- Wirkt Sommer-Hitze entgegen, speziell bei Durchfall (Diarroe) und Erbrechen
- Tonisiert das Milz-Qi

Draconis, Os

Chinesischer Name	Longgu
Deutscher Name	«Drachenknochen» (Knochen von großen Säugetieren)
Gruppe	Substanzen, die den Geist beruhigen
Geschmack	süß, adstringierend
Thermische Wirkung	neutral
Meridian-Affinität	Herz, Niere, Leber
Dosierung	15 – 30 g

Funktionen, Indikationen

- Beruhigt den Geist (Shen)
- Beruhigt die Leber
- Wirkt einem aufsteigenden Yang entgegen
- Wirkt Flüssigkeitsverlusten entgegen
- Wird lokal bei chronischen, nicht heilenden Wunden eingesetzt

Anmerkung

- Kontraindiziert bei Feuchte-Hitze.

Ecliptae, Herba

Chinesischer Name	Hanliancao
Deutscher Name	Ecliptenkraut
Gruppe	Yin-tonisierende Kräuter
Geschmack	süß, sauer
Thermische Wirkung	kühl
Meridian-Affinität	Leber, Niere
Dosierung	6 – 15 g

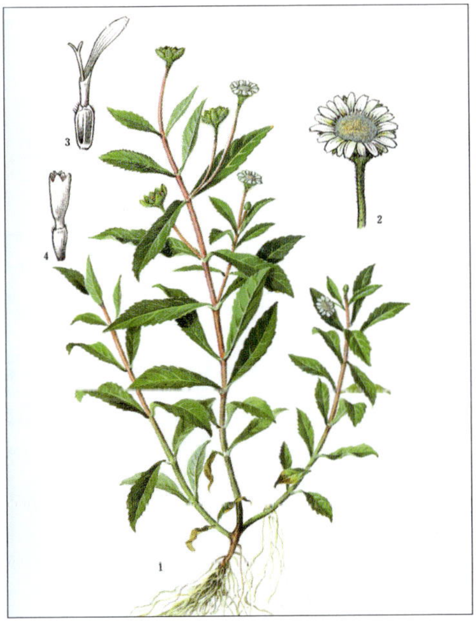

Funktionen, Indikationen

- Nährt und stärkt Leber- und Nieren-Yin
- Kühlt das Blut
- Beendet Blutungen

Ephedrae, Herba

Chinesischer Name	Mahuang
Deutscher Name	Meerträubchen-Kraut
Gruppe	Warme Kräuter, die die Oberfläche befreien
Geschmack	scharf, leicht bitter
Thermische Wirkung	warm
Meridian-Affinität	Lunge, Blase
Dosierung	3 – 9 g

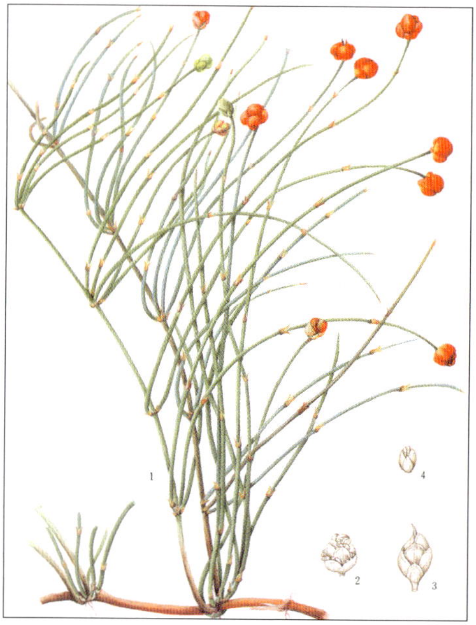

Funktionen, Indikationen

- Befreit die Oberfläche
- Vertreibt Wind-Kälte
- Bewegt das Lungen-Qi
- Beseitigt Husten und Kurzatmigkeit
- Regt die Diurese an
- Leitet Ödeme aus

Anmerkung

- Stark wirksames Kraut, das toxisch wirken kann! Als Antidot wirkt Atropin.

Epimedii, Herba

Chinesischer Name	Yinyanghuo
Deutscher Name	Elfenblumenkraut
Gruppe	Yang-tonisierende Kräuter
Geschmack	süß, scharf
Thermische Wirkung	warm
Meridian-Affinität	Leber, Niere
Dosierung	6 – 15 g

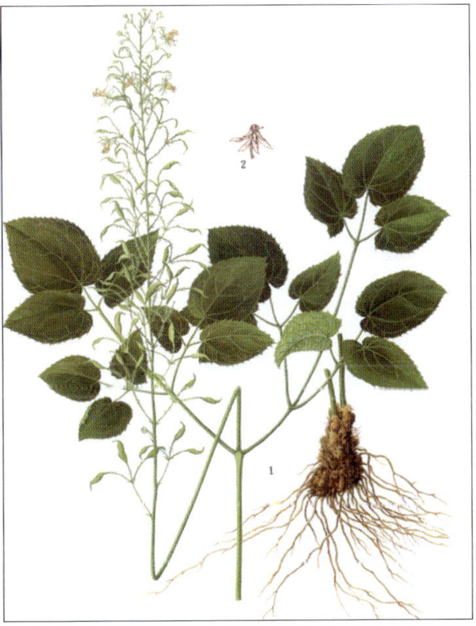

Funktionen, Indikationen

- Tonisiert das Nieren-Qi
- Tonisiert das Nieren-Yang
- Wirkt Wind-Kälte entgegen
- Tonisiert Yin und Yang und beruhigt aufsteigendes Leber-Yang

Eriobotryae Japonicae, Folium

Chinesischer Name	Pipaye
Deutscher Name	Wollmispelblätter
Gruppe	Arzneien, die Husten und Atemnot lindern
Geschmack	bitter
Thermische Wirkung	kühl
Meridian-Affinität	Lunge, Magen
Dosierung	3 – 12 g

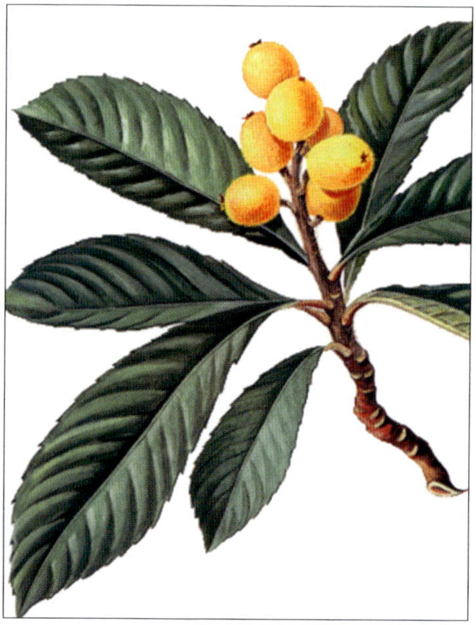

Funktionen, Indikationen

- Wandelt Schleim um
- Klärt Lungen-Hitze
- Leitet das Lungen-Qi nach unten
- Harmonisiert den Magen
- Kühlt Magen-Feuer
- Leitet das Magen-Qi nach unten

Anmerkung

- Kontraindiziert bei Brechreiz und Erbrechen bei Magen-Kälte.

Eucommiae, Cortex

Chinesischer Name	Duzhong
Deutscher Name	chinesische Guttapercharinde
Gruppe	Yang-tonisierende Kräuter
Geschmack	süß, leicht scharf
Thermische Wirkung	warm
Meridian-Affinität	Leber, Niere
Dosierung	6 – 15 g

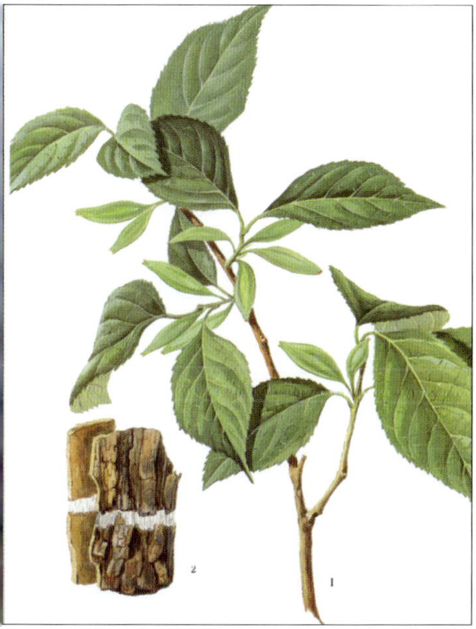

Funktionen, Indikationen

- Kräftigt Leber und Nieren
- Stärkt Sehnen und Knochen
- Unterstützt den sanften Fluss von Qi und Blut
- Besänftigt den Fetus

Evodiae Rutaecarpae, Fructus

Chinesischer Name	Wuzhuyu
Deutscher Name	Stinkeschenfrüchte
Gruppe	Kräuter, die das Innere wärmen und Kälte vertreiben
Geschmack	scharf, bitter
Thermische Wirkung	heiß, leicht toxisch
Meridian-Affinität	Niere, Leber, Milz, Magen
Dosierung	3 – 9 g

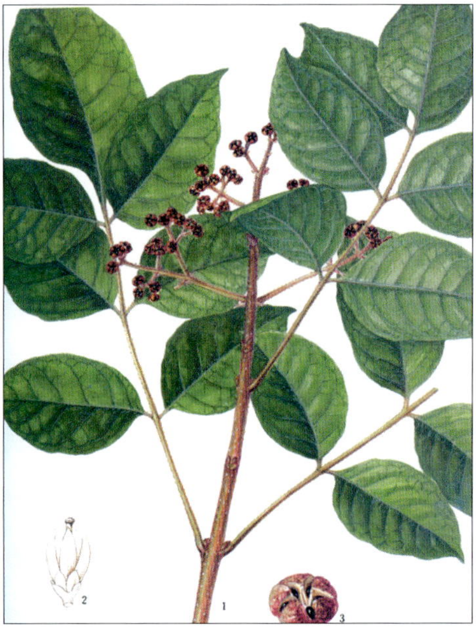

Funktionen, Indikationen

- Wärmt im Bereich des Mittleren Erwärmers
- Vertreibt Kälte
- Löst Leber-Qi-Stagnationen auf
- Tonisiert das Yang
- Wirkt schmerzstillend
- Leitet rebellierendes Qi nach unten
- Beendet Brechreiz und Erbrechen
- Tonisiert das Milz-Yang
- Vertreibt Feuchte-Kälte
- Leitet Feuer nach unten (z.B.: bei Aphten im Mundbereich)

Anmerkung

- Laut einigen traditionellen Texten ist Fructus Evodiae Rutaecarpae (Wuzhuyu) ein Antagonist für die Kräuter Radix Salviae Miltiorrhizae (Danshen) und Fluoritium (Zishiying).
- Nur mit Vorsicht bei einem Yin-Mangel mit Leere-Hitze verwenden!

Foeniculi Vulgaris, Fructus

Chinesischer Name	Xiaohuixiang
Deutscher Name	Fenchelsamen
Gruppe	Kräuter, die das Innere wärmen und Kälte vertreiben
Geschmack	scharf
Thermische Wirkung	warm
Meridian-Affinität	Leber, Niere, Milz, Magen
Dosierung	2 – 8 g

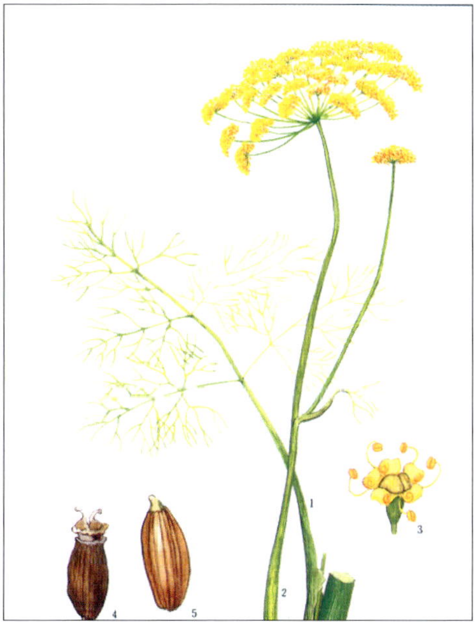

Funktionen, Indikationen

- Löst Leber-Qi-Stagnationen auf
- Tonisiert das Nieren-Yang
- Vertreibt Kälte
- Wirkt schmerzstillend
- Reguliert die Qi-Zirkulation
- Harmonisiert den Magen
- Vertreibt Magen-Kälte

Anmerkung

- Kontraindiziert bei einem Yin-Mangel.

Forsythiae suspensae, Fructus

Chinesischer Name	Lianqiao
Deutscher Name	Forsythienfrüchte
Gruppe	Hitze-kühlende, antitoxische Arzneien
Geschmack	bitter, etwas scharf
Thermische Wirkung	kühl
Meridian-Affinität	Herz, Leber, Gallenblase
Dosierung	6 – 15 g

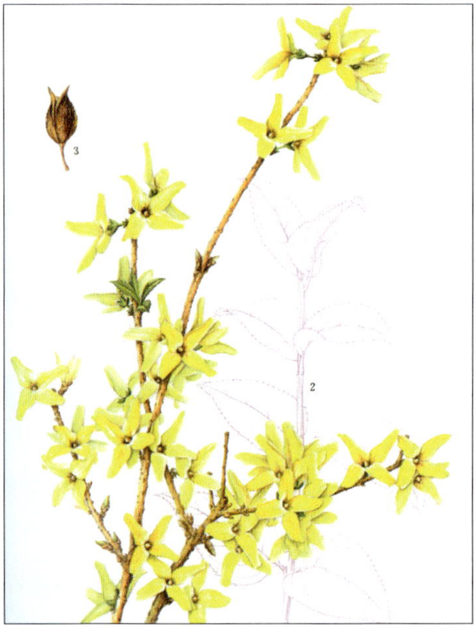

Funktionen, Indikationen

- Kühlt Hitze, eliminiert Toxine
- Zerstreut Knoten
- Vertreibt äußere Wind-Hitze
- Herz-Feuer mildernd

Fritillariae cirrhosae, Bulbus

Chinesischer Name	Chuanbeimu
Deutscher Name	Szechuan-Schachblumenzwiebel
Gruppe	Kühle Arzneien, die heißen Schleim umwandeln
Geschmack	bitter, süß
Thermische Wirkung	kühl
Meridian-Affinität	Lunge, Herz
Dosierung	3 – 12 g

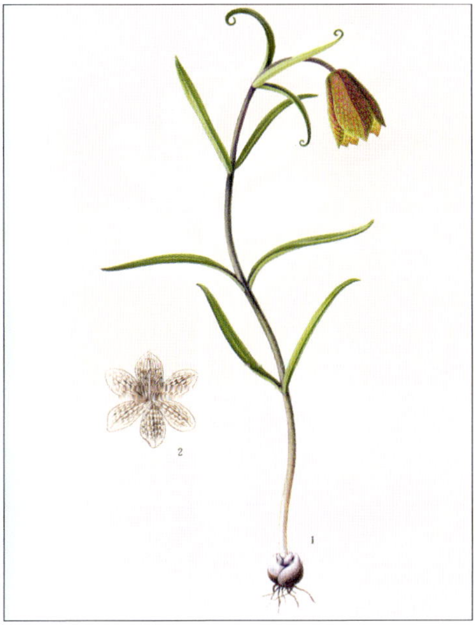

Funktionen, Indikationen

- Kühlt Hitze und wandelt Schleim um, besonders auch bei chronischem Husten mit zähem Sputum
- Bei Engegefühl im Thoraxbereich
- Kühlt Hitze
- Löst Knoten auf (z.B.: Lymphknoten-schwellungen, ev. Lipome, auch Lungen- oder Brustabszesse)

Anmerkung

- Vorsicht bei Qi-Mangel.
- Inkompatibel mit Radix Lateralis Aconiti (Fuzi).

Gardeniae jasminoides, Fructus

Chinesischer Name	Zhizi
Deutscher Name	Gardenienfrüchte, Gelbbeere, Jasminglanz
Gruppe	Arzneien, die Hitze kühlen und Feuer ausleiten
Geschmack	bitter
Thermische Wirkung	kalt bis sehr kalt
Meridian-Affinität	Herz, Leber, Lunge, Magen, Dreifacher Erwärmer
Dosierung	3 – 6 – 9 g

Funktionen, Indikationen

- Kühlt Hitze und lindert Gereiztheit durch Hitze
- Leitet Feuchte-Hitze aus allen drei Erwärmern aus
- Etwas diuretisch (harntreibend) und desinfizierend
- Kühlt das Blut und hemmt Blutungen
- Reduziert Schwellungen
- Bewegt das Blut nach Traumen (Verletzungen)

Anmerkung

- Fructus Gardeniae carbonisata (Heizhizi) wirkt stärker blutstillend

Gastrodiae Elatae, Rhizoma

Chinesischer Name	Tianma
Deutscher Name	Gastrodienwurzelstock, Himmelshanfwurzelstock
Gruppe	Substanzen, die Wind entgegenwirken und Tremor beenden
Geschmack	süß
Thermische Wirkung	neutral
Meridian-Affinität	Leber
Dosierung	3 – 9 g

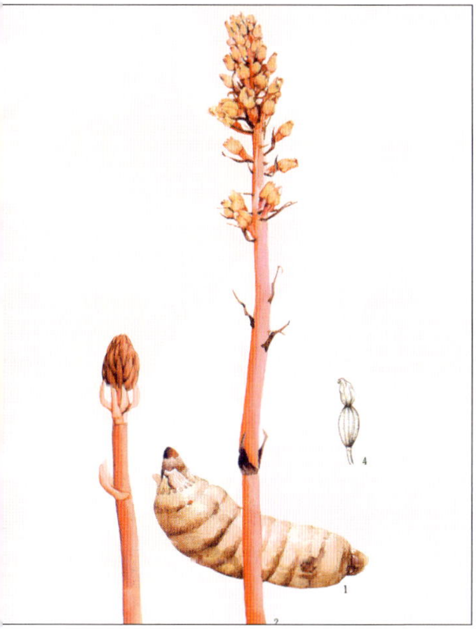

Funktionen, Indikationen

- Beruhigt die Leber
- Wirkt Wind entgegen
- Vermindert Spasmen (Krämpfe) und Tremor (Zittern)
- Wirkt schmerzstillend
- Leitet Wind-Feuchtigkeits-Stagnationen («Bi-Syndrom») aus

Gentianae Marcophyllae, Radix

Chinesischer Name	Qinjiao
Deutscher Name	großblättrige Enzianwurzel
Gruppe	Kräuter, die Wind-Feuchtigkeit vertreiben
Geschmack	bitter, scharf
Thermische Wirkung	leicht kalt
Meridian-Affinität	Gallenblase, Leber, Magen
Dosierung	4,5 – 9 g

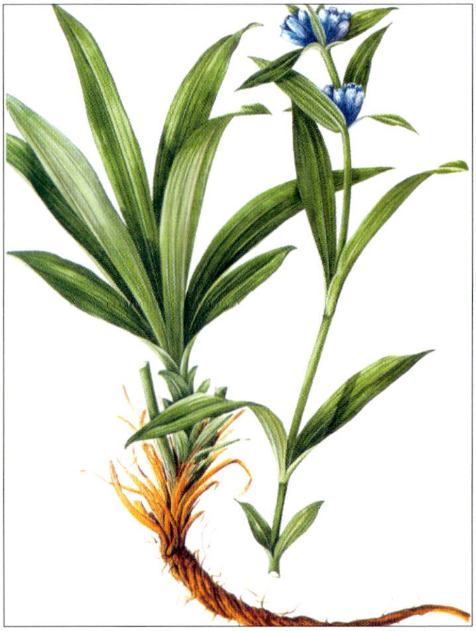

Funktionen, Indikationen

- Vertreibt Wind-Feuchtigkeit
- Entspannt die Sehnen
- Vertreibt Wind-Kälte-Feuchtigkeit (Bi-Syndrom), speziell im Bereich der Arme und Beine
- Kühlt Leere-Hitze
- Leitet Feuchtigkeit aus
- Wirkt einer Gelbsucht entgegen
- Wirkt befeuchtend und bewegend im Bereich des Darmes

Anmerkung

- Nicht bei häufigem Wasserlassen, chronischen Schmerzen, Erschöpfungszuständen sowie Durchfall bei einem Milz-Qi-Mangel verwenden!

Gentianae scabrae, Radix

Chinesischer Name	Longdancao
Deutscher Name	chinesische Enzianwurzel
Gruppe	Arzneien, die Hitze kühlen und Feuchtigkeit trocknen
Geschmack	bitter
Thermische Wirkung	kalt
Meridian-Affinität	Gallenblase, Leber, Magen
Dosierung	3 – 9 g

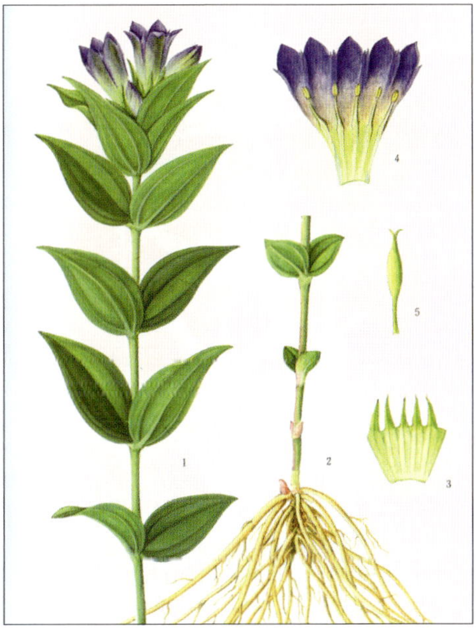

Funktionen, Indikationen

- Kühlt Hitze und trocknet Feuchtigkeit
- Feuer aus Leber und Gallenblase ausleitend
- Senkt und beruhigt Leber-Feuer

Anmerkung

- Radix Gentianae scabrae (Longdancao) ist eine der bittersten Arzneien in der TCM.

Ginkgo Bilobae, Semen

Chinesischer Name	Baiguo
Deutscher Name	Ginkgosamen
Gruppe	Zusammenziehende Kräuter
Geschmack	süß, bitter, adstringierend
Thermische Wirkung	neutral, leicht toxisch
Meridian-Affinität	Niere, Lunge
Dosierung	4 – 9 g

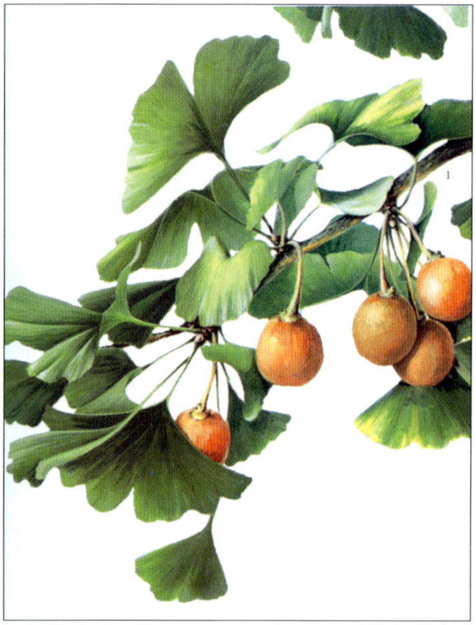

Funktionen, Indikationen

- Leitet Schleim aus
- Leitet Feuchtigkeit aus
- Beendet Ausfluss (sowohl bei Feuchte-Hitze, auch als bei Qi-Mangel)
- Wirkt stabilisierend im Bereich des Unteren Erwärmer

Anmerkung

- Kontraindiziert bei Vorliegen von Fülle-Zuständen.
- Semen Ginkgo Bilobae (Baiguo) sollten immer nur kurze Zeit angewendet werden.
- Mögliche Symptome einer Überdosierung sind: Cephalea (Kopfschmerzen), Fieber, Tremor (Zittern), Dyspnoe (Kurzatmigkeit) und Unruhezustände.

Ginseng, Radix

Chinesischer Name	Renshen
Deutscher Name	Ginsengwurzel, echte Kraftwurz
Gruppe	Qi-tonisierende Kräuter
Geschmack	süß, leicht bitter
Thermische Wirkung	leicht warm
Meridian-Affinität	Milz, Lunge
Dosierung	1 – 9 g

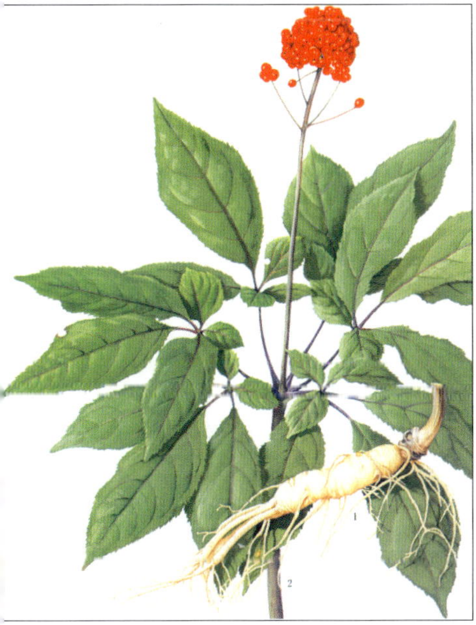

Funktionen, Indikationen

- Tonisiert das Yuan-Qi
- Tonisiert Lungen-, Milz- und Magen-Qi
- Tonisiert das Herz-Qi und -Yin
- Fördert die Bildung der Körpersäfte
- Beruhigt den Geist (Shen)

Anmerkung

- Wird heute meist durch Radix Codonopsis (Dangshen) ersetzt. (Radix Codonopsis ist billiger und besitzt eine nahezu identische Wirkung).

Glycyrrhizae, Radix

Chinesischer Name	(Zhi) Gancao
Deutscher Name	(geröstete) Ural-Süßholzwurzel
Gruppe	Qi-tonisierende Kräuter
Geschmack	süß
Thermische Wirkung	warm (geröstet), neutral (roh)
Meridian-Affinität	alle 12 Meridiane, besonders Milz, Lunge, Herz, Magen
Dosierung	3 – 12 g; geröstet (Zhi) oder roh, je nach Indikation

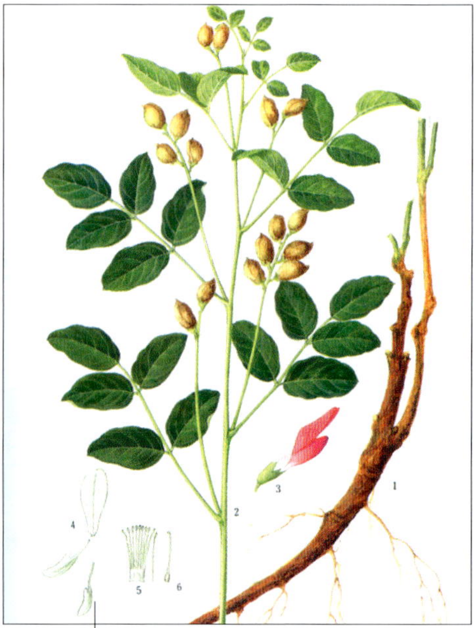

Funktionen, Indikationen

- Tonisiert das Milz-Qi
- Befeuchtet die Lungen
- Beseitigt Husten
- Klärt Hitze und Toxische-Hitze
- Beseitigt Schleim
- Lindert Schmerzen und Spasmen
- Harmonisiert den Charakter anderer Kräuter

Gypsum fibrosum

Chinesischer Name	Shigao
Deutscher Name	mineralischer Gips
Gruppe	Arzneien, die Hitze kühlen und Feuer ausleiten
Geschmack	süß, scharf
Thermische Wirkung	sehr kalt
Meridian-Affinität	Lunge, Magen
Dosierung	9 – 30 g

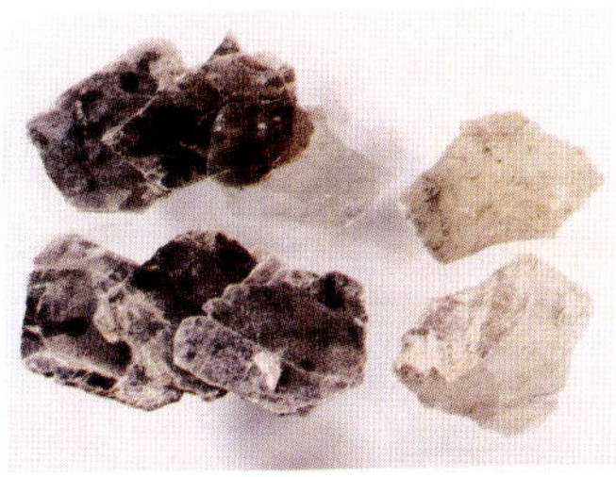

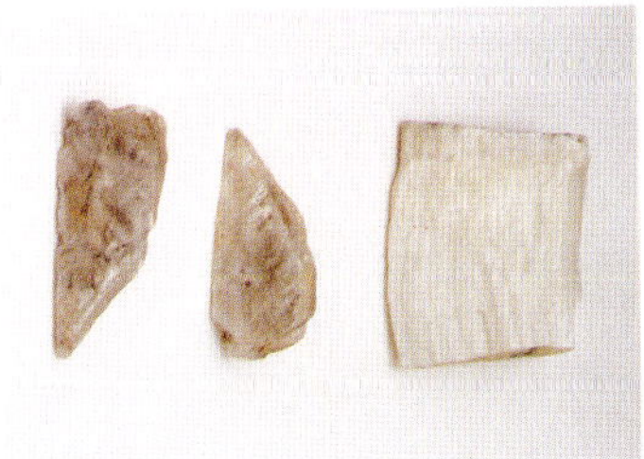

Funktionen, Indikationen

- Kühlt Hitze und leitet Feuer aus
- Kühlt Hitze in der Lunge
- Leitet das Magen-Qi nach unten
- Kühlt Magen-Feuer
- Stillt Durst
- Beseitigt Unruhe durch Hitze

Anmerkung

Mindestens 30 Minuten vorkochen!

Haliotidis, Concha

Chinesischer Name	Shijueming
Deutscher Name	Abalonenschalen, Seeohrenschalen
Gruppe	Substanzen, die Wind entgegenwirken und Tremor beenden
Geschmack	salzig
Thermische Wirkung	kühl
Meridian-Affinität	Niere, Leber
Dosierung	9 – 30 g

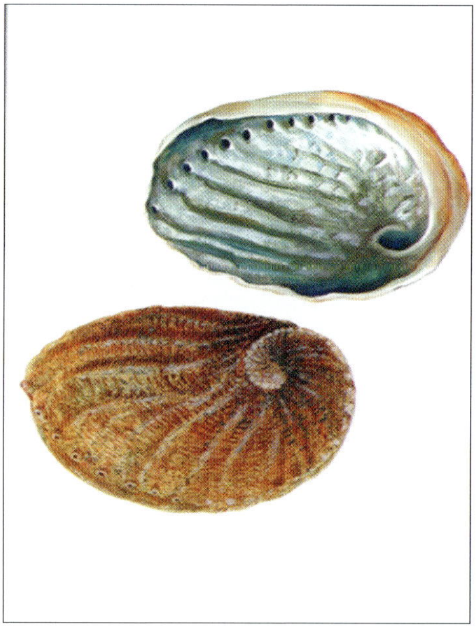

Funktionen, Indikationen

- Kühlt Hitze
- Wirkt aufsteigenden Leber-Yang entgegen
- Verbessert das Sehvermögen bei Hitze im Bereich der Leber

Anmerkung

- Alten Texten ist zu entnehmen, dass Concha Haliotidis (Shijueming) der Wirkung von Flos Inulae (Xuanfuhua) entgegenwirkt.
- In Dekokten sollte Concha Haliotidis (Shijueming) zumindest eine Stunde lang gekocht werden, bevor andere Kräuter hinzugefügt werden.

Hordei germinatus, Fructus

Chinesischer Name	Maiya
Deutscher Name	gekeimte Gerste
Gruppe	Arzneimittel gegen Nahrungsmittel-Stagnation
Geschmack	süß
Thermische Wirkung	neutral
Meridian-Affinität	Leber, Milz, Magen
Dosierung	6 – 15 g

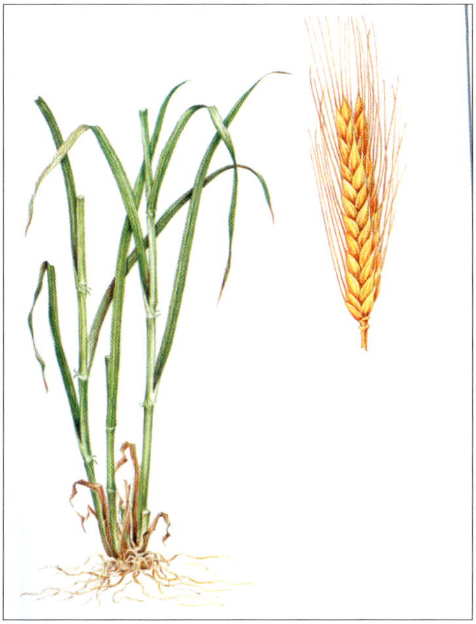

Funktionen, Indikationen

- Reduziert Nahrungsmittel-Stagnation
- Stärkt den Magen
- Hemmt die Laktation
- Fördert den freien Fluss des Leber-Qi

Anmerkung

- Unterstützt besonders die Verdauung von stärkehaltigen Nahrungsmitteln

Inulae, Flos

Chinesischer Name	Xuanfuhua
Deutscher Name	Alantblüten
Gruppe	Warme Arzneien, die kalten Schleim umwandeln
Geschmack	bitter, scharf
Thermische Wirkung	leicht warm
Meridian-Affinität	Leber, Lunge, Magen und Milz
Dosierung	3 – 12 g

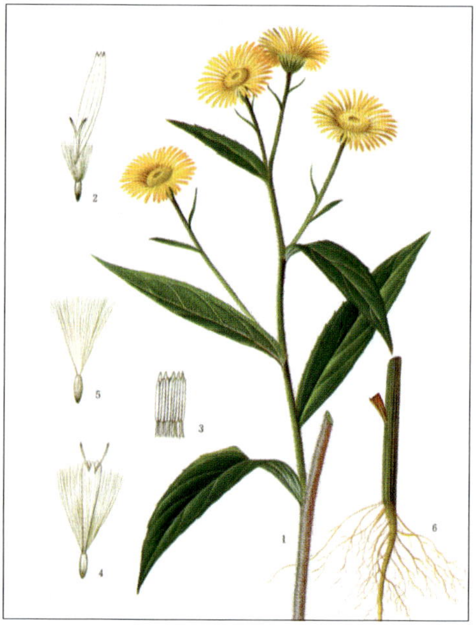

Funktionen, Indikationen

- Leitet rebellierendes Qi nach unten
- Trocknet Feuchtigkeit
- Vertreibt Schleim
- Beendet Brechreiz

Isatidis, Radix

Chinesischer Name	Banlangen
Deutscher Name	Färberwaidwurzel
Gruppe	Hitze kühlende, antitoxische Arzneien
Geschmack	bitter
Thermische Wirkung	kalt
Meridian-Affinität	Herz, Lunge, Magen
Dosierung	15 – 30 g

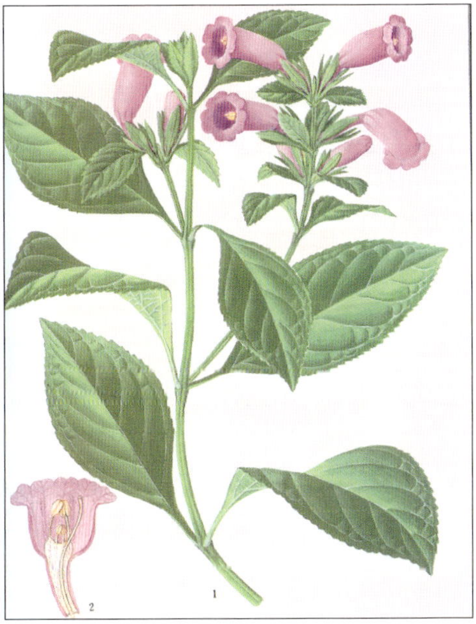

Funktionen, Indikationen

- Vertreibt Hitze und Feuer-Toxine
- Kühlt das Blut
- Wirkt besonders gut im Halsbereich

Anmerkung

- Wirkt antiviral und antibakteriell, wird auch in der HIV-Therapie eingesetzt

Juglandis Regiae, Semen

Chinesischer Name	Hutaoren
Deutscher Name	Walnuss
Gruppe	Yang-tonisierende Kräuter
Geschmack	bitter, süß
Thermische Wirkung	warm
Meridian-Affinität	Niere, Dickdarm, Lunge
Dosierung	9 – 30 g

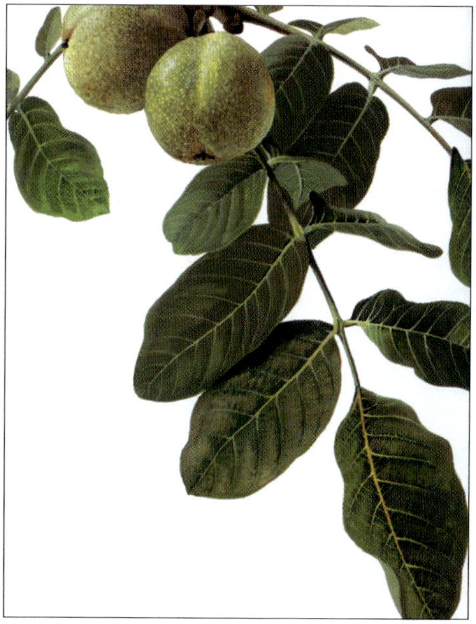

Funktionen, Indikationen

- Tonisiert das Nieren-Yang
- Stärkt Rücken und Knie
- Hilft den Nieren, das Qi aufzunehmen
- Stellt eine Verbindung zwischen Niere und Lunge her
- Wärmt die Lunge
- Befeuchtet den Darm und regt die Darmpassage an

Junci, Medulla

Chinesischer Name	Dengxincao
Deutscher Name	–
Gruppe	Kräuter, die Feuchtigkeit ausleiten
Geschmack	süß, fad
Thermische Wirkung	leicht kühl
Meridian-Affinität	Herz, Lunge, Dünndarm
Dosierung	1,5 – 4,5 g

Funktionen, Indikationen

- Regt die Diurese (Harnfluss) an
- Wirkt Feuchte-Hitze in der Blase entgegen
- Wirkt Schmerzen beim Urinieren eines dunklen, trüben Harnes entgegen

Ledebouriellae Divaricatae, Radix

Chinesischer Name	Fangfeng
Deutscher Name	Windschutzwurzel
Gruppe	Warme Kräuter, die die Oberfläche befreien
Geschmack	scharf, süß
Thermische Wirkung	leicht warm
Meridian-Affinität	Blase, Leber, Milz
Dosierung	3 – 9 g

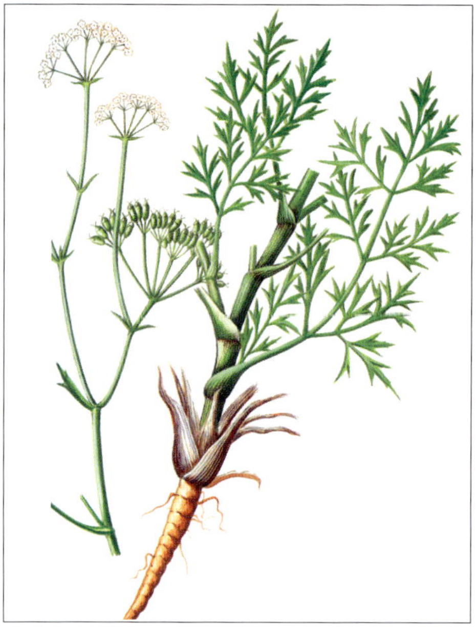

Funktionen, Indikationen

- Vertreibt Wind-Kälte
- Vertreibt Wind-Feuchtigkeit (auch Bi-Syndrom!)
- Wirkt schmerzstillend
- Beruhigt inneren Wind

Ligustici wallichii, Radix et Rhizoma

Chinesischer Name	Chuanxiong
Deutscher Name	Sechuan-Liebstöckel, Mutterwurz
Gruppe	Blut-bewegende Arzneien
Geschmack	scharf
Thermische Wirkung	warm
Meridian-Affinität	Leber, Gallenblase, Pericard
Dosierung	3 – 6 g

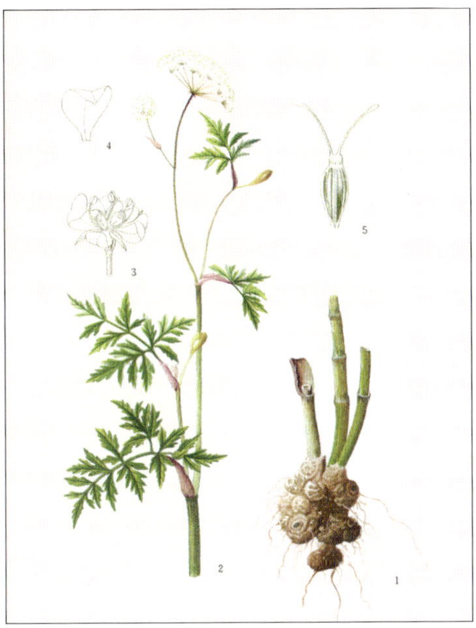

Funktionen, Indikationen

- Bewegt Blut und auch das Qi
- Für alle Formen der Blut-Stagnation, besonders im Bereich der Gynäkologie!
- Vertreibt Wind und stillt Schmerz
- Gegen Kopfschmerz
- Wirkt auch bei Bi-Syndrom
- Parästhesien (Taubheitsgefühl)

Anmerkung

- Vorsicht bei Hitzezeichen und aufsteigendem Yang

Longan, Arillus

Chinesischer Name	Longyanrou
Deutscher Name	Longanfrüchte, Drachenaugenfrüchte
Gruppe	Blut-tonisierende Kräuter
Geschmack	süß
Thermische Wirkung	warm
Meridian-Affinität	Herz, Milz
Dosierung	6 – 25 g

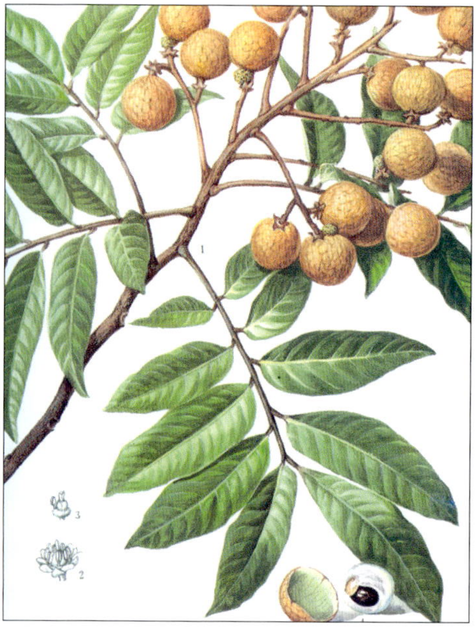

Funktionen, Indikationen

- Tonisiert Herz- und Milz-Qi
- Nährt das Herz-Blut
- Beruhigt den Geist (Shen)

Lonicerae japonicae, Flos

Chinesischer Name	Jinyinhua
Deutscher Name	Geißblattblüten
Gruppe	Hitze-kühlende, antitoxische Arzneien
Geschmack	süß
Thermische Wirkung	kalt
Meridian-Affinität	Dickdarm, Lunge, Magen
Dosierung	9 – 15 g

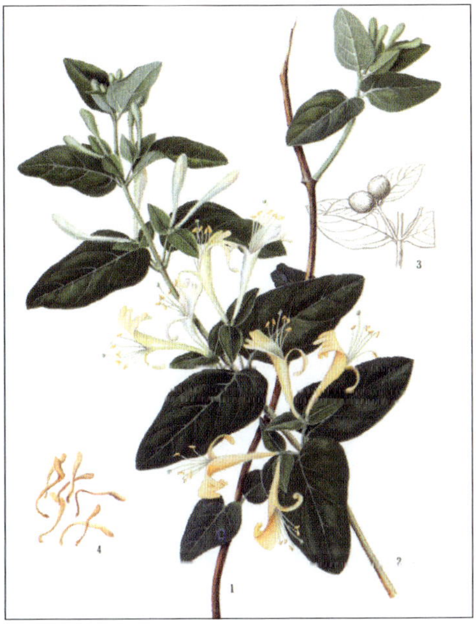

Funktionen, Indikationen

- Kühlt Hitze
- Klärt Toxine
- Vertreibt äußere Wind-Hitze, auch den äußeren «Pathogenen Faktor»: Sommer-Hitze
- Klärt Feuchte-Hitze aus dem Unteren Erwärmer

Anmerkung

Wirkt auch antiviral

Lophatheri, Herba

Chinesischer Name	Danzhuye
Deutscher Name	grazile Bambusblätter
Gruppe	Arzneien, die Hitze kühlen und Feuer ausleiten
Geschmack	süß, fad
Thermische Wirkung	kalt
Meridian-Affinität	Herz, Dünndarm, Magen
Dosierung	3 – 9 g

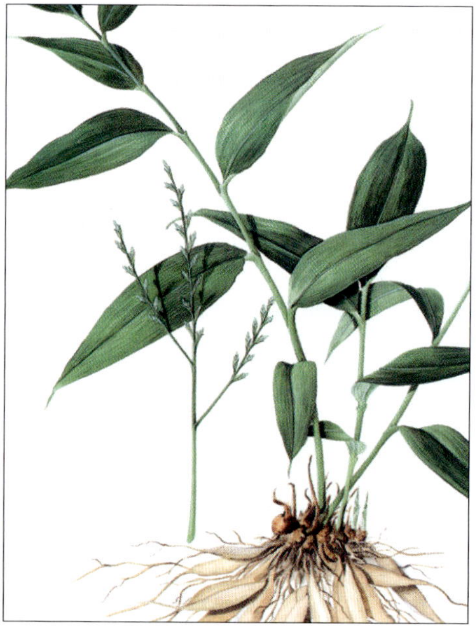

Funktionen, Indikationen

- Kühlt Hitze und lindert Gereiztheit
- Leitet Feuchte-Hitze aus
- Wirkt diuretisch (harntreibend)

Lumbricus

Chinesischer Name	Dilong
Deutscher Name	Regenwurm
Gruppe	Substanzen, die Wind entgegenwirken und Tremor beenden
Geschmack	salzig
Thermische Wirkung	kühl
Meridian-Affinität	Blase, Leber, Lunge, Milz
Dosierung	4,5 – 12 g

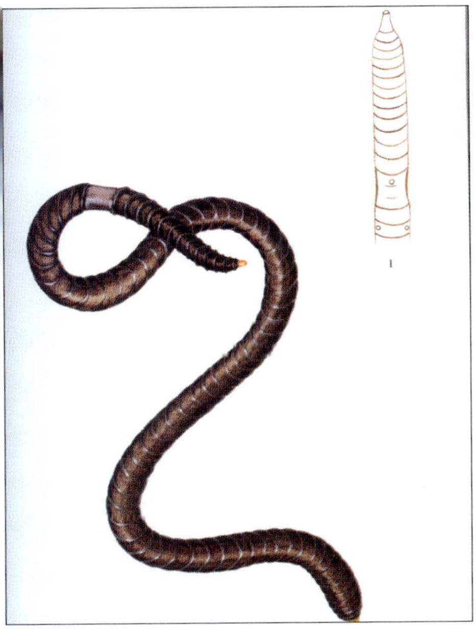

Funktionen, Indikationen

- Kühlt Hitze
- Vermindert Spasmen (Krämpfe) und Konvulsionen (Krampfanfälle)
- Wirkt Kurzatmigkeit bei Lungen-Hitze entgegen
- Regt die Qi-Zirkulation in den Meridianen an
- Wirkt schmerzstillend

  Leitet Feuchtigkeits-Stagnationen («Bi-Syndrom») aus
- Klärt Hitze und regt die Diurese (Harnfluss) an
- Wirkt einer Hypertonie (hohem Blutdruck) bei aufsteigenden Leber-Yang entgegen

Lycii Radicis, Cortex

Chinesischer Name	Digupi
Deutscher Name	Bocksdornrinde
Gruppe	Blut-kühlende Arzneien
Geschmack	süß
Thermische Wirkung	kühl
Meridian-Affinität	Lunge, Leber, Niere
Dosierung	4 – 15 g

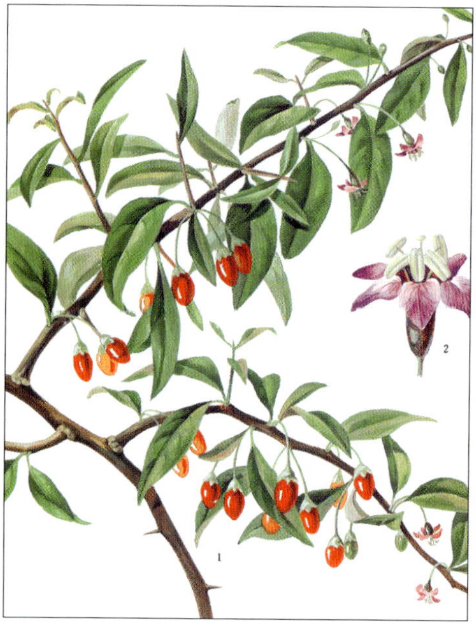

Funktionen, Indikationen

- Kühlt Leere-Hitze durch Yin-Mangel
- Stoppt Husten
- Beseitigt Hitze und kühlt das Blut

Lycii, Fructus

Chinesischer Name	Gouqizi
Deutscher Name	Bocksdornfrüchte
Gruppe	Blut-tonisierende Kräuter
Geschmack	süß
Thermische Wirkung	neutral
Meridian-Affinität	Leber, Lunge, Niere
Dosierung	6 – 18 g

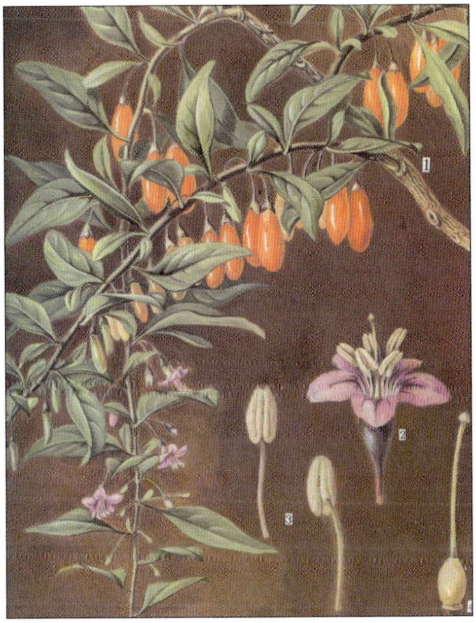

Funktionen, Indikationen

- Tonisiert Leber- und Nieren-Yin
- Nährt das Leber-Blut
- Tonisiert die Essenz (Jing)
- Klärt die Augen
- Befeuchtet die Lunge

Magnoliae officinalis, Cortex

Chinesischer Name	Houpo
Deutscher Name	Magnolienrinde
Gruppe	Aromatische Arzneien, die Feuchtigkeit umwandeln
Geschmack	aromatisch, bitter, scharf
Thermische Wirkung	warm
Meridian-Affinität	Dickdarm, Lunge, Milz, Magen
Dosierung	3 – 9 g

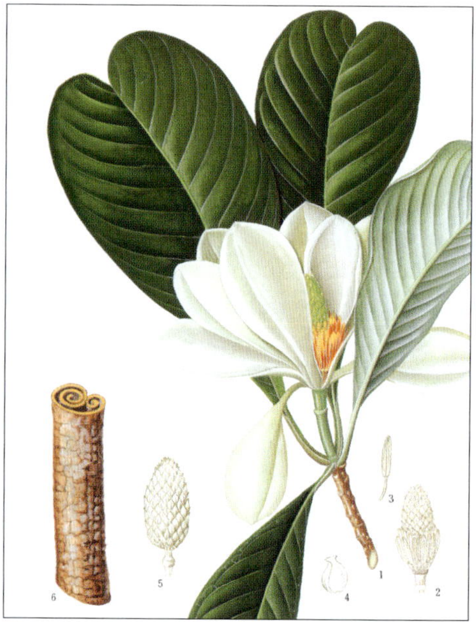

Funktionen, Indikationen

- Wandelt Feuchtigkeit um
- Wirkt Qi-Stagnationen entgegen
- Leitet rebellierendes Qi abwärts
- Wärmt und wandelt Schleim um
- Wirkt Schleim-Stagnationen im Bereich der Lunge entgegen

Anmerkung

- Trocknend, deswegen Vorsicht bei Yin-Mangel.
- Nicht in der Gravidität (Schwangerschaft) verwenden.

Magnoliae, Flos

Chinesischer Name	Xinyihua
Deutscher Name	Magnolienblüten
Gruppe	Warme Kräuter, die die Oberfläche befreien
Geschmack	scharf
Thermische Wirkung	warm
Meridian-Affinität	Lunge, Magen
Dosierung	3 – 9 g

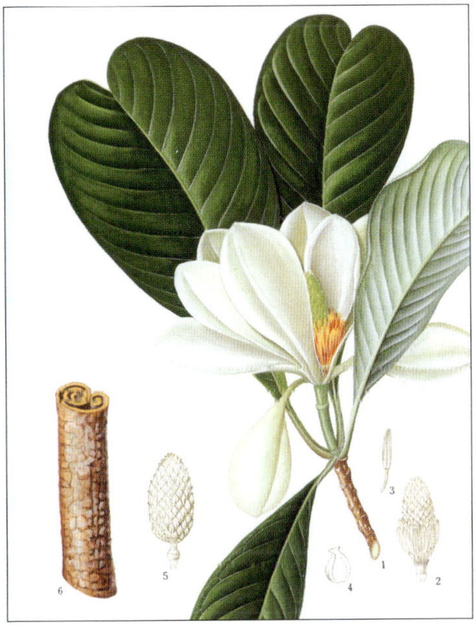

Funktionen, Indikationen

- Befreit die Oberfläche
- Vertreibt Wind-Kälte
- Wirkt befreiend im Bereich der Nase

Massa medicata fermentata

Chinesischer Name	Shenqu
Deutscher Name	Massa medicata fermentata medicinalis, medizinisches Treibmittel
Gruppe	Arzneimittel gegen Nahrungsmittel-Stagnation
Geschmack	süß, scharf
Thermische Wirkung	warm
Meridian-Affinität	Milz, Magen
Dosierung	6 – 15 g

Funktionen, Indikationen

- Reduziert Nahrungsmittel-Stagnation und harmonisiert den Magen
- Vertreibt Kälte aus dem Magen
- Erleichtert die Verdaubarkeit mineralischer Arzneien

Menthae Haplocalycis, Herba

Chinesischer Name	Bohe
Deutscher Name	chinesische Ackerminze, Pfefferminze
Gruppe	Kalte Kräuter, die die Oberfläche befreien
Geschmack	scharf, aromatisch
Thermische Wirkung	kühl
Meridian-Affinität	Leber, Lunge
Dosierung	1,5 – 6 g

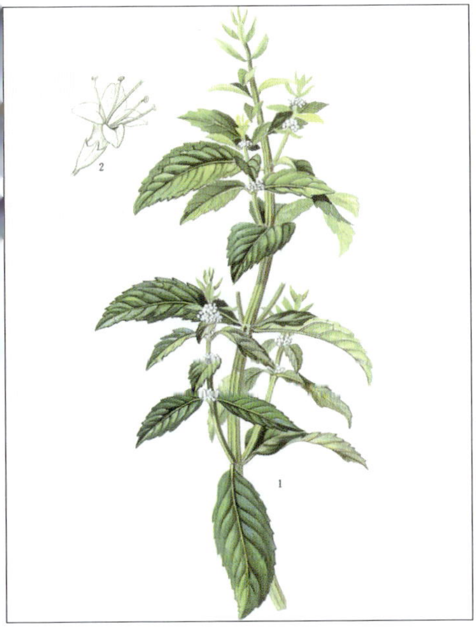

Funktionen, Indikationen

- Vertreibt Wind-Hitze
- Klärt im Bereich des Kopfes und der Augen
- Wirkt heilend im Bereich des Rachens
- Bringt Ausschläge an die Oberfläche und beschleunigt dadurch deren Abheilung
- Wirkt einer Leber-Qi-Stagnation entgegen
- Gibt dem Dekokt einen angenehmen Geschmack

Mori Albae, Ramulus

Chinesischer Name	Sangzhi
Deutscher Name	Maulbeerzweige
Gruppe	Kräuter, die Wind-Feuchtigkeit vertreiben
Geschmack	bitter, süß
Thermische Wirkung	leicht kalt
Meridian-Affinität	Leber
Dosierung	10 – 30 g

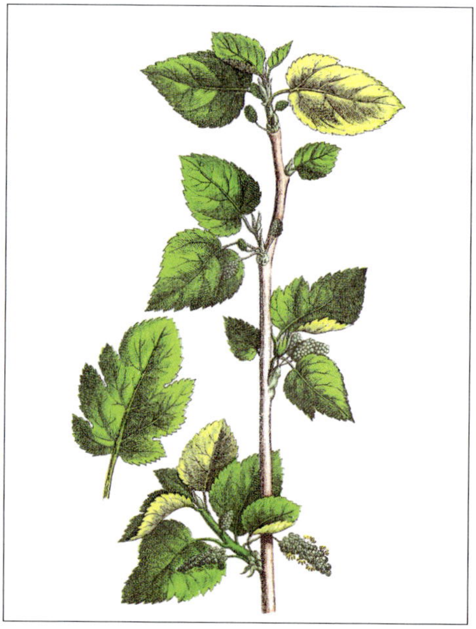

Funktionen, Indikationen

- Vertreibt Wind-Feuchtigkeit
- Unterstützt die Qi-Zirkulation innerhalb der Meridiane
- Unterstützt die Gelenke
- Vertreibt Wind-Kälte-Feuchtigkeit (Bi-Syndrom), speziell im Bereich der Beine
- Leitet Ödeme (Wasseransammlungen) aus

Mori, Cortex

Chinesischer Name	Sangbaipi
Deutscher Name	Rinde des Maulbeerbaumes
Gruppe	Kräuter, die Husten und Atemnot lindern
Geschmack	süß
Thermische Wirkung	kühl
Meridian-Affinität	Lunge
Dosierung	4 – 15 g

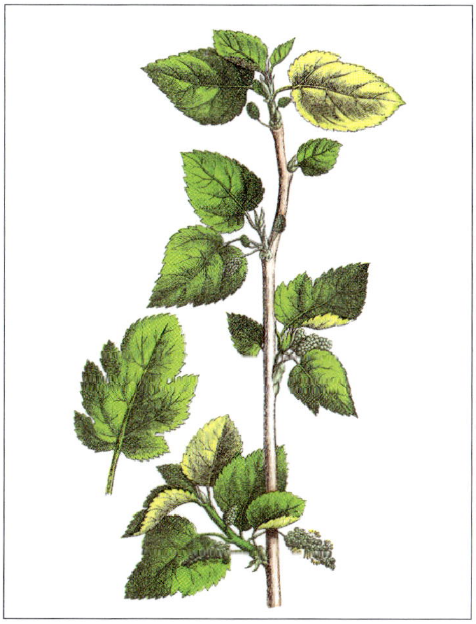

Funktionen, Indikationen

- Klärt die Lunge
- Wirkt Hitze im Bereich der Lunge entgegen
- Wirkt Husten entgegen
- Leitet Feuchtigkeit aus
- Reduziert Schwellungen und Ödeme

Mori, Folium

Chinesischer Name	Sangye
Deutscher Name	Maulbeerblätter
Gruppe	Kalte Kräuter, die die Oberfläche befreien
Geschmack	süß, bitter
Thermische Wirkung	kühl
Meridian-Affinität	Leber, Lunge
Dosierung	4 – 15 g

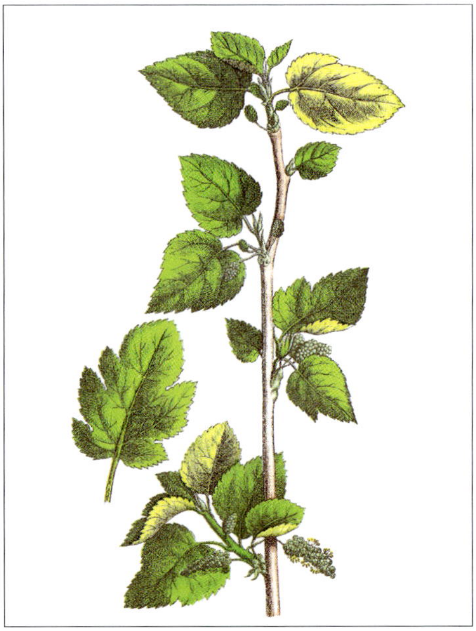

Funktionen, Indikationen

- Vertreibt Wind-Hitze
- Klärt Hitze der Lunge
- Klärt Leber und Augen
- Kühlt das Blut

Mori, Fructus

Chinesischer Name	Sangshen
Deutscher Name	Maulbeerfrüchte
Gruppe	Blut-tonisierende Kräuter
Geschmack	süß
Thermische Wirkung	kühl
Meridian-Affinität	Herz, Leber, Niere
Dosierung	6 – 15 g

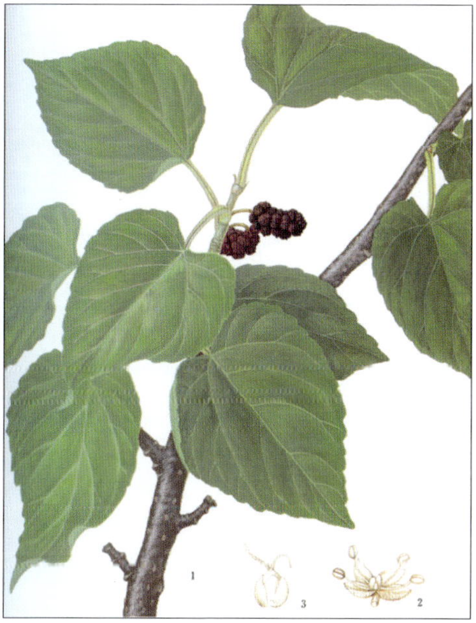

Funktionen, Indikationen

- Nährt Blut
- Nährt Yin
- Befeuchtet den Darm

Morindae Officinalis, Radix

Chinesischer Name	Bajitian
Deutscher Name	Morindawurzel
Gruppe	Yang-tonisierende Kräuter
Geschmack	süß, scharf
Thermische Wirkung	warm
Meridian-Affinität	Leber, Niere
Dosierung	6 – 15 g

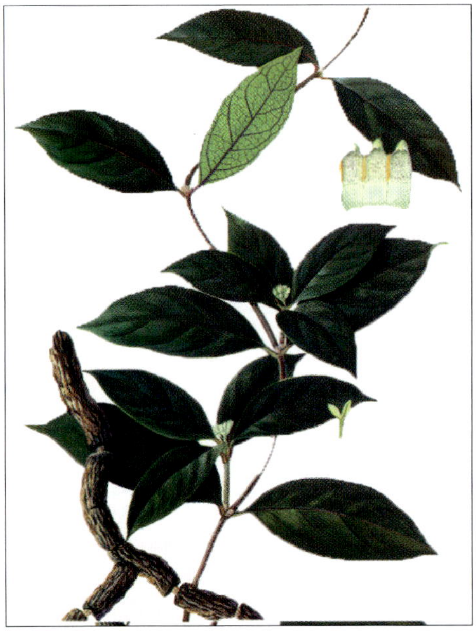

Funktionen, Indikationen

- Tonisiert das Nieren-Qi
- Tonisiert das Nieren-Yang
- Stärkt Sehnen und Knochen
- Vertreibt Wind
- Wirkt Wind-Kälte entgegen

Moutan radicis, Cortex

Chinesischer Name	Mudanpi
Deutscher Name	Wurzelrinde der Strauchpaeonie
Gruppe	Blut-kühlende Arzneien
Geschmack	scharf, bitter
Thermische Wirkung	kühl
Meridian-Affinität	Herz, Leber, Niere
Dosierung	6 – 12 g

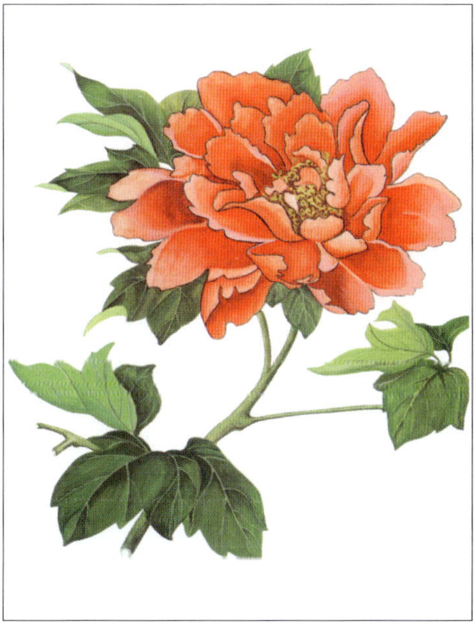

Funktionen, Indikationen

- Beseitigt Hitze und kühlt das Blut
- Kühlt Hitze durch Yin-Mangel
- Bewegt das Blut und löst Blut-Stagnation
- Klärt aufsteigendes Leber-Feuer
- Leitet Eiter aus
- Reduziert Schwellungen

Myrrha

Chinesischer Name	Moyao
Deutscher Name	Räuchermyrrhe
Gruppe	Blut-bewegende Arzneien
Geschmack	bitter
Thermische Wirkung	neutral
Meridian-Affinität	Herz, Leber, Milz
Dosierung	3 – 12 g

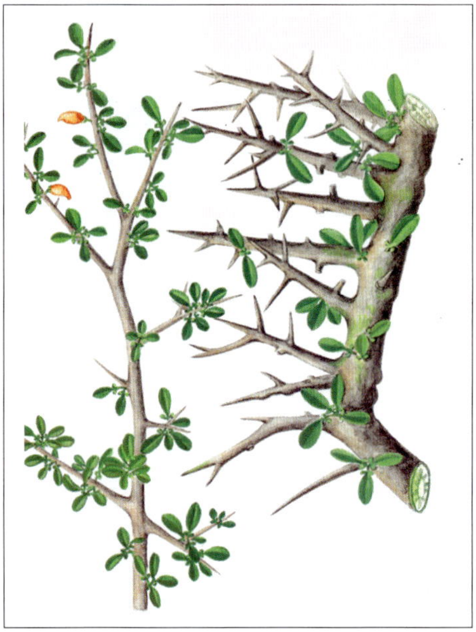

Funktionen, Indikationen

- Bewegt Blut und löst Blut-Stagnation auf
- Reduziert Schwellungen
- Lindert Schmerzen
- Fördert Heilungsprozesse

Anmerkung

- Kontraindiziert in der Gravidität (Schwangerschaft)

Natrii Sulfas

Chinesischer Name	Mangxiao
Deutscher Name	Glaubersalz
Gruppe	Abführende Arzneien
Geschmack	scharf, bitter, salzig
Thermische Wirkung	sehr kalt
Meridian-Affinität	Magen, Dickdarm
Dosierung	3 – 9 g

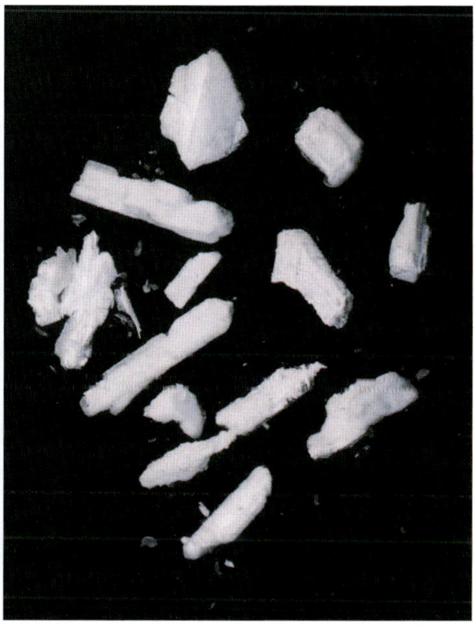

Funktionen, Indikationen

- Abführend
- Stagnationen auflösend
- Erweicht Stuhlverhärtungen und befeuchtet trockenen Stuhl
- Kühlt Hitze und reduziert Schwellungen

Anmerkung

- Mit reichlich Flüssigkeit einnehmen

Nelumbinis Nuciferae, Folium

Chinesischer Name	Heye
Deutscher Name	Lotusblatt
Gruppe	Kräuter, die Sommer-Hitze klären
Geschmack	bitter, leicht süß
Thermische Wirkung	neutral
Meridian-Affinität	Herz, Leber, Milz
Dosierung	9 – 15 g

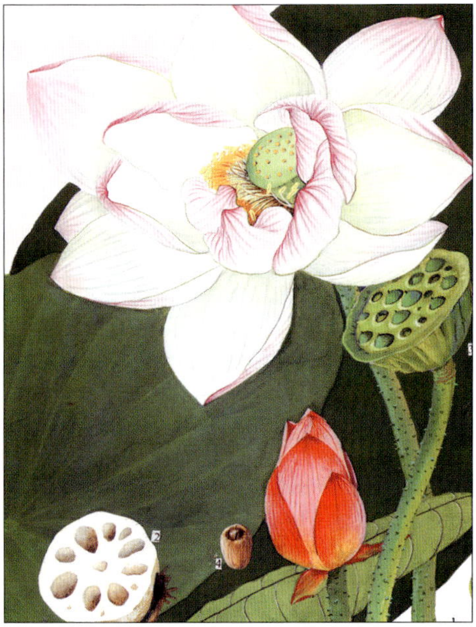

Funktionen, Indikationen

- Wirkt Sommer-Hitze entgegen
- Hebt das Yang der Milz und wirkt damit Diarrhoe (Durchfall) entgegen
- Stoppt Blutungen, speziell im Bereich des Unteren Erwärmer, wenn diese durch eine Stagnation verursacht werden.

Nelumbinis Nuciferae, Semen

Chinesischer Name	Lianzi
Deutscher Name	Lotossamen
Gruppe	Zusammenziehende Kräuter
Geschmack	süß, adstringierend
Thermische Wirkung	neutral
Meridian-Affinität	Herz, Niere, Milz
Dosierung	6 – 15 g

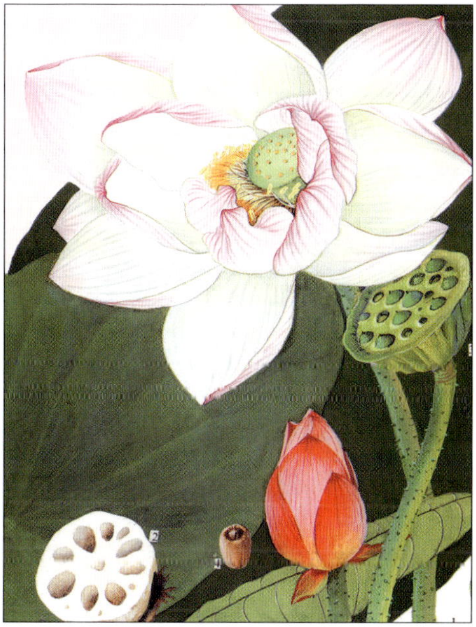

Funktionen, Indikationen

- Tonisiert das Milz-Qi
- Beendet Diarrhoe (Durchfall)
- Nährt das Nieren-Qi
- Stabilisiert die Essenz (Jing)
- Nährt das Herz
- Beruhigt den Geist (Shen)

Notoginseng, Radix

Chinesischer Name	Sanqi
Deutscher Name	Sanchiwurzel
Gruppe	Blut-stillende Arzneien
Geschmack	süß, leicht bitter
Thermische Wirkung	warm
Meridian-Affinität	Leber, Magen, Dickdarm
Dosierung	1 – 3 g direkt als Pulver eingenommen, oder 3 – 9 g als Dekokt. Auch lokal anwendbar

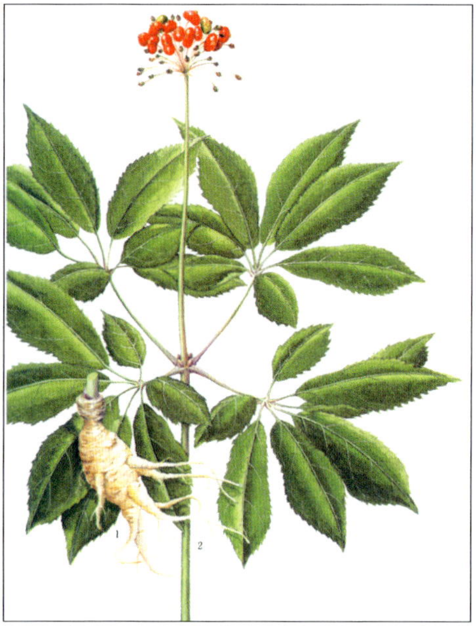

Funktionen, Indikationen

- Wirkt blutstillend und wandelt Blut-Stagnationen um
- Bei allen Arten von inneren oder äußeren Blutungen
- Abschwellend und schmerzstillend, nach Traumen, Frakturen (Knochenbrüchen) oder Kontusionen (Prellungen)

Anmerkung

- Kontraindiziert in der Gravidität (Schwangerschaft).
- Radix Notoginseng (Sanqi) ist teuer, aber effektiv.

Olibanum, Gummi

Chinesischer Name	Ruxiang
Deutscher Name	Weihrauch
Gruppe	Blut-bewegende Arzneien
Geschmack	scharf, bitter
Thermische Wirkung	warm
Meridian-Affinität	Herz, Leber, Milz
Dosierung	3 – 10 g

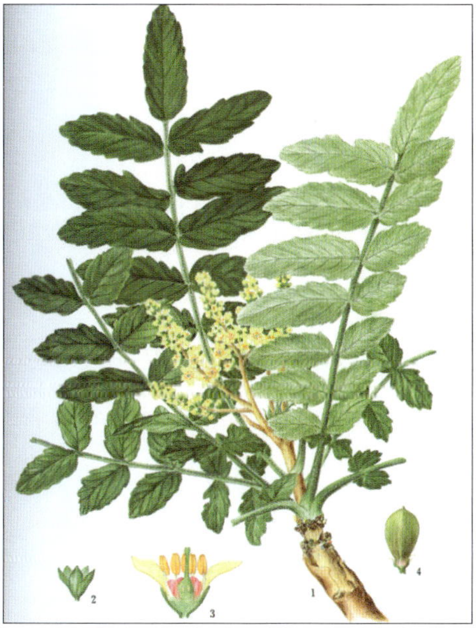

Funktionen, Indikationen

- Bewegt das Blut und fördert Qi-Zirkulation
- Nach Verletzungen
- Anfangsstadien von Abszessen und Schwellungen mit Schmerzen
- Lockert die Sehnen
- Aktiviert die Meridiane und löst Schmerzen auf
- Wirkt abschwellend und Wundheilungs fördernd (topisch)

Anmerkung

- Kontraindiziert in der Gravidität (Schwangerschaft)

Ophiopogonis, Tuber

Chinesischer Name	Maimendong
Deutscher Name	Schlangenbartwurzel
Gruppe	Yin-tonisierende Kräuter
Geschmack	süß, leicht bitter
Thermische Wirkung	kühl
Meridian-Affinität	Lunge, Magen, Herz
Dosierung	6 – 15 g

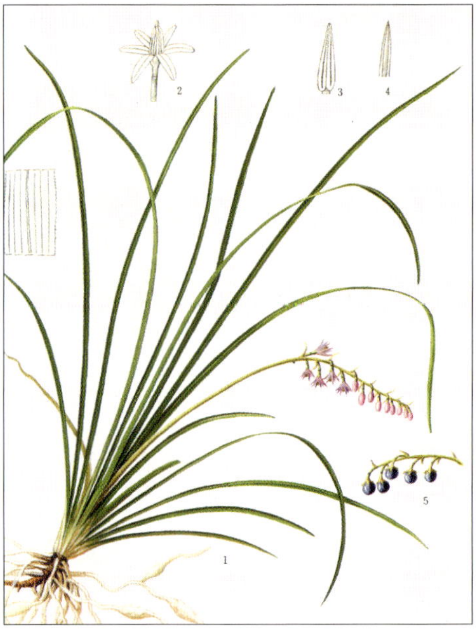

Funktionen, Indikationen

- Nährt das Yin
- Klärt Hitze
- Befeuchtet die Lungen und den Darm
- Beseitigt Husten

Oryzae germinativus, Semen

Chinesischer Name	Guya
Deutscher Name	–
Gruppe	Arzneimittel gegen Nahrungsmittel-Stagnation
Geschmack	süß
Thermische Wirkung	neutral
Meridian-Affinität	Leber, Milz, Magen
Dosierung	6 – 15 g

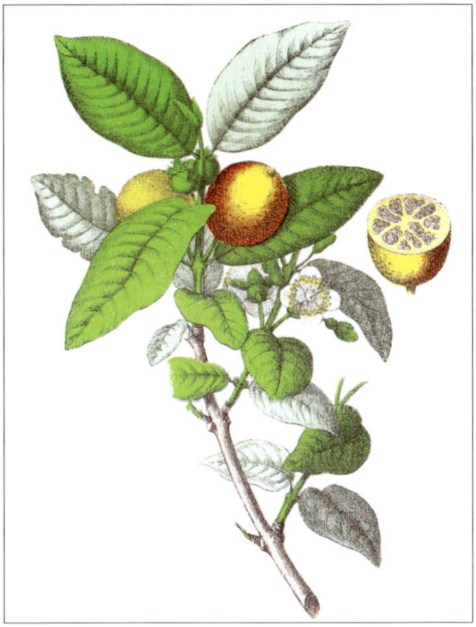

Funktionen, Indikationen

- Reduziert Nahrungsmittel-Stagnation
- Stärkt das Milz-Qi
- Fördert den freien Fluss des Leber-Qi

Anmerkung

- Unterstützt besonders die Verdauung von stärkehaltigen Nahrungsmitteln

Ostreae, Concha

Chinesischer Name	Muli
Deutscher Name	Austernschale
Gruppe	Substanzen, die den Geist beruhigen
Geschmack	süß, adstringierend
Thermische Wirkung	kühl
Meridian-Affinität	Leber, Niere
Dosierung	15 – 30 g

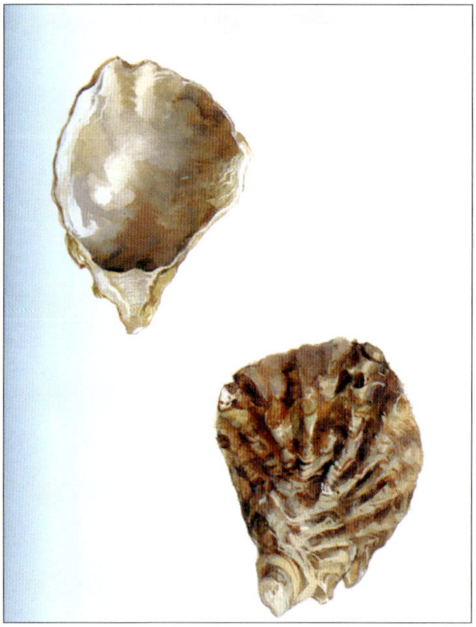

Funktionen, Indikationen

- Beruhigt den Geist (Shen)
- Unterstützt das Yin
- Wirkt einem aufsteigenden Yang entgegen
- Wirkt Flüssigkeitsverlusten entgegen
- Weicht Verhärtungen und Knoten auf
- Wirkt schmerzstillend, speziell im Bereich des Magens bei Vorliegen einer Übersäuerung

Anmerkung

- Kontraindiziert bei Fieber, wenn ein Überschuss vorliegt und der Patient nicht schwitzt.

Paeoniae Alba, Radix

Chinesischer Name	Baishao oder Baiyao
Deutscher Name	weisse Pfingstrosenwurzel
Gruppe	Blut-tonisierende Kräuter
Geschmack	bitter, sauer
Thermische Wirkung	kühl
Meridian-Affinität	Leber, Milz
Dosierung	6 – 15 g

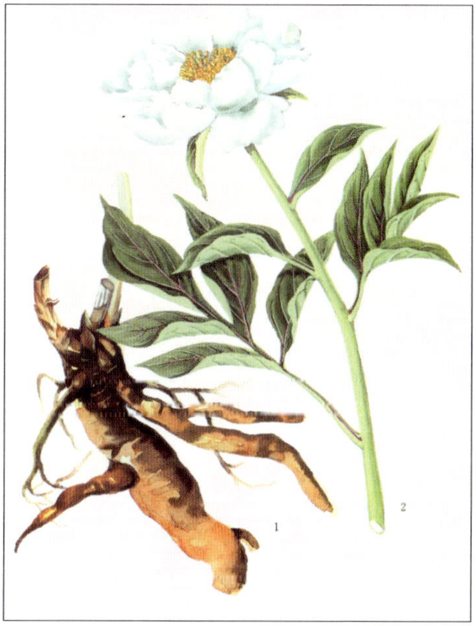

Funktionen, Indikationen

- Nährt das Leber-Blut
- Beruhigt aufsteigendes Leber-Yang
- Wirkt einer Leber-Qi-Stagnation entgegen
- Tonisiert das Yin
- Harmonisiert Nähr-Qi (Ying-Qi) und Abwehr-Qi (Wei-Qi)
- Beseitigt Schwitzen
- Reguliert die Menstruation

Paeoniae Rubra, Radix

Chinesischer Name	Chishao
Deutscher Name	rote Pfingstrosenwurzel
Gruppe	Blut-kühlende Arzneien
Geschmack	sauer, bitter
Thermische Wirkung	kühl
Meridian-Affinität	Leber, Milz
Dosierung	3 – 9 g

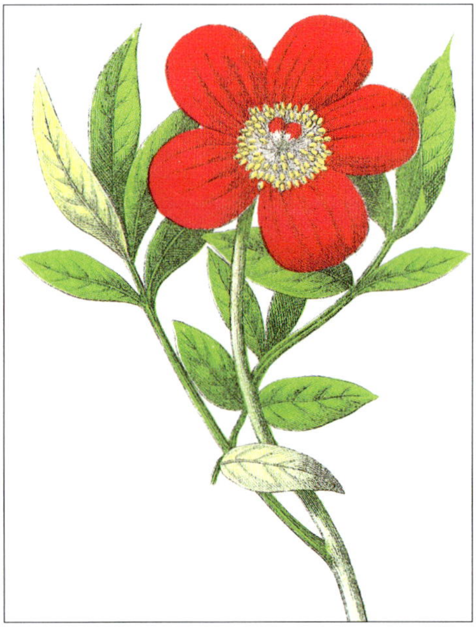

Funktionen, Indikationen

- Tonisiert das Blut
- Wirkt Blut-Stagnationen entgegen
- Beseitigt Hitze und kühlt das Blut
- Wirkt Leber-Feuer entgegen

Perillae Frutescentis, Folium

Chinesischer Name	Zisuye
Deutscher Name	Schwarznesselblätter
Gruppe	Warme Kräuter, die die Oberfläche befreien
Geschmack	scharf, aromatisch
Thermische Wirkung	warm
Meridian-Affinität	Lunge, Milz
Dosierung	3 – 9 g

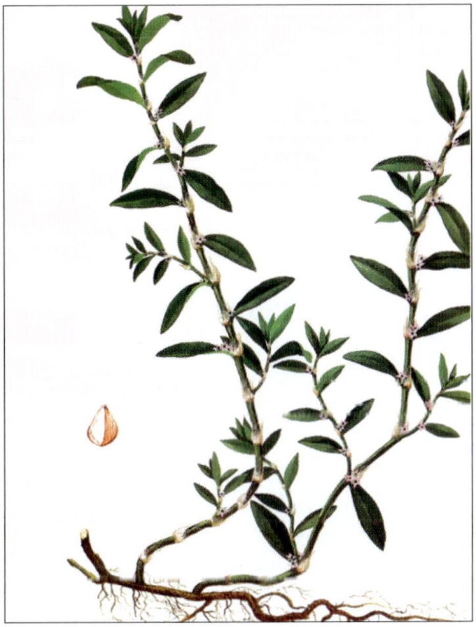

Funktionen, Indikationen

- Befreit die Oberfläche
- Vertreibt Wind-Kälte
- Regt die Qi-Zirkulation an
- Während einer Schwangerschaft: beruhigt den Fetus
- Während einer Schwangerschaft: gegen morgentliche Übelkeit
- Wirkt Fischvergiftungen entgegen

Perillae Frutescentis, Fructus

Chinesischer Name	Suzi
Deutscher Name	Schwarznesselfrüchte
Gruppe	Arzneien, die Husten und Atemnot lindern
Geschmack	scharf
Thermische Wirkung	warm
Meridian-Affinität	Dickdarm, Lunge
Dosierung	4,5 – 9 g

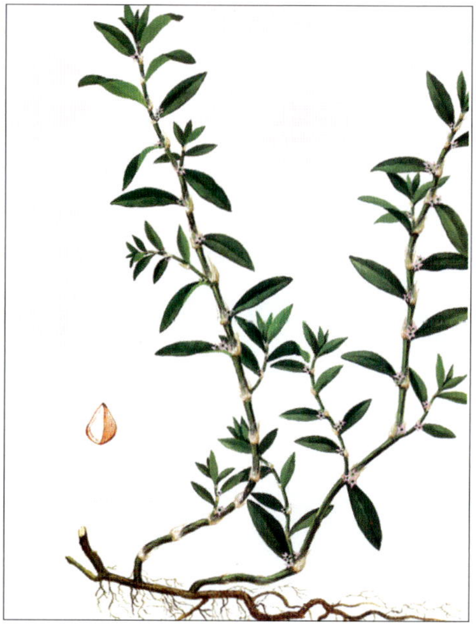

Funktionen, Indikationen

- Lindert Husten und Atemnot
- Leitet Qi abwärts
- Löst Schleim im Bereich der Lunge auf
- Befeuchtet den Darm und bewegt Stuhl

Persicae, Semen

Chinesischer Name	Taoren
Deutscher Name	Pfirsichsamen
Gruppe	Blut-bewegende Arzneien
Geschmack	bitter, süß
Thermische Wirkung	neutral
Meridian-Affinität	Herz, Dickdarm, Leber, Lunge
Dosierung	4,5 – 9 g

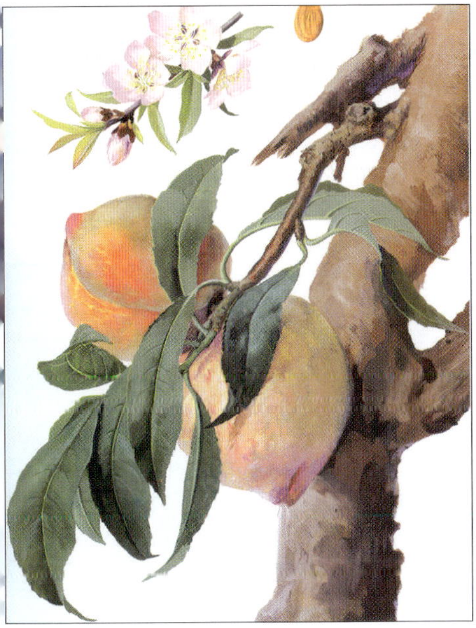

Funktionen, Indikationen

- Bricht Blut-Stagnationen auf
- Befeuchtet den Darm und fördert die Verdauung

Anmerkung

- Kontraindiziert in der Gravidität (Schwangerschaft)

Peucedani, Radix

Chinesischer Name	Qianhu
Deutscher Name	Haarstrangwurzel
Gruppe	Kühle Arzneien, die heißen Schleim umwandeln
Geschmack	bitter, scharf
Thermische Wirkung	leicht kühl
Meridian-Affinität	Lunge
Dosierung	4,5 – 9 g

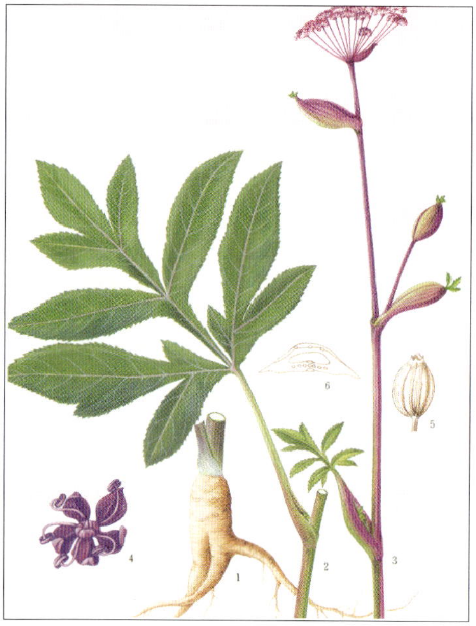

Funktionen, Indikationen

- Leitet das Qi nach unten
- Wandelt Schleim um
- Wirkt Wind an der Körperoberfläche entgegen, speziell Wind-Hitze

Anmerkung

- Dieses Kraut dient laut einiger traditioneller Texte als Antagonoist von Rhz. Veratri (Lilu).

Phaseoli Calcarati, Semen

Chinesischer Name	Chixiandou
Deutscher Name	Azukibohne
Gruppe	Kräuter, die Feuchtigkeit ausleiten
Geschmack	süß, sauer
Thermische Wirkung	neutral
Meridian-Affinität	Herz, Dünndarm
Dosierung	9 – 30 g

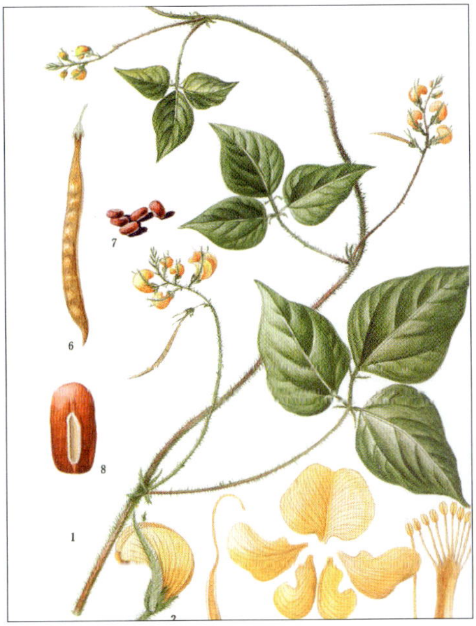

Funktionen, Indikationen

- Regt die Diurese (Harnfluss) an
- Leitet Hitze aus
- Löst Blut-Stagnationen auf
- Reduziert Schwellungen
- Reduziert Toxische-Hitze
- Leitet Feuchte-Hitze aus

Phaseoli Radiati, Semen

Chinesischer Name	Ludou
Deutscher Name	Mungbohne, Azukibohne
Gruppe	Kräuter, die Sommer-Hitze klären
Geschmack	süß
Thermische Wirkung	kühl
Meridian-Affinität	Herz, Magen
Dosierung	15 – 30 g

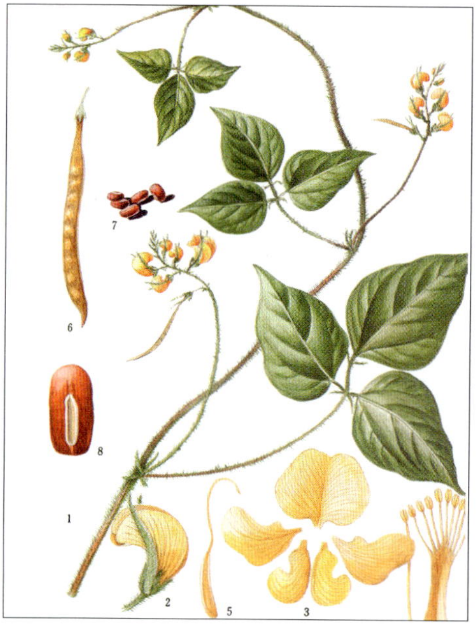

Funktionen, Indikationen

- Wirkt Sommer-Hitze entgegen
- Stillt Durst
- Wirkt als Antidot für Radix Aconiti Carmichaeli (Fuzi)

Phellodendri, Cortex

Chinesischer Name	Huangbai
Deutscher Name	Korkbaumrinde, Gelbbaumrinde
Gruppe	Arzneien, die Hitze kühlen und Feuchtigkeit trocknen
Geschmack	bitter
Thermische Wirkung	kalt
Meridian-Affinität	Niere, Blase, (Dickdarm)
Dosierung	3 – 12 g

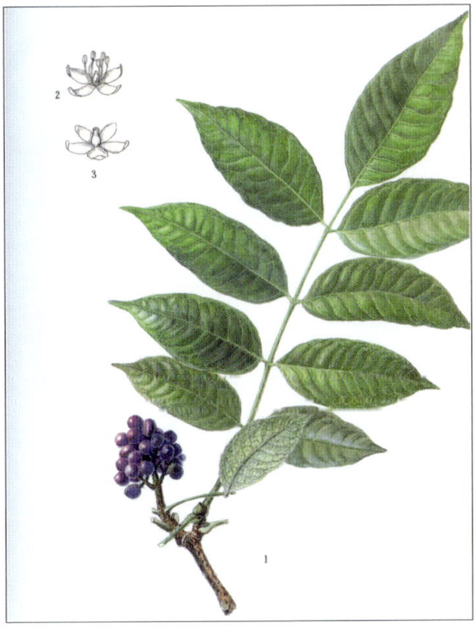

Funktionen, Indikationen

- Kühlt Hitze und trocknet Feuchtigkeit (besonders aus dem Unteren Erwärmer)
- Senkt Nieren-Feuer ab
- Kühlt Hitze
- Entgiftet Hitze-Toxine

Phragmitis, Rhizoma

Chinesischer Name	Lugen
Deutscher Name	Schilfrohrwurzelstock
Gruppe	Arzneien, die Hitze kühlen und Feuer ausleiten
Geschmack	süß
Thermische Wirkung	kalt
Meridian-Affinität	Lunge, Magen
Dosierung	5 – 30 g

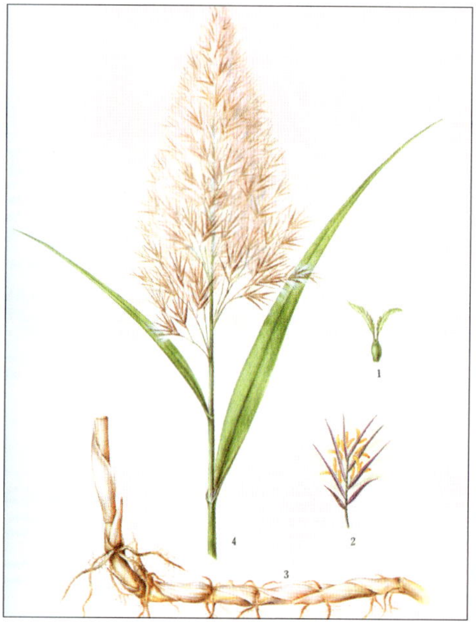

Funktionen, Indikationen

- Kühlt Hitze
- Produziert Körpersäfte
- Leitet Hitze im Bereich der Lunge aus (speziell bei akutem Husten)
- Kühlt Magen-Feuer
- Wirkt diuretisch (harntreibend)
- Bringt Ausschläge an die Oberfläche (bei fieberhaften Infekten, die nicht vollständig abgeheilt sind)

Anmerkung

- Nicht bei Milz-Qi-Mangel sowie Magen-Kälte in Kombination mit einem Mangel verschreiben.

Pinelliae Ternatae, Rhizoma

Chinesischer Name	Banxia
Deutscher Name	Pinelliaknolle, Mittsommerknolle
Gruppe	Wärmende Arzneien, die kalten Schleim umwandeln
Geschmack	scharf
Thermische Wirkung	warm
Meridian-Affinität	Lunge, Milz, Magen
Dosierung	4,5 – 12 g

Funktionen, Indikationen

- Trocknet Feuchtigkeit, wandelt kalten Schleim um
- Senkt rebellierendes Qi ab
- Bei Husten mit viel weißem Schleim
- Harmonisiert den Magen
- Stillt Erbrechen bei Feuchtigkeit in Milz und Magen, die zu Übelkeit führt
- Löst Knoten auf
- Lindert Druck- und Beklemmungsgefühl

Anmerkung

- Roh ist Pinelliae Ternatae Rz. (Banxia) toxisch, Fabanxia ist die präparierte Form.
- Inkompatibel mit Radix Lateralis Aconiti (Fuzi).
- Vorsicht bei trockenem Husten durch Yin-Mangel.

Piperis Longi, Fructus

Chinesischer Name	Biba
Deutscher Name	langer Pfeffer
Gruppe	Kräuter, die das Innere wärmen und Kälte vertreiben
Geschmack	scharf
Thermische Wirkung	heiß
Meridian-Affinität	Magen, Dickdarm
Dosierung	1,5 – 4 g

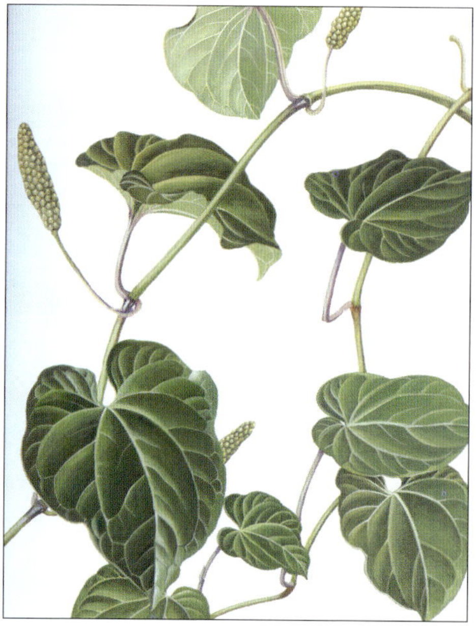

Funktionen, Indikationen

- Wärmt im Bereich des Mittleren Erwärmers
- Vertreibt Kälte aus Magen und Dickdarm
- Wirkt schmerzstillend
- Wird lokal als Pulver gegen Zahnschmerzen eingesetzt

Anmerkung

- Kontraindiziert bei Vorliegen von Hitze.

Plantaginis, Semen

Chinesischer Name	Cheqianzi
Deutscher Name	Plantagosamen, asiatische Wegerichsamen
Gruppe	Kräuter, die Feuchtigkeit ausleiten
Geschmack	bitter
Thermische Wirkung	kalt
Meridian-Affinität	Blase, Leber, Niere, Lunge
Dosierung	4 – 9 g

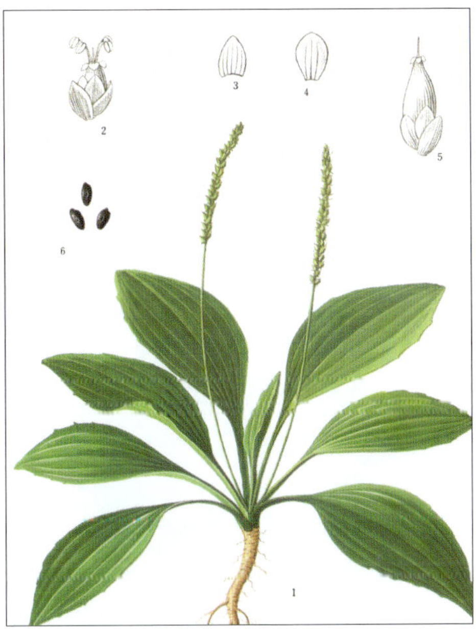

Funktionen, Indikationen

- Regt die Diurese (Harnfluss) an
- Leitet Hitze aus
- Klärt die Augen
- Vertreibt Schleim
- Stoppt Husten

Anmerkung

- Nicht in der Gravidität (Schwangerschaft) verwenden!

Platycodi, Radix

Chinesischer Name	Jiegeng
Deutscher Name	Ballonblumenwurzel
Gruppe	Warme Arzneien, die kalten Schleim umwandeln
Geschmack	bitter, scharf
Thermische Wirkung	neutral
Meridian-Affinität	Lunge
Dosierung	3 – 9 g

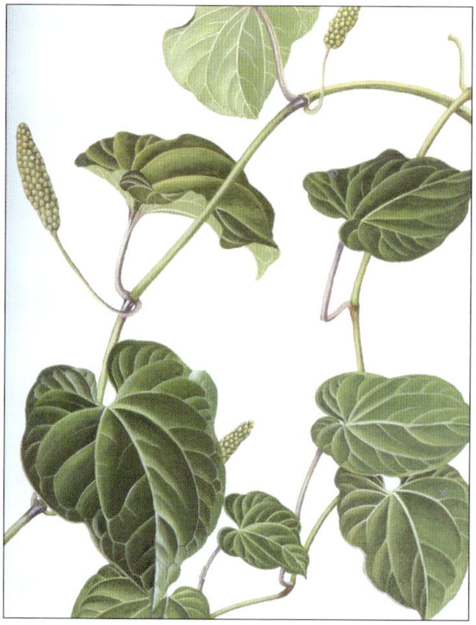

Funktionen, Indikationen

- Vertreibt Schleim aus der Lunge
- Befreit das Lungen-Qi
- Besonders günstig bei zähem, dickem Schleim
- Fördert das Austreiben von Eiter (speziell aus Lunge und Hals)
- Lenkt die Wirkung anderer Arzneien nach oben

Polygony Avicularis, Herba

Chinesischer Name	Bianxu
Deutscher Name	–
Gruppe	Kräuter, die Feuchtigkeit ausleiten
Geschmack	bitter
Thermische Wirkung	leicht kühl
Meridian-Affinität	Blase
Dosierung	9 – 15 g

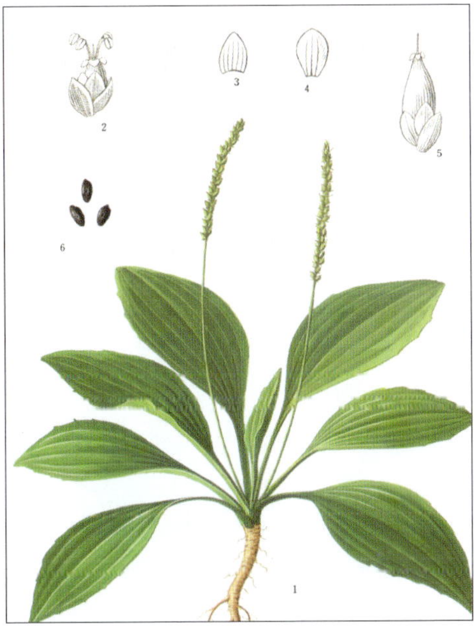

Funktionen, Indikationen

- Wirkt Feuchte-Hitze in der Blase entgegen
- Regt die Diurese (Harnfluss) an
- Wirkt Schmerzen im Unteren Erwärmer entgegen

Polygalae Tenuifoliae, Radix

Chinesischer Name	Yuanzhi
Deutscher Name	sibirische Kreuzblumenwurzel, Senegawurzel
Gruppe	Kräuter, die das Herz nähren und den Geist beruhigen
Geschmack	bitter, scharf
Thermische Wirkung	leicht warm
Meridian-Affinität	Herz, Lunge
Dosierung	3 – 9 g

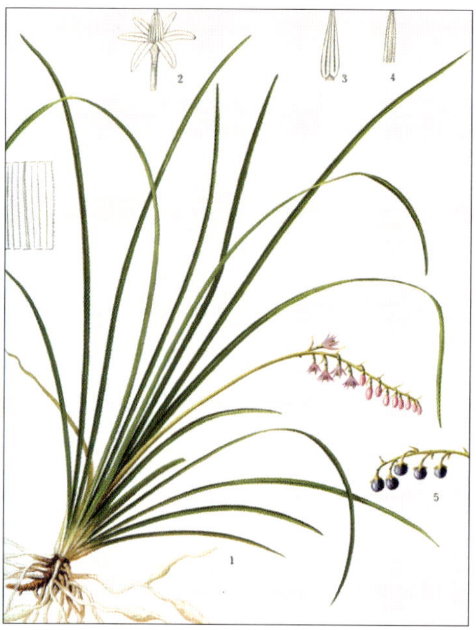

Funktionen, Indikationen

- Beruhigt den Geist (Shen)
- Leitet Schleim aus und klärt die Herzöffnungen
- Leitet Schleim im Bereich der Lunge aus
- Reduziert Abszesse und Schwellungen

Anmerkung

- Nicht bei Yin-Mangel mit Leere-Hitze verwenden.
- Alten Texten ist zu entnehmen, dass Radix Polygalae Tenuifoliae (Yuanzhi) der Wirkung von Margarita (Zhenzhu) und Radix et Rhizoma Veratri (Lilu) entgegenwirkt.

Polygoni Multiflori, Radix

Chinesischer Name	Heshouwu
Deutscher Name	vielblütige Knöterichwurzel
Gruppe	Blut-tonisierende Kräuter
Geschmack	süß, bitter, adstringierend
Thermische Wirkung	leicht warm
Meridian-Affinität	Leber, Niere
Dosierung	9 – 30 g

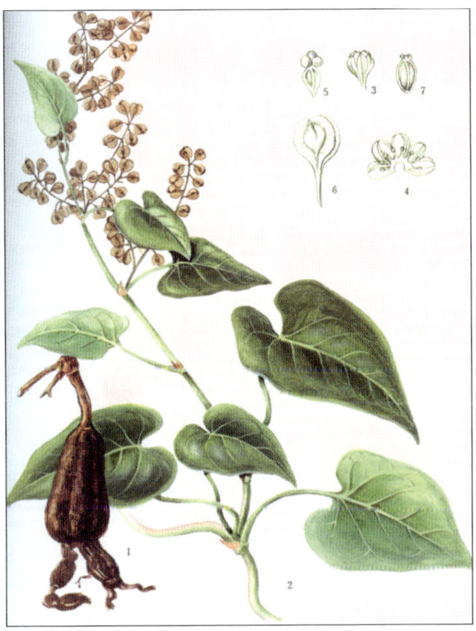

Funktionen, Indikationen

- Tonisiert Leber- und Nieren-Yin
- Nährt das Blut
- Tonisiert die Essenz (Jing)
- Wirkt Toxische-Hitze entgegen
- Befeuchtet die Därme und bewegt den Stuhl
- Vertreibt Wind im Bereich der Haut, indem es das Blut tonisiert
- Wirkt bei Malaria

Polyporus Umbellati, Sclerotium

Chinesischer Name	Zhuling
Deutscher Name	Porling, Eichenhase
Gruppe	Kräuter, die Feuchtigkeit ausleiten
Geschmack	süß, fad
Thermische Wirkung	leicht kühl
Meridian-Affinität	Milz, Niere, Blase
Dosierung	6 – 15 g

Funktionen, Indikationen

- Regt die Diurese (Harnfluss) an
- Leitet Feuchtigkeit aus

Pruni Armeniacae, Semen

Chinesischer Name	Xingren
Deutscher Name	Aprikosensamen
Gruppe	Arzneien, die Husten und Atemnot lindern
Geschmack	bitter
Thermische Wirkung	leicht warm
Meridian-Affinität	Dickdarm, Lunge
Dosierung	3 – 9 g

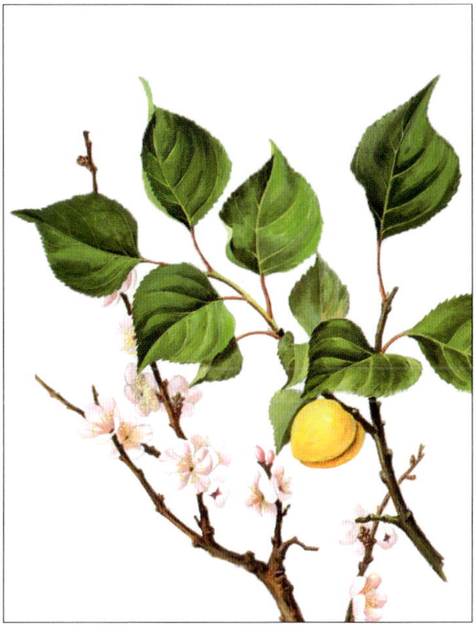

Funktionen, Indikationen

- Lindert Husten und Atemnot, wird dafür häufig eingesetzt
- Etwas befeuchtend, daher besonders geeignet gegen Husten bei äußerer Trockenheit
- Befeuchtet den Darm und bewegt Stuhl

Anmerkung

Bittere Kerne (Kuxingren) sind leicht toxisch! Höchstdosis beachten

Pruni Mume, Fructus

Chinesischer Name	Wumei
Deutscher Name	«dunkle Pflaume», Japanaprikosenfrüchte
Gruppe	Zusammenziehende Kräuter
Geschmack	sauer
Thermische Wirkung	warm
Meridian-Affinität	Dickdarm, Leber, Lunge, Milz
Dosierung	3 – 9 g

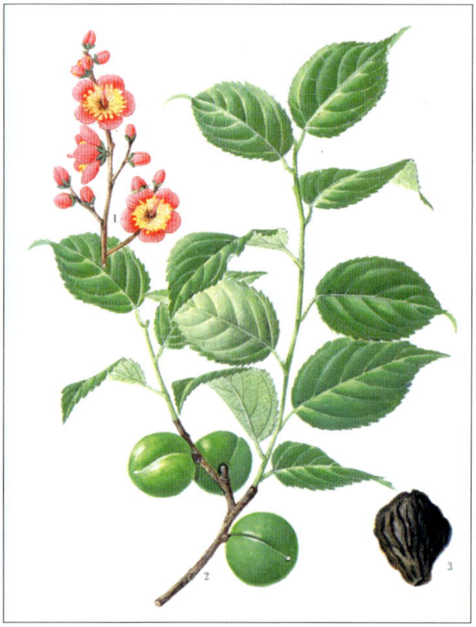

Funktionen, Indikationen

- Lindert Lungen-Qi-Verlust
- Beseitigt Husten
- Beendet Diarrhoe (Durchfall)
- Fördert die Regeneration der Körpersäfte
- Wirkt Durstgefühl entgegen
- Vertreibt Rundwürmer
- Wirkt schmerzstillend
- Stoppt Blutungen
- Wird lokal gegen Warzen angewendet
- Stärkt die Essenz (Jing)

Pruni, Semen

Chinesischer Name	Yuliren
Deutscher Name	japanische Kirschensamen
Gruppe	Abführende Arzneien (milde Laxantien)
Geschmack	scharf, bitter, süß
Thermische Wirkung	neutral
Meridian-Affinität	Dickdarm, Dünndarm, Milz
Dosierung	3 – 9 g

Funktionen, Indikationen

- Nährt den Stuhl
- Löst Stagnationen auf
- Regt die Diurese (Harnfluss) an
- Reduziert Ödeme

Anmerkung

- Nur mit Vorsicht während einer Gravidität (Schwangerschaft) und bei einem Yin-Mangel verwenden!

Pseudostellariae, Radix

Chinesischer Name	Taizishen
Deutscher Name	Pseudostellariawurzel, Sternmierenwurzel
Gruppe	Qi-tonisierende Kräuter
Geschmack	süß, leicht bitter
Thermische Wirkung	neutral
Meridian-Affinität	Milz, Lunge
Dosierung	5 – 20 g

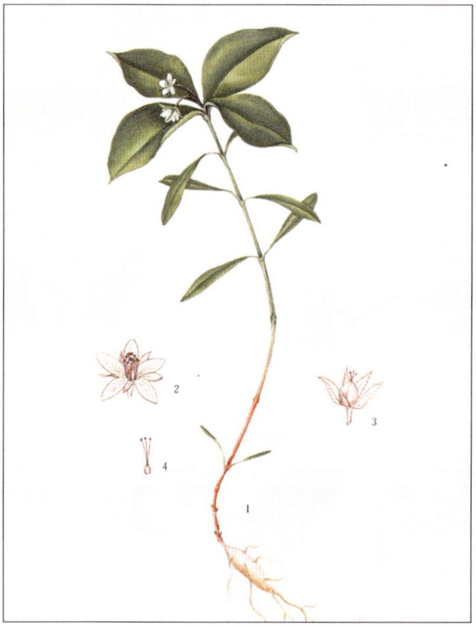

Funktionen, Indikationen

- Stärkt das Milz-Qi
- Stärkt das Lungen-Qi
- Fördert die Bildung der Körpersäfte

Puerariae, Radix

Chinesischer Name	Gegen
Deutscher Name	Kopoubohnenwurzel
Gruppe	Kalte Kräuter, die die Oberfläche befreien
Geschmack	süß, scharf
Thermische Wirkung	kühl
Meridian-Affinität	Milz, Magen
Dosierung	6 – 12 g

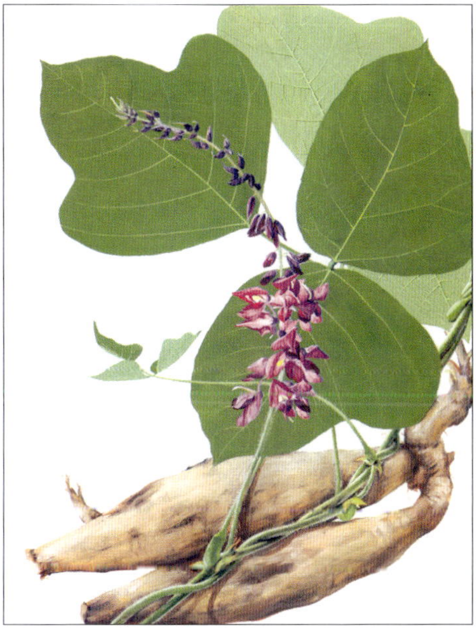

Funktionen, Indikationen

- Entspannt die Muskeln
- Kühlt Hitze
- Nährt die Körpersäfte und stillt Durst
- Bringt Masern an die Oberfläche und beschleunigt dadurch den Heilungsprozess
- Vermindert Diarrhoe (Durchfall)
- Wirkt Symptomen einer Hypertonie (hoher Blutdruck) entgegen

Raphani sativi, Semen

Chinesischer Name	Laifuzi
Deutscher Name	Rettichsamen
Gruppe	Arzneimittel gegen Nahrungsmittel-Stagnation
Geschmack	scharf, süß
Thermische Wirkung	neutral
Meridian-Affinität	Lunge, Milz, Magen
Dosierung	6 – 12 g

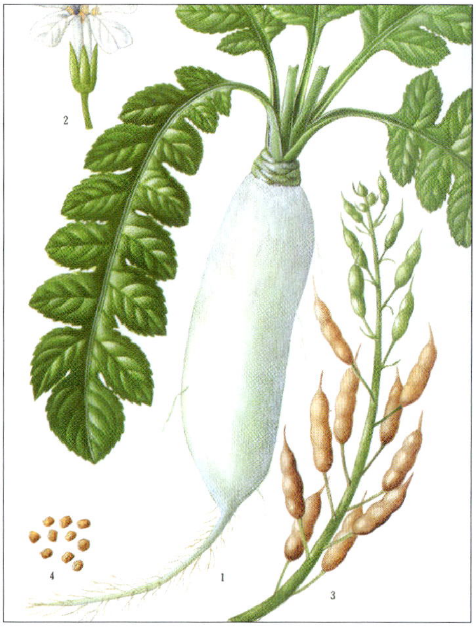

Funktionen, Indikationen

- Gegen Nahrungsmittel-Stagnation im Mittleren Erwärmer
- Fördert die absteigende Qi-Bewegung
- Reduziert Feuchtigkeit und Schleim in der Lunge
- Tonisiert das Milz-Qi

Rehmanniae, Radix

Chinesischer Name	Shengdihuang
Deutscher Name	Rehmannia-Wurzel, Braunwurzgewächs
Gruppe	Blut-kühlende Arzneien
Geschmack	süß, bitter
Thermische Wirkung	kalt
Meridian-Affinität	Herz, Leber, Niere
Dosierung	9 – 15 g

Funktionen, Indikationen

- Vertreibt Hitze und kühlt das Blut
- Nährt das Yin und bildet Körpersäfte
- Kühlt aufloderndes Herz-Feuer
- Blutungen stillend

Anmerkung

- Radix Rehmanniae (Shengdihuang) ist schwer verdaulich

Rehmanniae Praeparatae, Radix

Chinesischer Name	Shudihuang
Deutscher Name	(präparierte) Rehmanniawurzel
Gruppe	Yin-tonisierende Kräuter
Geschmack	süß
Thermische Wirkung	leicht warm
Meridian-Affinität	Leber, Niere, Herz
Dosierung	6 – 30 g

Funktionen, Indikationen

- Nährt das Blut
- Stärkt das Yin
- Nährt die Essenz (Jing)
- Wirkt stark befeuchtend!

Rhei, Radix et Rhizoma

Chinesischer Name	Dahuang
Deutscher Name	Rhabarberwurzel
Gruppe	Abführende Arzneien
Geschmack	bitter
Thermische Wirkung	kalt
Meridian-Affinität	Herz, Dickdarm, Leber
Dosierung	3 – 6 – 15 g

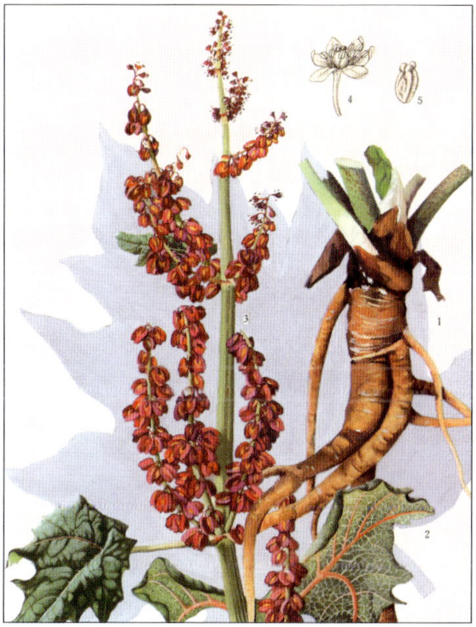

Funktionen, Indikationen

- Leitet Hitze und Toxische-Hitze aus
- Leitet Feuchte-Hitze aus
- Klärt Hitze im Bereich des Yang-Ming
- Kühlt das Blut
- Wirkt mild Blut-Stagnationen entgegen

Anmerkung

- Je länger die Kochdauer, desto geringer ist die purgierende Wirkung.
- Sollte immer nur wenige Tage hindurch eingenommen werden.
- Kontraindiziert in der Gravidität (Schwangerschaft) und während der Stillzeit.
- Vorsicht bei Mangel-Zuständen oder äußeren «Pathogenen Faktoren»

Salviae Miltiorrhizae, Radix

Chinesischer Name	Danshen
Deutscher Name	Rotwurzelsalbeiwurzel
Gruppe	Blut-bewegende Arzneien
Geschmack	bitter
Thermische Wirkung	leicht kalt
Meridian-Affinität	Herz, Pericard, Leber
Dosierung	6 – 15 g

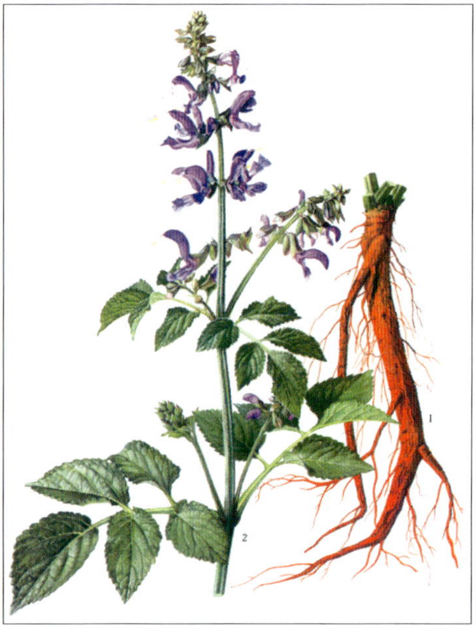

Funktionen, Indikationen

- Bewegt das Blut und bricht gestautes Blut auf
- Kühlt Hitze und besänftigt Reizbarkeit

Sanguis Draconis

Chinesischer Name	Xuejie
Deutscher Name	–
Gruppe	Blut-bewegende Kräuter
Geschmack	süß, salzig
Thermische Wirkung	neutral
Meridian-Affinität	Herz, Leber
Dosierung	1 – 1,5 g

Funktionen, Indikationen

- Bewegt das Blut
- Wirkt Blut-Stagnationen entgegen
- Wirkt Schmerzen entgegen
- Unterstützt die Wundheilung
- Stoppt Blutungen

Sanguisorbae Officinalis, Radix

Chinesischer Name	Diyu
Deutscher Name	Wiesenknopfwurzel
Gruppe	Blut-stillende Arzneien
Geschmack	bitter, sauer
Thermische Wirkung	leicht kalt
Meridian-Affinität	Leber, Dickdarm, Magen
Dosierung	6 – 15 g

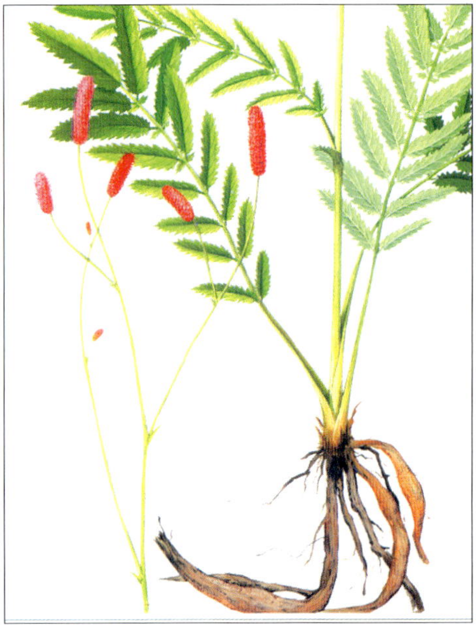

Funktionen, Indikationen

- Kühlt das Blut und wirkt blutstillend
- Besonders im UE wenn Feuchte-Hitze vorliegt
- Kühlt Hitze und fördert Heilung lokal verabreicht bei Ulcera und Brandwunden

Anmerkung

- Verkohlt hat Radix Sanguisorbae Officinalis (Diyu) eine stärkere blutstillende Wirkung.

Schisandrae, Fructus

Chinesischer Name	Wuweizi
Deutscher Name	chinesische Beerentraubenfrüchte, Limonenbaumfrucht, Schisandra-Früchte, Spaltkölbchen
Gruppe	Zusammenziehende Kräuter
Geschmack	sauer, süß
Thermische Wirkung	warm
Meridian-Affinität	Lunge, Niere, Herz
Dosierung	1,5 – 9 g, bei chronischem Husten: 6 – 9 g als Tonikum in Wein zubereitet

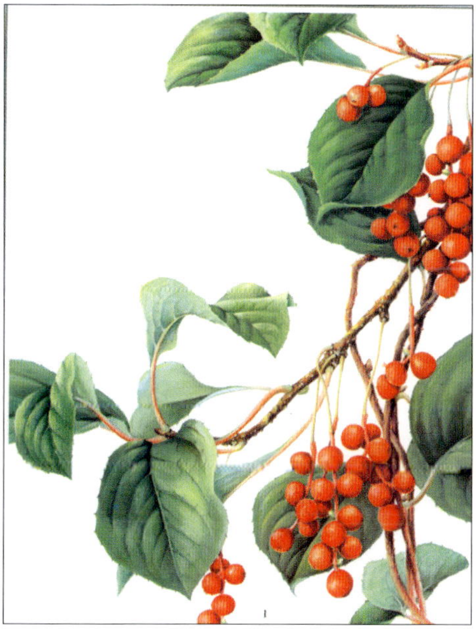

Funktionen, Indikationen

- Lindert Lungen-Qi-Verlust
- Beseitigt Husten
- Stärkt die Essenz (Jing)
- Beendet Diarrhoe (Durchfall)
- Beseitigt übermäßiges Schwitzen
- Beruhigt den Geist (Shen)
  Nährt das Nieren-Qi
- Fördert die Regeneration der Körpersäfte

Schizonepetae, Herba

Chinesischer Name	Jingjie
Deutscher Name	–
Gruppe	Scharfe, thermisch warme Kräuter, die die Oberfläche befreien
Geschmack	scharf
Thermische Wirkung	leicht warm
Meridian-Affinität	Lunge, Leber
Dosierung	4,5 – 9 g

Funktionen, Indikationen

- Befreit die Oberfläche
- Vertreibt Wind-Kälte und -Hitze
- Bringt Ausschläge bei Vorliegen von Fieber an die Oberfläche und beschleunigt dadurch deren Abheilung

Scolopendra Subspinipes

Chinesischer Name	Wugong
Deutscher Name	Tausendfüßler
Gruppe	Substanzen, die Wind entgegenwirken und Tremor beenden
Geschmack	scharf
Thermische Wirkung	warm, toxisch
Meridian-Affinität	Leber
Dosierung	0,9 – 3 g

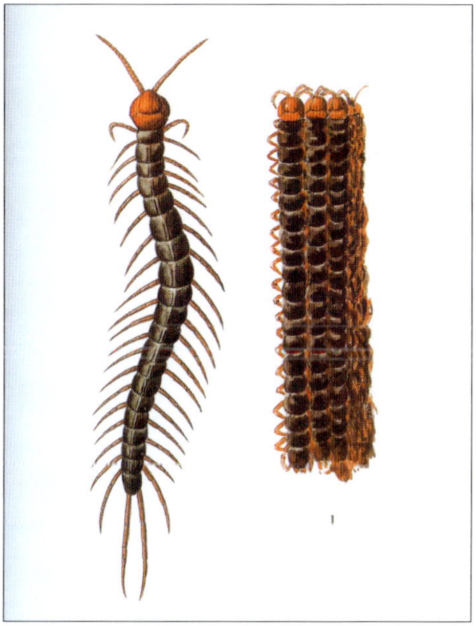

Funktionen, Indikationen

- Vertreibt Wind
- Vermindert Spasmen (Krämpfe) und Konvulsionen (Krampfanfälle)
- Wirkt toxischen Prozessen und Verhärtungen entgegen
- Kann bei Schlangengiften verwendet werden
- Regt die Qi-Zirkulation in den Meridianen an
- Wirkt schmerzstillend (speziell bei Migräne)

Anmerkung

- Kontraindiziert zur Zeit der Gravidität (Schwangerschaft).
- Da Scolopendra Subspinipes (Wugong) eine toxische Substanz ist, sollte sie nur mit Vorsicht eingesetzt werden.
- Überdosierungen sollten vermieden werden

Scrophulariae ningpoensis, Radix

Chinesischer Name	Xuanshen
Deutscher Name	Ningpo Braunwurzwurzel
Gruppe	Blut-kühlende Arzneien
Geschmack	süß, bitter, salzig
Thermische Wirkung	leicht kalt
Meridian-Affinität	Lunge, Magen, Niere
Dosierung	9 – 15 g

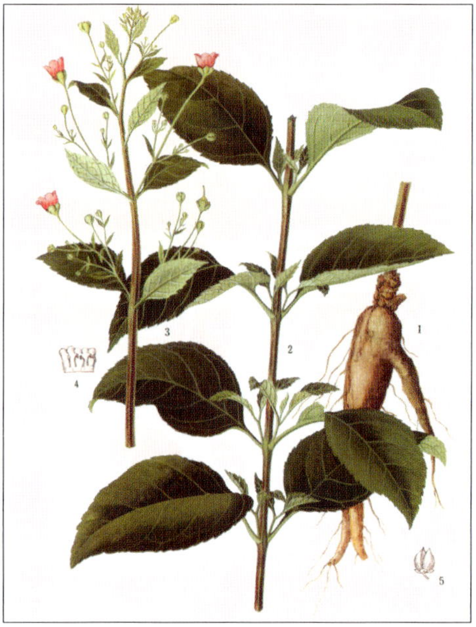

Funktionen, Indikationen

- Kühlt das Blut und leitet Hitze aus
- Nährt das Yin
- Kühlt und entgiftet Feuer-Toxine
- Löst Verhärtungen und Knoten auf

Scutellariae baicalensis, Radix

Chinesischer Name	Huangqin
Deutscher Name	Helmkrautwurzel
Gruppe	Arzneien, die Hitze kühlen und Feuchtigkeit trocknen
Geschmack	bitter
Thermische Wirkung	kalt
Meridian-Affinität	Lunge, Magen, Dünndarm, Dickdarm, Gallenblase
Dosierung	3 – 9 g

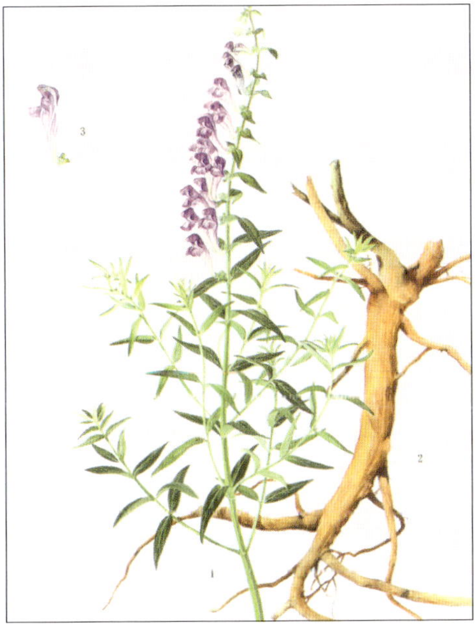

Funktionen, Indikationen

- Kühlt Hitze und leitet Feuer aus (besonders im Bereich des Oberen Erwärmers)
- Kühlt Hitze und trocknet Feuchtigkeit aus Magen und Darm
- Beruhigt den Fetus bei Hitze
- Beruhigt aufsteigendes Leber-Yang

Scutellariae Barbatae, Herba

Chinesischer Name	Banzhilian
Deutscher Name	bärtiges Helmkraut
Gruppe	Hitze-kühlende, antitoxische Arzneien
Geschmack	scharf, bitter
Thermische Wirkung	kühl
Meridian-Affinität	Dickdarm, Leber, Lunge, Magen
Dosierung	8 – 60 g

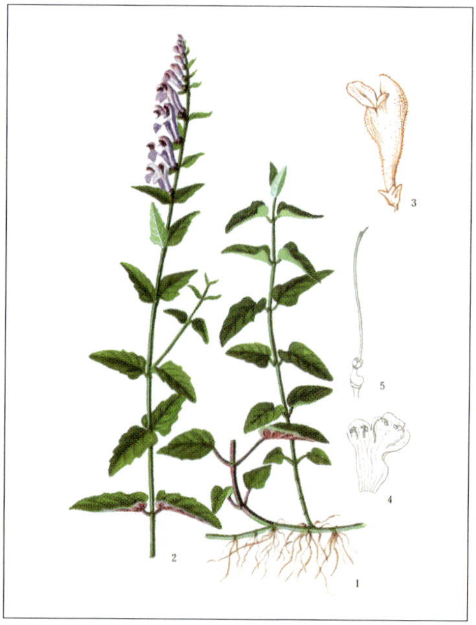

Funktionen, Indikationen

- Vertreibt Hitze und Feuer-Toxine
- Bewegt das Blut
- Reduziert Schwellungen
- Seit einigen Jahren in der Hepatitis- und Krebstherapie in Verwendung (speziell, wenn Leber oder Magen-Darmtrakt befallen sind)

Anmerkung

- Nicht in der Gravidität (Schwangerschaft) und bei Patienten mit Blut-Mangel verwenden

Sennae, Folium

Chinesischer Name	Fanxieye
Deutscher Name	Sennesblätter
Gruppe	Abführende Arzneien
Geschmack	süß, bitter
Thermische Wirkung	kalt
Meridian-Affinität	Dickdarm
Dosierung	3 – 9 g

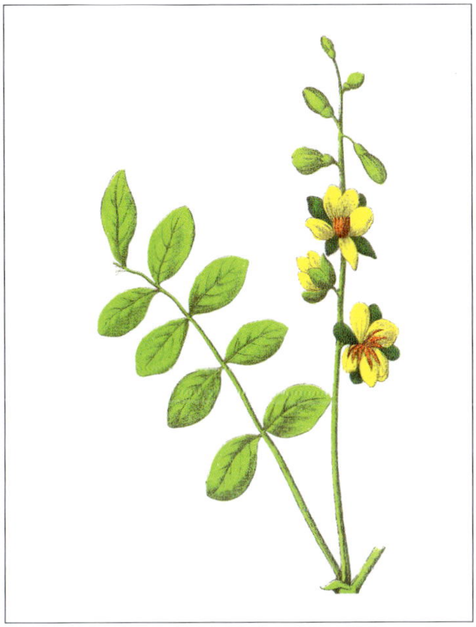

Funktionen, Indikationen

- Wirkt abführend
- Kühlt Hitze
- Wirkt Stagnationen entgegen

Anmerkung

- Kontraindiziert in der Gravidität (Schwangerschaft) und während der Stillzeit.
- Kontraindiziert zur Zeit der Menstruationsblutung.
- Vorsicht bei geschwächten Patienten bzw. Mangel-Zuständen.
- Eine Überdosierung kann zu Schmerzen in der Bauchregion, Brechreiz und Erbrechen führen

Sojae Praeparatum, Semen

Chinesischer Name	Dandouchi
Deutscher Name	Sojabohne
Gruppe	Kalte Kräuter, die die Oberfläche befreien
Geschmack	süß, leicht bitter
Thermische Wirkung	kühl
Meridian-Affinität	Lunge, Magen
Dosierung	6 – 15 g

Funktionen, Indikationen

- Befreit die Oberfläche, vertreibt Wind-Hitze
- Wirkt beruhigend

Anmerkung

- Nicht für stillende Mütter verwenden, da Semen Sojae Praeparatum (Dandouchi) die Laktation einschränkt.

Sophorae Flavescentis, Radix

Chinesischer Name	Kushen
Deutscher Name	Schnurbaumwurzel
Gruppe	Arzneien, die Hitze kühlen und Feuchtigkeit trocknen
Geschmack	bitter
Thermische Wirkung	kalt
Meridian-Affinität	Blase, Herz, Leber, Dickdarm, Dünndarm
Dosierung	3 – 15 g

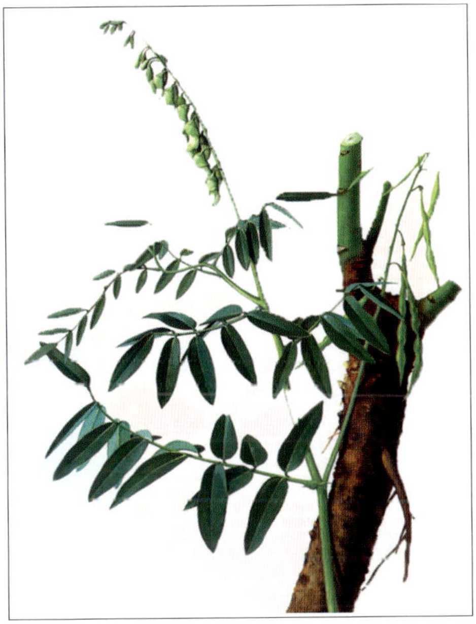

Funktionen, Indikationen

- Kühlt Hitze und trocknet Feuchtigkeit
- Vertreibt Wind
- Beendet Juckreiz
- Kann gegen Parasiten eingesetzt werden (auch äußerlich)
- Regt die Diurese (Harnfluss) an

Talcum

Chinesischer Name	Huashi
Deutscher Name	Talkum
Gruppe	Kräuter, die Feuchtigkeit ausleiten
Geschmack	süß, fad
Thermische Wirkung	kühl
Meridian-Affinität	Magen, Blase
Dosierung	9 – 18 g

Funktionen, Indikationen

- Regt die Diurese (Harnfluss) an
- Leitet Hitze aus der Blase aus
- Klärt Hitze und Sommer-Hitze
- Leitet Feuchte-Hitze über den Urin aus
- Leitet Hitze im Bereich der Qi-Schichten aus

Taraxaci mongolici cum rad., Herba

Chinesischer Name	Pugongying
Deutscher Name	mongolisches Löwenzahnkraut mit Wurzel
Gruppe	Hitze-kühlende, antitoxische Arzneien
Geschmack	bitter, süß
Thermische Wirkung	kalt
Meridian-Affinität	Leber, Magen
Dosierung	9 – 30 g

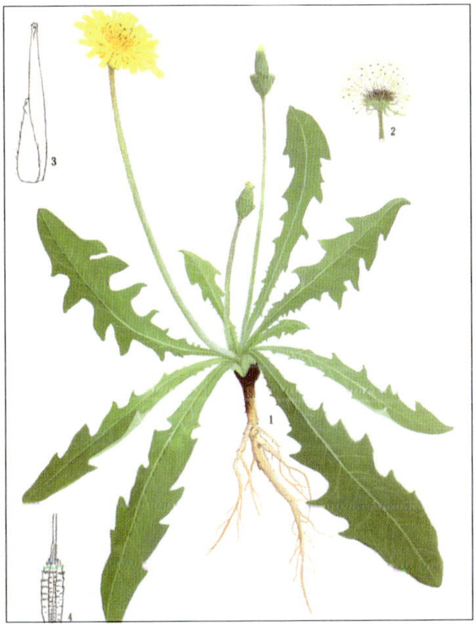

Funktionen, Indikationen

- Vertreibt Hitze und Toxische-Hitze, besonders im Bereich der Leber
- Leitet Feuchte-Hitze aus
- Wirkt Qi-Stagnation entgegen
- Wirkt aufsteigendem Leber-Yang entgegen
- Kühlt Leber-Feuer
- Tonisiert das Milz-Qi (niedrig dosiert)

Anmerkung

- Der frische Saft kann bei Insektenstichen äußerlich aufgetragen werden.
- Fördert Milchbildung bei Hitzeproblematik.
- Kann Sodbrennen hervorrufen.

Taxilli, Ramulus

Chinesischer Name	Sangjisheng
Deutscher Name	–
Gruppe	Kräuter, die Wind-Feuchtigkeit vertreiben
Geschmack	bitter, süß
Thermische Wirkung	neutral
Meridian-Affinität	Niere, Leber
Dosierung	9 – 15 g

Funktionen, Indikationen

- Tonisiert Leber- und Nieren-Yin
- Nährt Blut
- Nährt Sehnen und Knochen
- Vertreibt Wind-Feuchtigkeit
- Beruhigt den Fetus während einer Schwangerschaft

Tribuli Terrestris, Fructus

Chinesischer Name	Baijili
Deutscher Name	Burzeldornfrüchte
Gruppe	Substanzen, die Wind entgegenwirken und Tremor beenden
Geschmack	scharf, bitter
Thermische Wirkung	warm
Meridian-Affinität	Leber, Lunge
Dosierung	3 – 15 g

Funktionen, Indikationen

- Beruhigt die Leber
- Wirkt aufsteigendem Leber-Yang entgegen
- Wirkt Wind-Hitze entgegen
- Klärt die Augen
- Wirkt einer Leber-Qi-Stagnation entgegen
- Vertreibt Wind
- Lindert Juckreiz

Anmerkung

- Kontraindiziert bei einem Qi- und Blut-Mangel.
- Kontraindiziert zur Zeit der Gravidität (Schwangerschaft)

Trichosanthis Kirilowii, Radix

Chinesischer Name	Tianhuafen
Deutscher Name	Schlangenkürbiswurzel
Gruppe	Kühle Arzneien, die heißen Schleim umwandeln
Geschmack	bitter, leicht süß
Thermische Wirkung	kühl
Meridian-Affinität	Lunge, Magen
Dosierung	9 – 15 g

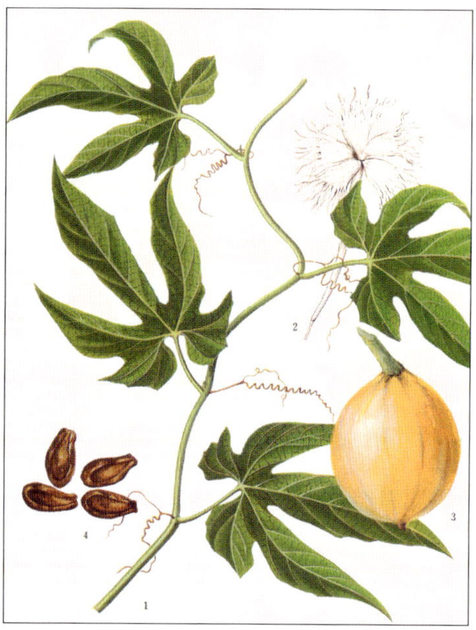

Funktionen, Indikationen

- Kühlt Lungen-Hitze
- Wandelt Schleim um
- Befeuchtet die Lunge
- Produziert Körpersäfte
- Wirkt Toxische-Hitze entgegen
- Leitet Eiteransammlungen aus

Trichosanthis, Fructus

Chinesischer Name	Gualou
Deutscher Name	Schlangenkürbisfrüchte
Gruppe	Kühle Arzneien, die heißen Schleim umwandeln
Geschmack	süß
Thermische Wirkung	kühl
Meridian-Affinität	Dickdarm, Lunge, Magen
Dosierung	9 – 30 g

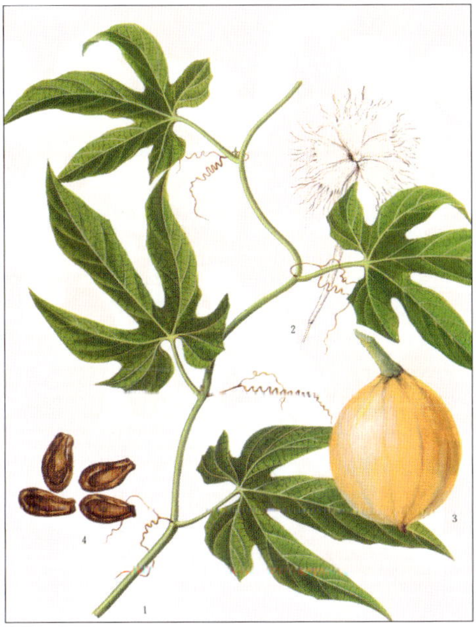

Funktionen, Indikationen

- Kühlt und vertreibt Hitze-Schleim
- Wirkt gegen Qi-Stagnation im Bereich des Brustkorbes
- Löst Knoten auf

Tritici Aestivi Levis, Semen

Chinesischer Name	Fuxiaomai
Deutscher Name	unreife Weizenkörner
Gruppe	Zusammenziehende Kräuter
Geschmack	süß, salzig
Thermische Wirkung	kühl
Meridian-Affinität	Herz
Dosierung	9 – 15 g

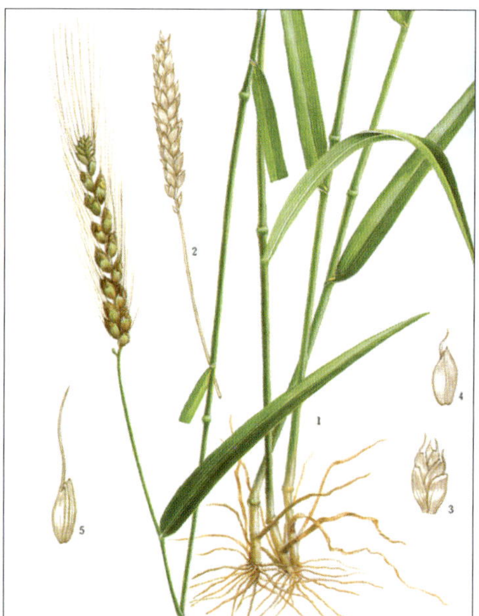

Funktionen, Indikationen

- Beendet übermäßiges Schwitzen bei Mangel-Zuständen
- Nährt das Herz
- Beruhigt den Geist (Shen)
- Kann auch gegen Bettnässen bei Kindern eingesetzt werden

Trogopteri seu Pteropi, Excrementum

Chinesischer Name	Wulingzhi
Deutscher Name	Flughörnchen-Kot, Fledermaus-Exkremente
Gruppe	Blut-bewegende Arzneien
Geschmack	bitter, süß
Thermische Wirkung	warm
Meridian-Affinität	Leber, Milz
Dosierung	3 – 9 g

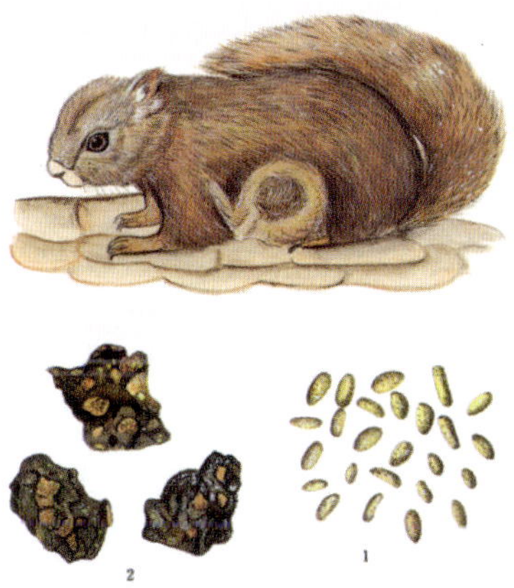

Funktionen, Indikationen

- Vermindert Blut-Stagnationen
- Löst Schmerzen im Bauch- und Brustraum

Anmerkung

- Kontraindiziert in der Gravidität (Schwangerschaft)

Tussilaginis Farfarae, Flos

Chinesischer Name	Kuandonghua
Deutscher Name	Huflattichblüten
Gruppe	Arzneien, die Husten und Atemnot lindern
Geschmack	scharf
Thermische Wirkung	warm
Meridian-Affinität	Lunge
Dosierung	1,5 – 9 g

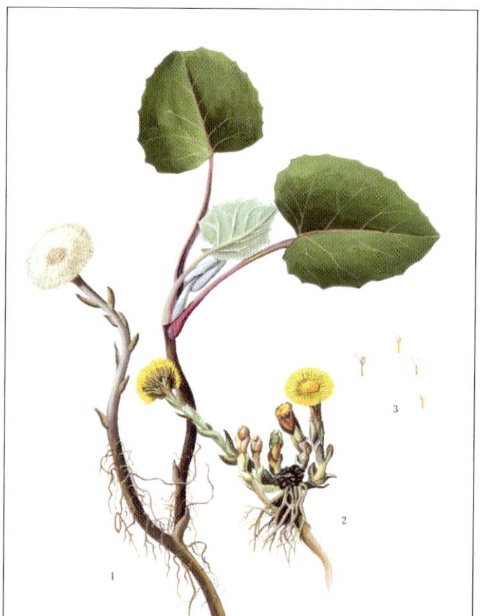

Funktionen, Indikationen

- Leitet das Qi nach unten
- Lindert Husten
- Speziell gegen chronischen Husten, der durch Wind-Kälte verursacht wurde

Anmerkung

- Dieses Kraut dient laut einigen Quellen als Antagonist von Radix Scrophulariae (Xuanshen), Flos Magnoliae (Xinyihua), Herba Ephedrae (Muhuang), Radix Scutellariae (Huangqin), Radix Astragalus (Huangqi) und Rhizoma Coptidis (Huanglian).

Typhae, Pollen

Chinesischer Name	Puhuang
Deutscher Name	Schilfkolben, Rundkolbenpollen
Gruppe	Blut-stillende Arzneien
Geschmack	süß, scharf
Thermische Wirkung	neutral
Meridian-Affinität	Leber, Herz, Milz
Dosierung	4,5 – 12 g

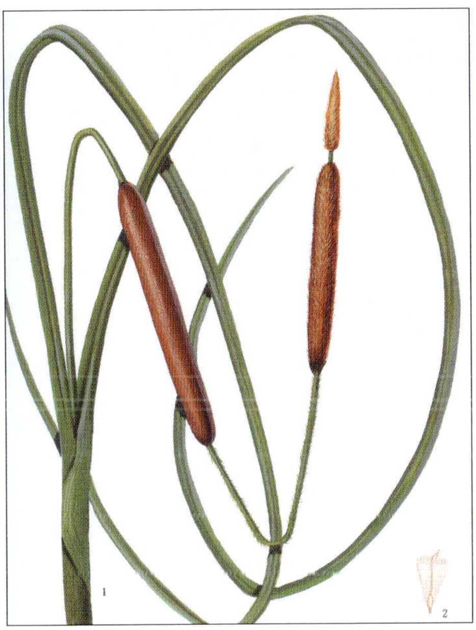

Funktionen, Indikationen

- Beendet Blutungen
- Bewegt das Blut und löst Blut-Stagnation auf

Anmerkung

- Rösten verstärkt die blutstillende Wirkung

Uncariae, Ramulus cum Uncis

Chinesischer Name	Gouteng
Deutscher Name	Uncariazweige und -dornen, indischer Morgensternzweig, Klimmstrauchzweig
Gruppe	Substanzen, die Wind entgegenwirken und Tremor beenden
Geschmack	süß
Thermische Wirkung	kühl
Meridian-Affinität	Herz, Leber
Dosierung	3 – 15 g

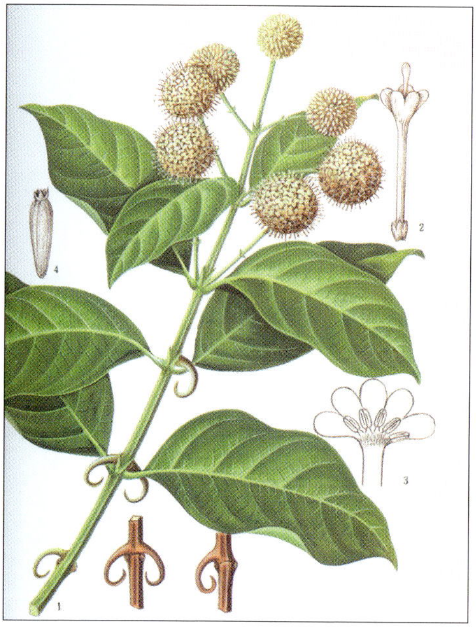

Funktionen, Indikationen

- Wirkt Wind entgegen
- Vermindert Spasmen (Krämpfe)
- Leitet Hitze im Bereich der Leber aus
- Beruhigt das Leber-Yang
- Wirkt aufsteigendem Leber-Yang entgegen
- Wirkt äußerer Wind-Hitze entgegen

Violae Yedoensitis, Herba

Chinesischer Name	Zihuadiding
Deutscher Name	wildes, chinesisches Veilchen
Gruppe	Hitze-kühlende, antitoxische Arzneien
Geschmack	scharf, bitter
Thermische Wirkung	kalt
Meridian-Affinität	Herz, Leber
Dosierung	9 – 15 g

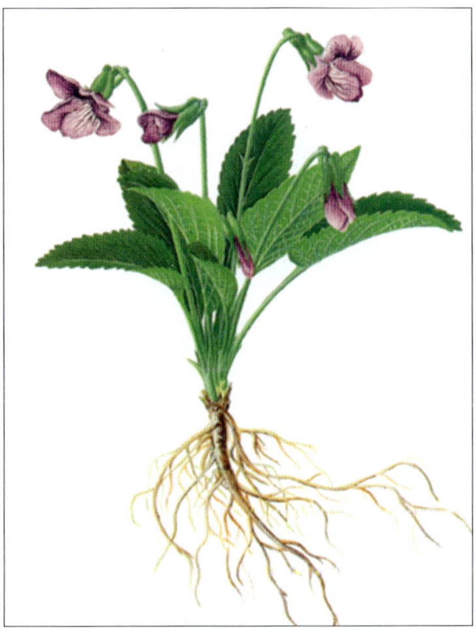

Funktionen, Indikationen

- Vertreibt Hitze und Toxische-Hitze
- Wirkt Blut-Hitze entgegen (auch lokal angewendet)
- Wirkt besonders im Hals – und Nackenbereich

Anmerkung

- Wirkt antiviral

Viticis, Fructus

Chinesischer Name	Manjingzi
Deutscher Name	Vitex Frucht
Gruppe	Kalte Kräuter, die die Oberfläche befreien
Geschmack	scharf, bitter
Thermische Wirkung	kühl
Meridian-Affinität	Leber, Blase, Magen
Dosierung	6 – 12 g

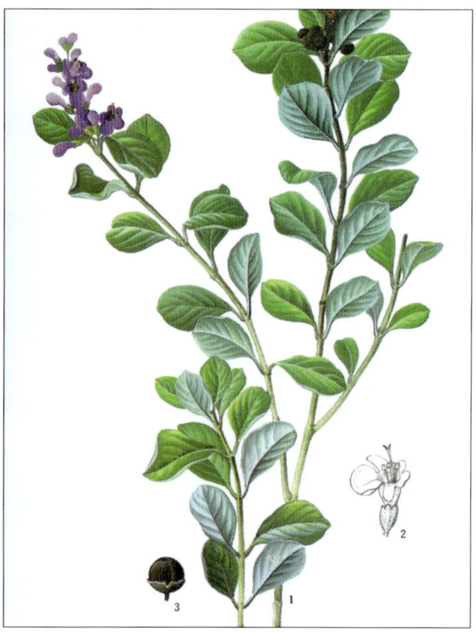

Funktionen, Indikationen

- Befreit die Oberfläche, vertreibt Wind-Hitze
- Klärt im Bereich des Kopfes und der Augen
- Leitet Feuchtigkeit aus
- Beruhigt inneren Wind

Xanthii Sibirici, Fructus

Chinesischer Name	Cangerzi
Deutscher Name	sibirische Spitzklettenfrüchte
Gruppe	Kräuter, die Wind-Feuchtigkeit vertreiben
Geschmack	süß, leicht bitter
Thermische Wirkung	warm, toxisch
Meridian-Affinität	Lunge
Dosierung	3 – 9 g

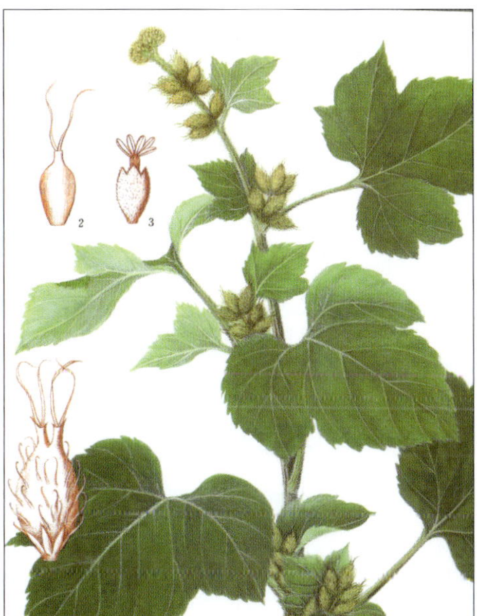

Funktionen, Indikationen

- Vertreibt Wind-Feuchtigkeit
- Gegen Wind-Feuchtigkeits-Stagnationen im Bereich der Haut
- Reduziert Juckreiz
- Klärt und öffnet den Bereich der Nase
- Vertreibt äußeren Wind

Anmerkung

- Nicht bei Kopfschmerzen bei einem Blut-Mangel verwenden! Eine Überdosierung kann zu Brechreiz und Erbrechen, Durchfall und Krämpfen im Bauch führen.

Zingiberis Officinalis Recens, Rhizoma

Chinesischer Name	Shengjiang
Deutscher Name	frische Ingwerwurzel
Gruppe	Warme Kräuter, die die Oberfläche befreien
Geschmack	scharf
Thermische Wirkung	warm
Meridian-Affinität	Lunge, Milz, Magen
Dosierung	3 – 9 g

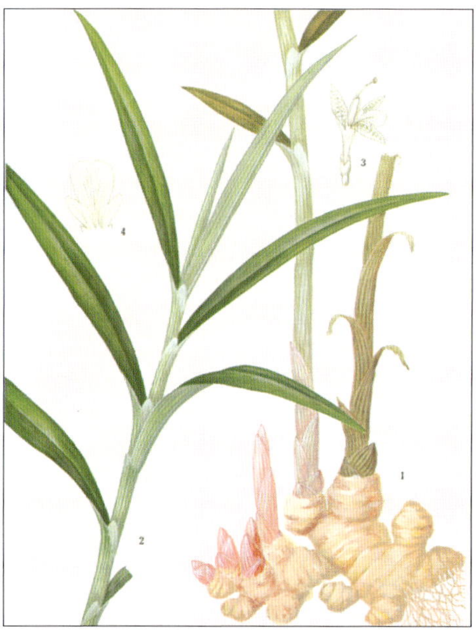

Funktionen, Indikationen

- Befreit die Oberfläche
- Vertreibt Wind-Kälte
- Wärmt den Mittleren Erwärmer
- Beendet Brechreiz und Erbrechen
- Vertreibt Kälte und wirkt Hustenreiz entgegen
- Regt die Qi-Zirkulation an
- Wirkt der toxischen Wirkung anderer Kräuter entgegen
- Reguliert Wei-Qi (Abwehr-Qi) und Ying-Qi (Nähr-Qi)

Zingiberis Officinalis, Rhizoma

Chinesischer Name	Ganjiang
Deutscher Name	getrockneter Ingwer
Gruppe	Kräuter, die das Innere wärmen und Kälte vertreiben
Geschmack	scharf
Thermische Wirkung	heiß
Meridian-Affinität	Herz, Lunge, Milz, Magen
Dosierung	3 – 12 g

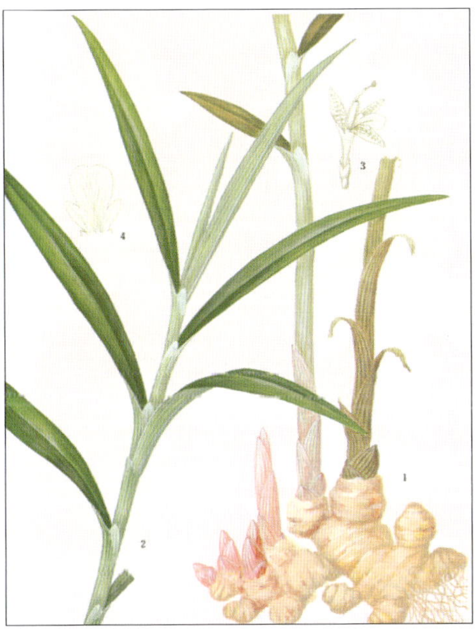

Funktionen, Indikationen

- Tonisert das Milz-Yang
- Vertreibt Kälte
- Rettet verschwindendes Yang
- Tonisiert das Lungen-Yang
- Wandelt Schleim (speziell im Bereich der Lunge) um
- Wärmt die Meridiane
- Beendet Blutungen

Anmerkung

- Kontraindiziert bei einem Yin-Mangel und Blut-Hitze. Nur mit Vorsicht zur Zeit der Gravidität (Schwangerschaft) verwenden!

Ziziphi Spinosae, Semen

Chinesischer Name	Suanzaoren
Deutscher Name	Stacheljujubensamen, wilde Dornkirschensamen
Gruppe	Kräuter, die das Herz nähren und den Geist beruhigen
Geschmack	süß, sauer
Thermische Wirkung	neutral
Meridian-Affinität	Gallenblase, Herz, Leber, Niere
Dosierung	5 – 18 g

Funktionen, Indikationen

- Nährt das Herz-Yin
- Tonisiert das Leber-Blut
- Beruhigt den Geist (Shen)
- Beendet übermäßiges Schwitzen (sowohl nächtliches Schwitzen als auch spontane Schweißausbrüche)

Ziziphus Jujubae, Fructus

Chinesischer Name	Dazao
Deutscher Name	chinesische Dattelfrüchte, Jujubenfrüchte
Gruppe	Qi-tonisierende Kräuter
Geschmack	süß
Thermische Wirkung	neutral
Meridian-Affinität	Milz, Magen
Dosierung	3 – 12 Stück (10 – 30 g)

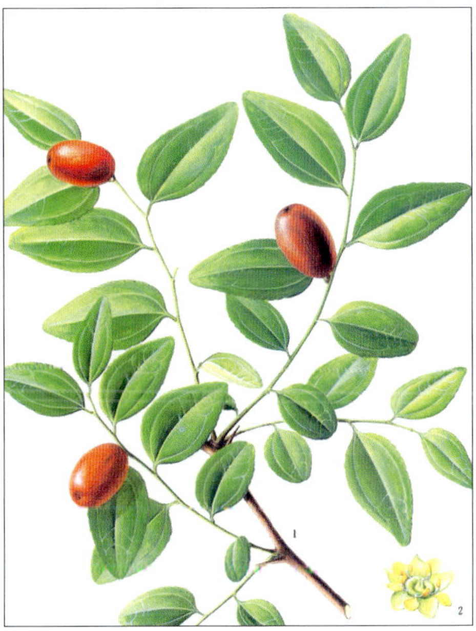

Funktionen, Indikationen

- Stärkt das Milz-Qi
- Nährt das Blut
- Beruhigt den Geist (Shen)
- Harmonisiert den Charakter anderer Kräuter

Anmerkung

- Die Dosis von Fructus Ziziphus Jujubae (Dazao) wird in Stück – nicht in Gramm – angegeben.

Anhang

1. Einführung in die Geschichte der chinesischen Arzneimitteltherapie

Um einen Einblick in die Geschichte der chinesischen Medizin zu gewähren, sind in diesem Teil des Buches die wichtigsten medizinischen Schriften in chronologischer Folge – nach Dynastien geordnet – angeführt. Dieser Überblick soll zeigen, dass es in China eine überaus große Tradition gibt, die glücklicherweise zahlreiche, nun klassische Werke, hervorgebracht hat. Einige dieser klassischen Texte liegen heute in englischer bzw. deutscher Sprache vor und gewähren uns somit einen tiefen Einblick in das traditionelle Medizin-System Chinas.

Xia-Dynastie (2100–1600 v. Chr.)

Zu Beginn stand der Schamanismus und die Zauberei, mit der Dämonen ausgetrieben wurden, im Vordergrund.

Shang-Dynastie (1600–1100 v. Chr.)

In der Shang-Dynastie (1600-1100 v. Chr.) wurden medizinische Tätigkeiten hauptsächlich durch die sogenannten Wu-Schamanen durchgeführt, die ihr Wissen mündlich weitergegeben haben.

Zhou-Dynastie (1100–771 v. Chr.)

In den Zhou-Dynastie waren es weiterhin die Wu-Schamanen, die heilende Tätigkeiten ausgeführt haben. Als Krankheitsursache wurden hauptsächlich Dämonen angesehen. Aus alten Texten, die ca. 500 v. Chr. geschrieben wurden, ist zu entnehmen, dass als Krankheitsursache die äußeren «Pathogenen Faktoren» Wind, Regen, Helligkeit und Dunkelheit angesehen wurden.

Das Werk «Huang-di Nei-jing»

Der «Huang-di Nei-jing» («Der Innere Klassiker des Gelben Kaisers») ist das klassische Werk der TCM schlechthin. Der Inhalt des Werkes wird auch heute noch auf den Hochschulen Chinas gelehrt. Der Klassiker des Gelben Kaisers ist in Dialogform verfasst. In diesem Dialog befragt der Kaiser seinen Leibarzt, der ausführlich die Fragen seines Kaisers beantwortet. Das Werk «Huang-di Nei-jing» besteht aus zwei Teilen: dem «Su Wen» (Elementare Fragen) und dem «Ling Shu» (Geistige Achse).

Zu den einzelnen Teilen: Das «Su Wen» (Elementare Fragen) befasst sich hauptsächlich mit theoretischen Konzepten und medizinischer Kosmologie, das «Ling Shu» (Geistige Achse) mit Akupunktur und Moxibustion.

Der «Nei Jing» ist das älteste bekannte Werk der chinesischen Medizin. Aus Bescheidenheit wurden Bücher nicht unter dem eigenen Namen veröffentlicht, sondern einer berühmten Persönlichkeit (in diesem Fall dem «Gelben Kaiser») zugesprochen, wie dies auch bei Shen Nongs Materia Medica geschah. Unsere heutige Ausgabe des «Huang-di Nei-jing» wurde vermutlich 100 v.Chr. zusammengestellt. Viele Quellen geben für die Zusammenstellung des «Nei Jing» einen viel früheren Zeitraum (bis zu 2500 v.Chr.) an. Diese Datierungen sind jedoch eher auf chinesische Mythen als auf chinesische Forschung zurück zu führen.

Viele Bücher, darunter auch das Wai Jing (der Äußere Klassiker), gingen im Laufe der Jahrhunderte verloren, und manche tauchten bei Ausgrabungen später wieder auf, wie die Werke «Wushier Fang» (52 Rezepturen) sowie «Shiyijing» (11 Meridiane).

Han-Dynastie (206 v. Chr. – 220 n. Chr.)

Aus dieser Zeit stammt das Werk «Klassisches Arzneibuch des Göttlichen Landsmannes», chinesischer Titel «Shen-nong Ben-cao Jing». Leider ist der Originaltext verloren gegangen. Die bis heute erhaltene Version wurde wesentlich später von unbekannten Autoren zusammengestellt. In diesem Werk sind 365 Arzneien beschrieben. Interessanter Weise werden in diesem Arzneibuch die Kräuter in drei verschiedene Klassen eingeteilt: in die obere, mittlere und untere Klasse. Die oberste Klasse dient zur Förderung eines langen Lebens, während die untere zur Behandlung von Krankheiten eingesetzt wird.

Damals wurden die verschiedenen Arzneien nur nach Geschmack, Temperatur und Wirkung eingeteilt. Die Gliederung in den Leitbahn-Tropismus, wie sie auch heute noch üblich ist, erfolge erst über 1000 Jahre später. In der manuellen Therapie kannte man 11 Leitbahnen und viele Akupunktur-Punkte, an welchen meist durch blutiges nadeln die Gifte und «Pathogene Faktoren» entfernt wurden. Die Perikardleitbahn war noch nicht entdeckt bzw. beschrieben. Zu dieser Zeit waren die Steinsplitter früherer Generationen den Metallnadeln aus Eisen, Silber und Gold gewichen.

Ca. 220 n.Chr. wurde ein weiterer bedeutender Klassiker der traditionellen chinesischen Medizin verfasst. Ein Werk über Krankheiten, die durch den äußeren pathogenen Faktor «Kälte» verursacht werden.

Der große Arzt Zhang Zhong-jing legte in seinem «Shang-han Za Bing Lun» (das wiederum ein Jahrtausend später in das heute «Shang-han Lun» und «Jin Kui Yao Lüe» geteilt wurde) die Grundlagen der inneren Medizin, der Pulsdiagnostik, der Syndromdifferenzierung und der klinischen Bücher. 100 Jahre nach Zhang Zhong-jing hat Wang Shu-he dieses Werk neu zusammengefasst. Im «Shang-han Lun» werden in 10 Kapiteln Krankheitsstadien und diagnostische Methoden sowie die Behandlung von fieberhaften Erkrankungen beschrieben.

Das Schöne an diesem Werk ist seine Einfachheit. Der Autor Zhang Zhong-jing versteht es, trotz extremer Präzision Rezepturen zusammen zu stellen, die im Normalfall nur ca. 5 verschiedene Kräuter enthalten. Der «Shang-han Lun» ist bis heute eines der wichtigsten Standardwerke der Chinesischen Medizin. Während des Studiums beschäftigen sich Studenten ausführlich mit dem darin beschriebenen Wissen.

Ebenfalls ca. 220 n.Chr. entstand ein weiteres wichtiges Werk von Zhang Zhong-jing. Es trägt den Titel «Wichtige Verordnungen aus dem Goldenen Schrein», chinesischer Titel «Jin-gui Yao-lue Fang Lun». In der Song-Dynastie hat Lin Yi das Werk überarbeitet. Bis in die heutige Zeit gilt dieser Text als Standardwerk. In dem Buch werden unter anderem folgende Themen behandelt: verschiedene innere Krankheiten, gynäkologische Beschwerden, Notfälle, Diätvorschriften.

Westliche Jin-Dynastie (265 – 420 n.Chr.)

280 n.Chr. hat Wang Shu-he den «Pulsklassiker» («Mai Jing») verfasst. Darin sind 24 verschiedene Pulsarten und ihre Bedeutung beschrieben. Eigene Kapitel befassen sich mit der Behandlung und Prognose verschiedener Beschwerdebilder.

282 n.Chr. hat Huang-fu Mi das Werk «Systematischer Klassiker der Akupunktur» (chinesisch «Zhen-jiu Jia-yi Jing») verfasst. Dieses Werk gilt bis heute als Grundlagenwerk der Akupunktur. Darin werden Physiologie, Pathologie, Diagnose, Leitbahnen, Reizpunkte und Akupunkturbehandlungen beschrieben. Das Buch stellt eine systematische Wiedergabe des Ling-Shu-Materials (siehe Beschreibung des «Huang-di Nei-jing») sowie weiterer alter, heute leider verlorener Schriften dar.

Ca. 341 n.Chr. entstand das Werk «Verordnungen für Notfälle, die man im Ärmel aufbewahren sollte». Autor dieses Werkes war Ge Hong. Der chinesische Name dieses Werkes lautet «Zhou-hou Bei-ji Fang». Dieses Werk, das in späteren Dynastien erheblich überarbeitet wurde, enthält hauptsächlich einfache Rezepturen mit leicht erhältlichen Arzneimitteln für diverse Notfälle.

Südliche und nördliche Dynastien (420 – 589 n.Chr.)

Ca. 495 n.Chr. hat der Arzt Gon Qing-xuan das Werk «Verordnungen, die der Geist des Liu Juan-zi hinterließ» (Liu Juan-zi Gui-yi Fang) verfasst. Dieses Buch stellt das älteste, heute noch existierende Werk über das Thema «äußere Krankheiten» dar. Es befasst sich hauptsächlich mit Traumen, Abszessen, Hautausschlägen und Karbunkeln. Von Interesse ist, dass innerhalb dieses Werkes auch eine Besprechung antiseptischer Techniken für kleinere Operationen zu finden ist.

Ca. 536 n.Chr. entstand das Werk «Zusammenstellung der Kommentare zum klassischen Arzneibuch», (chinesisch «Ben-cao-jing Ji-zhu»). Der Autor dieses Werkes ist Tao Hong-jing. Er hat die darin beschriebenen Arzneimittel nach Mineralien, Pflanzen- und Tierprodukten geordnet.

Sui-Dynastie (581 – 618 n.Chr.)

Im Jahr 610 n.Chr. entstand das Werk «Über den Ursprung von Krankheitssymptomen» (chinesisch «Zhu-bing Yuan-hou Lun»). Der Autor dieses Werkes war Chao Yuan-fang. In diesem Werk befinden sich detaillierte Beschreibungen von über 1700 Krankheitsbildern.

Tang-Dynastie (618 – 907 n.Chr.)

Im Jahr 652 n.Chr. entstand das Werk «Tausend-Dukaten-Rezepte», chinesischer Name «Qian-jin Yao-fang», von Sun Si-miao. Bei diesem Buch handelt es sich um eine Zusammenstellung alter Schriften aus der Tang und Vor-Tang Zeit. Darin werden verschiedene Spezialbereiche, Akupunktur, Moxibustion und Diätetik behandelt.

659 n.Chr. hat Li Ji das Werk «Neues überarbeitetes Arzneibuch», chinesisch «Xi-xiu Ben-cao» verfasst. Leider sind von diesem Werk nur mehr Fragmente übrig geblieben. Früher war dieses Werk das gängigste Arzneimittelbuch Chinas. Es hat 844 Einträge mit detaillierten Angaben zu Geschmack, Herkunft und Gebrauch der Arzneimittel beinhaltet und war hervorragend illustriert.

682 n.Chr. hat Sun Si-miao das Werk «Ergänzungen zu den Tausend-Dukaten-Rezepten» geschrieben. Der chinesische Name des Textes lautet «Qian-jin Yi Fang». Darin hat Sun Si-miao wichtige Ergänzungen zu früheren Ausgaben angeführt. Teilbereiche dieses Werkes beschäftigen sich mit den Themen Pharmakologie, Akupunktur, kälteinduzierte Erkrankungen, Gynäkologie und Pädiatrie.

682 n.Chr. hat Sun Si-miao das Werk «Die Feinheiten des Silbernen Meeres» (chinesisch «Yin-hai Jing-wei») geschrieben. Darin hat er die Ergebnisse seiner Forschungen, Augenerkrankungen betreffend, zusammengefasst.

847 n.Chr. hat der Autor Zan Yin das Werk «Der Schatz, den das Versiegen der Menstruation erzeugt» (chinesisch «Jiang-xiao Chan-bao») verfasst. Dabei handelt es sich um das älteste, noch heute erhaltene Buch, das sich mit dem Thema Geburtshilfe auseinandersetzt. Es ist in drei Teile gegliedert: Schwangerschaft, Wehen und Entbindung. Ein ausführliches Nachwort rundet das Buch ab.

Fünf Dynastien (907 – 960 n.Chr.)

Im Jahr 752 n.Chr. hat Wang Tao das Werk «Bedürfnisse eines Frontsoldaten», (chinesisch «Wai-tai Bi-yao») geschrieben. Dabei handelt es sich um die wichtigste Zusammenstellung des medizischen Wissens dieser Zeitperiode. Unter anderem beinhaltet dieses Buch über 6000 verschiedene Rezepturen.

946 n.Chr. hat Lin Dao-ren das Werk «Geheime Methoden zum Verständnis von Traumen und der Behandlung von Brüchen» (chinesisch «Li-shang Xu-duan Mi-fang») geschrieben. In diesem Werk geht er detailliert auf die konservative Therapie (Schienung) von Knochenbrüchen ein. Sehr ausführlich beschreibt er sowohl die Diagnostik als auch die Behandlung von Knochenbrüchen.

Song-Dynastie (960–1279 n.Chr.)

992 n.Chr. entstand das Werk «Weise Verordnungen aus der Taiping-Ära» von Wang Huai-yin. Chinesischer Titel: «Taiping Sheng-hui Fang». Darin beschreibt der Autor eine große Anzahl verschiedener Rezepturen, wobei es sich vor allem um Hausmittel und mündlich überlieferte Arzneien der damaligen Zeit handelt.

1026 n.Chr. entstand das Werk «Das illustrierte Werk der Reizpunkte, die auf dem bronzenen Modell gefunden wurden», chinesischer Name des Buches: «Tong-ren Shu-xue Zhen-jiu Tu Jing» von Wang Wei-yi. In diesem Werk werden Punkte in anatomischer Anordnung auf den Leitbahnen beschrieben.

1100 n.Chr. hat Pang An-shi das Werk «Besprechung der kälteinduzierten und generellen Krankheiten», chinesisch «Shang-han Zong-bing Lun», verfasst. Bei diesem Werk handelt es sich um eine Erweiterung der Diskussion über kälteinduzierte Krankheiten («Shang-han Lun»). Der Autor schreibt in diesem Buch unter anderem über die Themen: Sommerkrankheiten, Epidemien, Hautausschläge sowie Krankheiten der Pädiatrie und Geburtshilfe.

Im Jahr 1132 n.Chr. entstand das Werk «Verordnungen zum allgemeinen Nutzen aus meiner eigenen Praxis» von Xu Shu-wei, chinesischer Titel «Pu-ji Ben-shi Fang». In diesem Werk beschreibt der Autor ausführlich verschiedene Rezepturen und Diagnostiken. Teilweise handelt es sich bei den Rezepturen um von Xu Shu-wei selber entworfene Rezepturen.

1150 n.Chr. entstand das Werk «Das neue Buch für Kleinkinder» von Liu Fang-ming, chinesischer Titel «You-you Xin-shu». Dieses Buch befasst sich mit Kinderkrankheiten und deren Ursachen.

1174 n.Chr. entstand das Werk «Diskussion der Krankheiten, Disharmoniemuster und Verordnungen, die mit der Vereinigung der drei Ätiologien zusammenhängen» von Chen Yen. Der chinesische Titel lautet «San-yin Ji-yi Bing Zheng Fang Lun». Dieses Buch ist eine Weiterentwicklung des Werkes «Wichtige Verordnungen aus dem Goldenen Schrein». Es befasst sich mit 180 verschiedenen Krankheitsbildern.

Im Jahr 1189 n.Chr. entstand das «Buch der Pulse» von Cui Jia-yan, chinesischer Titel «Mai Jue». Dieses in Versform verfasste Buch beschreibt die verschiedenen Pulse nach den Klassifikationsmustern des «Nan Jing». Die Versform soll dazu dienen, den Studenten das Erlernen der Texte zu erleichtern.

1237 n.Chr. entstand das Werk «Das komplette Buch guter Verordnungen für Frauen» von Chen Zi-ming, chinesischer Titel des Werkes: «Fu-ren Da-quan Liang-fang». Dieser Text ist in 260 Kapiteln gegliedert und beschäftigt sich hauptsächlich mit weiblichen Gesundheitsproblemen. Fallstudien runden das Werk ab.

Jin-Tatar Dynastie (1115–1234 n.Chr.)

Im Jahr 1228 n.Chr. entstand das Werk «Die Pflichten eines Konfuzianers gegenüber seinen Eltern» von Zhang Cong-zheng, chinesischer Titel «Ru-men Shi-qin». In diesem Werk hebt er vor allem die Wirkung abführender Behandlungsmethoden hervor.

Im Jahr 1249 n.Chr. entstand das bedeutende Werk «Über Milz und Magen» von Li Dong-yuan, chinesischer Name «Pi-wei Lun». In diesem Buch hat Li seine praktischen Erfahrungen zusammengefasst. Darin verteidigt er die Idee, dass Milz und Magen die wichtigsten Organe der TCM sind. Er ist damit ein berühmter Vertreter der sogenannten «Schule der Mitte». (Es hat auch Vertreter gegeben, die behauptet haben, dass das Holzelement, das Feuerelement, das Wasserelement, etc., von entscheidender Bedeutung sind. Doch diese Schulen haben sich nicht durchsetzten können.)

Das Werk über «Milz und Magen» weist zahlreiche praktische Hinweise und berühmte Rezepturen, die bis in die heutigen Tage vielfach verschrieben werden, auf.

Das Werk «Pi-wei Lun» steht bis in die heutige Zeit am Lehrplan der TCM-Universitäten Chinas.

Yuan-Dynastie (1279–1368 n.Chr.)

Im Jahr 1335 n.Chr. erschien das Werk «Grundlegende Bedeutung äußerer Krankheiten» von Qi De-zhi, chinesischer Name «Wai-ke Jing-yi». Darin hat der Autor sowohl die Diagnosemethoden als auch die Behandlung von Schwellungen und Karbunkeln der damaligen Zeit zusammengefasst. Das Buch zeichnet sich durch eine systematische Auflistung innerlich einzunehmender Arzneimittel aus.

Im Jahr 1341 n.Chr. hat Hua Shou das Werk «Ausarbeitung der vierzehn Leitbahnen», chinesischer Titel: «Shi-si Jing Fa-hui» verfasst. Dieses Werk beinhaltet unter anderem eine Diskussion über Hauptleitbahnen, Sonderleitbahnen sowie spezielle Reizpunkte.

Im Jahr 1347 n.Chr. erschien das Werk «Die Geheimnisse des Herrn der Zinnoberbucht» von Zhu Zhen-xiang, chinesischer Titel des Buches «Dan-xi Xin-fa». Dieses Werk umfasst hundert verschiedene Bereiche und beschäftigt sich vor allem mit inneren und äußeren Erkrankungen, der Pädiatrie sowie Geburtshilfe.

Ming Dynastie (1368–1644 n.Chr.)

Im Jahr 1528 n.Chr. entstand das Werk «Grundlegendes über Mund und Zähne» von Bi Ji, chinesischer Titel «Kou-chi Lei-yao». Dieses Buch enthält eine Besprechung verschiedener Krankheitsbilder von Mund, Zähnen, Kehle und Zunge, aber auch eine Diskussion über Erkrankungen, die von Bakterien verursacht werden. Ein eigenes Kapitel ist Erstickungsanfällen und deren Therapie gewidmet.

Im Jahr 1440 n. Chr. entstand das Werk «Tiefgründige Weisheiten des Roten Wassers von» von Sun Dong-su. Der chinesische Titel des Textes lautet «Chi-shui Xuan-zhu». Dieses Buch besteht vorrangig aus einer Diskussion über diverse Themen der inneren Medizin.

Im Jahr 1549 n.Chr. entstand das Werk «Ausführungen zur Pädiatrie» von Wan Quan. Der chinesische Name des Werkes lautet «Jou-ke Fa-hui». Darin beschreibt der Autor Krankheitsbilder von ungeborenen Kindern, Neugeborenen und Kleinkindern.

Ebenfalls 1549 n. Chr. entstand das Werk «Geheime Methoden zur Behandlung von Pocken und Hautausschlägen» von Wan Quan. Der chinesische Name des Werkes lautet «Dou-zhen Xin-fa». Dieses Buch besteht aus einer detaillierten Beschreibung von Pocken und anderer Hautausschläge, sowie der Beschreibung der Merkmale diverser Disharmoniemuster.

Im Jahr 1564 n. Chr. entstand das Werk «Die Pulsstudien des Li Shi-zhen», chinesischer Name «Bin-hu Mai-xue». Dabei beschreibt der bis heute bekannte Autor 27 verschiedene Pulsqualitäten in Versform.

1565 n.Chr. entstand das Werk «Ein Überblick zur Medizin» von Lou Ying, chinesischer Name «Yi-xue Gang-mu». Bei diesem Buch handelt es sich um eine Zusammenstellung des medizinischen Wissens aus der Jin-, Tatar- und Yuan-Zeit.

Im Jahr 1578 n.Chr. entstand das Werk «Das große Arzneibuch» von Li Shi-zhen, der chinesische Titel des Werkes lautet «Ben-cao Gang-mu». An diesem Buch hat Li Shi-zhen dreißig Jahre lang gearbeitet. Er beschreibt darin Gattung, Aussehen, Geruch, Geschmack, Herkunftsgebiet, Anbau, Ernte, Zubereitung, Gebrauch und Zusammensetzung von 1892 verschiedenen Arzneimitteln. Das Buch besteht aus über 1000 Seiten und weist zahlreiche hervorragende Illustrationen auf.

Im Jahr 1617 n. Chr. entstand das Werk «Die genaue Herkunft äußerer Krankheiten» von Chen Shi-gong, chinesischer Name des Werkes «Wai-ke Zhen-zong». Der Autor beschreibt darin pathologische Muster, Symptome, Diagnosemethoden, therapeutische Verfahren und Fallbeispiele von mehr als 100 verschiedenen Disharmoniemustern. Der Autor Chen Shi-gong hebt in seinem Werk die Bedeutung der Einnahme verschiedener Kräuter in Kombination mit chirurgischen Maßnahmen hervor.

Im Jahr 1624 n.Chr. entstand das Werk «Das vollständige Werk des Jing-yue» von Zhang Jie-bing, der chinesische Titel des Werkes lautet «Jing-yue Quan-shu». Dieses Werk fasst verschiedene Spezialbereiche zusammen. Theorie, Diagnose und Behandlungsmethoden werden darin umfassend beschrieben.

Im Jahr 1642 n. Chr. entstand das Werk «Über hitzige Epidemien» von Wu You-xing, chinesischer Name des Werkes: «Wen-yi Lun». Darin beschreibt er Krankheitsbilder, die durch Wärme verursacht werden. Schwerpunkt legt er auf die Art und Weise des Eindringens des «Pathogenen Erregers» in den Körper, sowie das Fortschreiten der Infektion. Zum besseren Verständnis grenzt Wu You-xing die Symptome klar von denen kälteinduzierter Krankheiten ab.

Qing-Dynastie (1644 – 1911 n. Chr.)

Im Jahr 1658 n.Chr. entstand «Methoden und Regeln in der Medizin» von Yu Chang, chinesischer Name des Werkes: «Yi-men Fa-lu». Darin beschreibt er verschiedene Disharmoniemuster der sechs pathogenen Einflüsse (Wind,

Hitze, Kälte, Trockenheit, Feuchtigkeit und Sommer-Hitze) aus theoretischer und praktischer Sicht.

Im Jahr 1687 n.Chr. entstand das Werk «Medizinische Zusammenhänge» von Zhao Xian-ke, chinesischer Name des Werkes: «Yi Guan». Darin erläutert er die Wichtigkeit des Nieren-Yin und -Yang.

Im Jahr 1689 n.Chr. entstand das Werk «Über weibliche Krankheiten» von Xiao Xun, chinesischer Titel des Buches: «Nu-ke Jing Lun». Dieses Werk stellt eine detaillierte Beschreibung von gynäkologischen Krankheitsbildern und deren Behandlung dar.

Im Jahr 1694 n.Chr. entstand das Werk «Das kleine Arzneibuch» von Wang Ang, chinesischer Titel des Buches: «Ben-cao Bei-yao». Darin beschreibt er 460 besonders häufig verwendete Arzneimittel.

Im Jahr 1742 n.Chr. erschien das Werk «Goldener Spiegel der Medizin», herausgegeben von Wu Qian, chinesischer Titel des Werkes «Yi-zhong Jin-jian». Dieses Werk stellt eine komplette Zusammenstellung aller Aspekte der chinesischen Medizin, einschließlich der grundlegenden klassischen Werke, dar. Es zeichnet sich durch eine einfache und leicht verständliche Form aus.

Im Jahr 1746 n.Chr. hat Ye Tian-shi das Buch «Besprechung der Warmen Krankheiten» verfasst. Chinesischer Titel des Buches: «Wen-re Lun». Darin beschreibt der Autor akute fieberhafte Erkrankungen in einer Vier-Phasen-Sequenz (wei, qi, ying, xue). Dieses Werk ist eines der Bedeutendsten der TCM.

Im Jahr 1801 n.Chr. erschien das Werk «Epidemische kratzende Halsrötung» von Chen Gang-dao, chinesischer Titel des Buches: «Yi-sha-cao». Dieses Buch befasst sich ausschließlich mit Scharlacherkrankungen.

Im Jahr 1885 n.Chr. entstand das Werk «Diskussion der Blutmuster» von Tang Zong-hai. Chinesischer Titel des Buches: «Xue-zheng Lung». Darin beschreibt der Autor die Beziehung zwischen Qi und Blut sowie Mechanismen zur Behandlung von Blut-Disharmoniemustern.

Im Jahr 1897 n.Chr. entstand das Werk «Verfeinerte Diagnose der weißen Kehle» von Chen Bao-shan. Chinesischer Titel des Werkes ist «Bai-hou Tiao-bian». Darin beschreibt der Autor die Ätiologie, Diagnose durch Leitbahnen- und Pulszeichen, Prognose, und Behandlung des Krankheitsbildes «weiße Kehle» (Diphterie).

Republik China (1911 – 1949 n. Chr.)

In dieser Zeit gab es eine Ausrichtung der neuen Republik auf Wissenschaftlichkeit und westliche Methodik. Es wurde der Versuch unternommen, die TCM gesetzlich zu verbieten. Dies führte dazu, dass die verschiedenen zerstrittenen TCM-Schulen vereint wurden. Dennoch gab es eine ausschließliche Förderung der westlichen Medizin.

1934 kam die Einführung der Elektroakupunktur.

Nach der Gründung der Republik China im Jahr 1911 entstanden folgende wichtige Werke:

Das Buch «Xue Zheng Lun» (Blutungssyndrome) von Tang Zong-hai beschäftigt sich hauptsächlich mit Blut- und Gefäßkrankheiten wie Gerinnungsstörungen, Blut-Stase, Erytheme usw.

«Yixuezhong Zhongcan Xilu» von Zhang Xi-chun enthält viele neue Ansätze, die Erkenntnisse aus der westlichen Medizin zu integrieren versuchen, wie z.B. die Kombination von Aspirin mit chinesischen Arzneimitteln.

Die Werke «Houshazhengzhi Gaiyao» (über Tonsillitis) und «Ding Gan-ren Yi An» (Ding Gan-rens Fallstudien) des HNO-Spezialisten Ding heben die Wichtigkeit klassischer Werke hervor und leiteten eine Klassiker-Renaissance in der Ausbildung von TCM-Ärzten ein.

1949 n. Chr. – heute

In der VR China kommt es nach 1949 erneut zur Förderung der TCM durch Mao Zedong und seit den 50er Jahren gibt es eine universitäre TCM-Ausbildung. Es wird eine wissenschaftliche Erforschung der TCM mit modernen Mitteln betrieben. Neu ist ebenfalls, dass es eine Etablierung dreier paralleler Systeme gibt: TCM, Schulmedizin und Integrierte Chinesische Medizin (Zhongxiyi Jiehe).

In dieser Zeit entstanden folgende wichtige Werke:

Das Buch «Huang Di Nei Jing Ci Dian» (Huangdi Neijing Wörterbuch) von Guo Ai-chun enthält eine systematische Erklärungen des Neijing.

Das Werk «Zhong Yi Yao Da Ci Dian» (Großes Wörterbuch der Arzneimittel von 1977) Vol. I-III vom Jiang Su New Medical College beschreibt 5767 verschiedene Arzneien.

Das Buch «Zhongguo Yixuedacidian» von Xie Guan et al. ist dieser Tage das umfassendste und gründlichste TCM-Nachschlagewerk in China

2. Wichtige Perioden der chinesischen Geschichte

Zeitraum	Dynastien bzw. andere politische Konstellationen
3.Jahrtausend v. Chr.	Legendäre Kaiser; u.a. Shennong, Huangdi (der «Gelbe Kaiser)
2100–1600 v. Chr.	Xia-Dynastie (legendär)
1600–1100 v. Chr.	Shang-Dynastie (historisch)
1100–771 v. Chr.	Westliche Zhou-Dynastie
770–221 v. Chr.	Östliche Zhou-Dynastie
770–476 v. Chr.	Frühling- und Herbst-Periode
475–221 v. Chr.	Periode der Kämpfenden Staaten
221–206 v. Chr.	Qin-Dynastie

Zeitraum	Dynastien bzw. andere politische Konstellationen
206 v. Chr. – 8 n. Chr.	Westliche Han-Dynastie
9–23 n. Chr.	Xin-Dynastie
25–220 n. Chr.	Östliche Han-Dynastie
221–265 n. Chr.	Periode der drei Königreiche
265–420 n. Chr.	Westliche Jin-Dynastie
420–589 n. Chr.	Nördliche und Südliche Dynastien
581–618 n. Chr.	Sui-Dynastie
618–907 n. Chr.	Tang-Dynastie
907–960 n. Chr.	Fünf Dynastien, Zehn Königreiche
960–1127 n. Chr.	Nördliche Song-Dynastie
1127–1279 n. Chr.	Südliche Song-Dynastie
1279–1368 n. Chr.	Yuan-Dynastie
1368–1644 n. Chr.	Ming-Dynastie
1644–1911 n. Chr.	Qing-Dynastie
1911–1949 n. Chr.	Republik China
Seit 1949	Volksrepublik China

3. Begriffe in der Chinesischen Medizin

Pflanzenteile	
Cao	Arzneimittel, Kraut
Dou	Semen, Samen
Gen, Ben	Ra., Wurzel
Gu	Os, Knochen
Guo	Fr., Frucht
Hua	Fl., Blüte
Jiao	Cornu, Horn
Ke	Pericarpium, Exocarpium, Schale (Pflanze, Muschel)
Mu	Lignum, Holz

Pflanzenteile	
Pi	Cx., Peric., Schale
Ren	Semen, (weicher) Kern, Nuss
Sha	Excrement, Sand
Shi	Calculus, Stein
Teng	Caulis, Winde
Zhi	Ramulus, Zweig
Zi	Semen, Samen

Präparationen	
Cu (zhi)	Präpariert in Essig (sauer)
Dan	Teure Pille, Elixier
Dan (zhi)	Präpariert in Galle (bitter)
Fen	Pulverisiert
Gao	Pflaster
Jiao	Gebraten
Jiu	Medizinischer Wein
Jiu (zhi)	Präpariert in Wein (thermisch warm)
Mi (zhi)	Präpariert in Honig (süß)
Pao	Geröstet
Pian	Tablette moderne Tablette
San	Pulver
Sheng	Unpräpariert
Tang	Dekokt
Wan	Bolus, große Pille oder Honigpille
Yan (zhi)	Präpariert mit Salzwasser (salzig)

Farben, die als Teile von Arznei-Namen immer wieder vorkommen	
Bai	Weiß
Hei, Wu	Schwarz, Rabenschwarz
Hong, Chi	Rot
Huang	Gelb

Farben, die als Teile von Arznei-Namen immer wieder vorkommen	
Jin	Gold
Qing, Lü	Grün
Yin	Silber
Zi	Violett

Geschmäcker, die als Teile von Arznei-Namen immer wieder vorkommen	
Dan	Fad
Gan, Tian	Süß
Ku	Bitter
Suan	Sauer
Xiang	Aromatisch
Xin	Scharf

Richtungs- bzw. Ortsbezeichnungen, die als Teile von Arznei-Namen immer wieder vorkommen	
Chuan	Aus Si Chuan-Provinz in West-China
Dong	Östlich
Fan	Aus dem Ausland
Hai	Aus dem Meer
Nan	Südlich
Shan	Aus den Bergen

Die 12 Organe	
Gan	Leber
Xin	Herz
Pi	Milz
Fei	Lunge
Shen	Niere
Dan	Gallenblase
Xiao Chang	Dünndarm
Wei	Magen
Da Chang	Dickdarm

Die 12 Organe	
Pang Guang	Blase
Xin Bao	Kreislauf / Perikard
San Jiao	Dreifacher Erwärmer

Leitbahnen	
Luo Mai	Verbindungsleitbahn
Du Mai	Lenkergefäß
Ren Mai	Konzeptionsgefäß
Dai Mai	Gürtelgefäß
Chong Mai	Zentralgefäß
Yang Qiao Mai	Yang-Fersengefäß
Yin Qiao Mai	Yin-Fersengefäß
Yang Wei Mai	Yang-Verbindungsgefäß
Yin Wei Mai	Yin-Verbindungsgefäß
Tai Yang	Großes Yang
Yang Ming	Helles Yang
Shao Yang	Kleines Yang
Tai Yin	Großes Yin
Shao Yin	Kleines Yin

Akupunkturpunkte	
Hui	Einflussreicher Punkt
Mu Xue	Alarmpunkt
Shu Xue	Zustimmungspunkt
Wu Shu Xue	Fünf Antiken Punkte
Xi Xue	Grenzpunkt
Yuan Xue	Quellpunkt

6 Schichten System	
Tai Yang	Dünndarm + Blase
Yang Ming	Magen + Dickdarm

6 Schichten System	
Shao Yang	Gallenblase + Dreifacher Erwärmer
Tai Yin	Lunge + Milz
Shao Yin	Herz + Niere
Jue Yin	Leber + Kreislauf

Weitere wichtige Begriffe	
Ba Gang	Die 8 Leitkriterien
Ben	Wurzel (Ursachen) einer Erkrankung
Biao	Zweig (Symptome) einer Erkrankung
Bu Fa	Tonisierende Methode
Cun	Chinesisches Körpermaß, ein Querfinger
Da	Groß
Fu	Hohlorgane (Yang-Organe): Dünndarm, Gallenblase, Blase, Magen, Dickdarm, Dreifacher Erwärmer
Jing	Essenz
Jinye	Körpersäfte
Mai	Gefäß, Puls
Qi	Energie
She	Schlange
Tu, Di	Erde, Boden
Xiao	Klein
Xie Fa	Sedierende Methode
Xu	Mangel, Leere
Xue	Blut
Zang	Speicherorgane (Yin-Organe): Niere, Leber, Milz, Lunge, Herz

Geistige Entsprechungen der fünf Wandlungsphasen	
Hun	Wanderseele
Po	Körperseele
Shen	Geist
Yi	Denken, Intellekt

Geistige Entsprechungen der fünf Wandlungsphasen	
Zhi	Willenskraft

Emotionen	
Bei	Trauer
Jing	Schock
Kong	Angst
Nu	Zorn
Si	Grübeln
Xi	Freude
You	Sorge

4. Tabelle der fünf Wandlungsphasen

Physiologie der fünf Wandlungsphasen

	Holz	Feuer	Erde	Metall	Wasser
Yin-Organe	Leber	Herz Kreislauf	Milz / Pankreas	Lunge	Nieren
Yang-Organe	Gallenblase (ist auch ein Sonderorgan)	Dünndarm San Chiao	Magen	Dickdarm	Blase
Organzeiten	Leber 1 – 3 Gallenblase 23 – 1	Herz 11 – 13 Dünndarm 13 – 15	Milz 9 – 11 Magen 7 – 9	Lunge 3 – 5 Dickdarm 5 – 7	Nieren 17 – 19 Blase 15 – 17
Funktionen	speichert Blut	bewegt das Blut	Extraktion Transport	Meister über das Qi	bewahrt die Substanz (Jing)
Schädigung durch	zuviel Laufen	zuviel Lesen	zuviel Denken	zuviel Liegen	zuviel Stehen
Öffner	Augen	Zunge	Lippen	Nase	Ohren
Geruch	säuerlich	verbrannt	duftend	penetrant	verwesend
Geschmack	Säuerlich	Bitter	Süß	Scharf	Salzig
Bewegung	Nach oben	Nach außen	Keine	Nach unten	Nach Innen

Physiologie der fünf Wandlungsphasen					
Himmels-richtung	Osten	Süden	Mitte	Westen	Norden
Sinnesfunk-tion	Sehen	Sprechen Verstehen	Schmecken	Riechen	Hören
Korrelieren-de Gesichts-region	Augenbrauen Schläfen Supraorbital-region	Augen	Mund Oberlippe	Nase Backen-knochen	Ohren Kinn Philtrum
Korrelieren-de Augenre-gion	Iris der Augen	Augenwinkel	Augenlider	Sklera	Pupillen
Körperteile	Muskel-(spannung) Venen Sehnen Nerven Nägel Gallenblase Nacken / Kopf Vagina / Klitoris Penis	Arterien Dünndarm Zunge Blut Schweiß	Fleisch Körpergewebe Extremitäten Lippen Mund Lymphe Sputum Diaphragma (Zwerchfell)	Haut Körperhaare Nase Bronchien Colon	Knochen Zähne Innenohr Rückenmark, Gehirn Kopfhaare Augenbrauen Knie, Füße Lendenwirbel-säule Eierstöcke / Hoden
Klimafaktor	Wind	Hitze	Feuchtigkeit	Trockenheit	Kälte
Jahreszeit	Frühling	Sommer	4 Übergangs-zeiten / Spätsommer	Herbst	Winter
Farbe	Grün	Rot, Orange	Gelb, Braun, Erdfarben	Weiß	Schwarz, Blau
Die 5 Berge	rechte Wange	Stirn	Nase	linke Wange	Kinn
Geräusche	Schreien	Lachen	Singen	Weinen	Stöhnen
Puls-qualitäten	gespannt (xian)	überflutend (hong)	gleitend (hua)	oberflächlich (fu)	tief (chen)
Die 4 Wur-zeln des Körpers	Qi	Yang	Mittlerer Erwärmer	Körpersäfte (Jinye) und Blut (Xue)	Substanz (Jing)

5. Literaturverzeichnis

TCM allgemein

Focks, C., Hillenbrand, N., *Leitfaden Traditionelle Chinesische Medizin,* 6. Auflage. Urban & Fischer, München 2010

Kaptchuk, T. J., *Chinese Medicine. The Web That Has No Weaver.* Rider, London 1983. Deutsch: Das große Buch der chinesischen Medizin. O.W. Barth Verlag, Wien 1992

Kirschbaum, B., *Die 8 außerordentlichen Gefäße in der traditionellen chinesischen Medizin.* ML-Verlag, Uelzen 1995

Kubiena, G., *Chinesische Syndrome verstehen und verwenden.* Maudrich, Wien – München – Bern 1996

Lorenzen, U., Noll, A., *Die Wandlungsphasen der traditionellen chinesischen Medizin.* Bd. 1—5 (1992, 1994, 1996, 1998, 2000), Müller & Steinicke, München

Lu, H., *Doctors' Manual of Chinese Food Cures and Western Nutrition.* Academy of Oriental heritage, Vancouver 1995

Maciocia, G., *The Foundations of Chinese Medicine,* Churchill Livingstone, New York 1989; Deutsch: *Die Grundlagen der Chinesischen Medizin,* Verlag für Ganzheitliche Medizin, Kötzting 1995

Pitchford, P., *Healing with Whole Food,* North Atlantic Books, Berkeley 1993

Ploberger, Florian, *Grundlagen der Traditionellen Chinesischen Medizin,* Bacopa Verlag, Schiedlberg, 2007

Ploberger, Florian, *Psychologische Aspekte in der Traditionellen Chinesischen Medizin,* Bacopa Verlag, Schiedlberg, 2006

Porkert, M., *Neues Lehrbuch der chinesischen Diagnostik.* Phainon Edition & Media GmbH, Dinkelscherben 1993

Ross, J., *Zang Fu.* Churchil Livingstone, Edinburgh 1985. Deutsch: *Zang Fu.* ML-Verlag, Uelzen 1992

Schnorrenberger, C. C., *Lehrbuch der Chinesischen Medizin für westliche Ärzte.* Hippokrates Verlag, Stuttgart 1979

Wiseman, N., Ellis, A., *Fundamentals of Chinese Medicine.* Paradigm Publications, Brookline MA 1994

Wiseman, N., Feng, Y., *A Practical Dictionary of Chinese Medicine.* Paradigm Publications, Brookline MA 2. Aufl. 1998 (englisch)

Wühr, E., *Chinesische Syndromdiagnostik.* Verlag für Ganzheitliche Medizin Dr. Erich Wühr, Kötzting 1999

Zhong Yi Mai Xiang Yan Jiu, *Studien des chinesischen Sphygmogramms,* von Huang Shilin et al.

Zhong Yi Zhen Duan Jiang Yi, *Lehrbuch für traditionelle chinesische Diagnostik*, Gesundheitsministerium der VR China

Zhong Yi Zhen Duan Xue, *Diagnostics of TCM*, Shano Dong University of TCM

Thema Pulsdiagnostik

Flaws, B., *Chinese Pulse Diagnosis*. Blue Poppy Press, Boulder CO 1995

Flaws, B. *The Lakeside Master's Study of the Pulse*, Blue Poppy Press

Jian Ming Zhong Yi Zhen Duan, *Einführung in die traditionelle chinesische Pulsdiagnose*, Pekinger Hochschule für TCM

Julian Scott, *An Introduction to Pulse Diagnosis*, The Journal of Chinese Medicine 14, 1984

Li Dong Yuan, *Pi Wei Lun*, Blue Poppy Press

Li Shi-Zhen, *Pulse Diagnosis*, Paradigm Publications

Ploberger, Florian (Hsg.), Verma, Vinod, *Pulsdiagnose in der Chinesischen und Ayurvedischen Medizin*, Bacopa Verlag, Schiedlberg, 2009

Nguyen Van Nghi, Dr., *Differenzierte Pulsdiagnose*, Kurs der S.G.A., Lausanne, August 1971; erschienen in: L'Acupuncture Physiologique 2 und 3

Wang Shu-he, *The Pulse Classic*, A translation of the Mai Jing, translated by Yang Shou-Zhong, Blue Poppy Press

Zhao, Enjian et al., *Pulsdiagnostics of Traditional Chinese Medicine*. Tianjin Science & Technology Press 1995 (chinesisch)

Thema Zungendiagnostik

Kirschbaum, B., *Atlas und Lehrbuch der Chinesischen Zungendiagnostik*. Bd. 1, Verlag für Ganzheitliche Medizin, Kötzting 1998

Lai, Yiming, *Geheimnis zur Zungenbeobachtung und Krankheitserkennung*, Hangzhou-Verlag, Hangzhou 1996 (chinesisch)

Maciocia, G., *Tongue diagnosis in Chinese Medicine*, Eastland Press, Seattle 198. Deutsch: *Zungendiagnose in der chinesischen Medizin*, ML-Verlag, Uelzen 1996

Song, Tianbin, *Atlas der chinesischen Zungendiagnostik*. People's Health Publishing House, Peking 1984 (chinesisch)

Wang, Jili et al., *Classification and Differentiation of the Inspection auf the Tongue*. Chinese Medical Scientific Press 1992 (chinesisch)

Yuan, Heping, *Chinesische Zungendiagnostik*. Urban & Fischer, München 2001

Thema Akupunktur

Chen, Youbang et al., *The Therapeutics for Chinese Acupuncture and Moxibustion*. Chinese Science & Technology Press, Beijing 1990 (chinesisch)

Chen, Xinnong et al., *Chinese Acupunture and Moxibustion.* Foreign Languages Press, Beijing 1987 (englisch)

Deadman, P., Al-Khafaji, M., Baker, K., *A Manual of Acupuncture.* Journal of Chinese Medicine Publications, East Sussex 1998, Deutsch: Verlag für Ganzheitliche Medizin, Kötzting 2000

Fu, Qiang, *The Practical Handbook of the Treatment for Acupuncture and Moxibustion*; Chinese Traditional Medicine Press, Beijing 1991 (chinesisch)

Geng Junying et al., *Selecting the Right Acupoints.* New World Press, Deutsch: *Wie man eine erfolgreiche Akupunkturkombination erstellt.* Verlag für Ganzheitliche Medizin, Kötzting 2000

Institute für Acupuncture of Chinese Academy of T.C.M.: *Advance in Acupuncture and Acupuncture Anaesthesia.* The People's Publishing House, Beijing 1980 (englisch)

Ma, Zhongxue, *International Exchange's Handbook for Acupuncture and Moxibustion.* Shandong Science & Technology Press 1992 (chinesisch)

O'Connor, J., Bensky, D., *Acupuncture, a Comprehensive Text.* Shanghai College of Traditional Medicine, Eastland Press, Seattle 1981

Peking University of Traditional Chinese Medicine: *Outline for Chinese Acupuncture and Moxibustion.* Jindun Publishing House, Beijing 1996 (chinesisch)

Ross, J., *Akupunkturpunktkombinationen.* ML-Verlag, Uelzen 1998

– *The Location of Acupoints.* Foreign Languages Press, Beijing 1990

Thema Kräuterheilkunde in der TCM

Bensky, D., Barolet, R., *Chinese Herbal Medicine, Formulas & Strategies,* Eastland Press, Seattle, 1990

Bensky, D., Gamble, A., *Chinese Herbal Medicine, Materia Medica.* Eastland Press, Seattle 1986

Chen Song Fu, Li Fei, *A clinical Guide to Chinese Herbs and Formulas,* Churchill Livingstone, Edingburgh, London, Madrid, Melbourne, New York, Tokio 1993

Chevallier, A., *Enzyklopädie der Heilpflanzen,* BLV, München, 1998

Deutsch: *Chinesische Arzneimitteltherapie und Behandlungsstrategien,* Verlag für Ganzheitliche Medizin, Kötzting

Flaws, Bob, *Seventy Essentials TCM Formulas for Beginners.* Blue Poppy Press, Boulder CO 1994, Deutsch: *Siebzig grundlegende Rezepte der Chinesischen Arzneimitteltherapie.* Verlag für Ganzheitliche Medizin, Kötzting 1997

Hempen, C.-H., Fischer, T., *Leitfaden Chinesische Phytotherapie.* Urban & Fischer, München 2001

Hin-che Yeung, *Handbook of Chinese Herbs,* Institut of Chinese Medicine, Rosemead

Paulus, Ernst; Ding Yu-He, *Handbuch der traditionellen chinesischen Heilpflanzen,* Karl F. Haug Verlag, Heidelberg 1987

Ploberger, Florian, *Das TCM-Rezeptierbuch,* Urban & Fischer Verlag, München, 2006

Porkert, M., *Klinische chinesische Pharmakologie.* Phainon Edition & Media GmbH, Dinkelscherben 1994

Stöger, E. A., *Arzneibuch der chinesischen Medizin.* 2. Auflage, Deutscher Apotheker Verlag, Stuttgart 2001

Zhang, Enqin, *A practical Englisch-Chinese Library of Traditional Chinese Medicie Vol. 1 12.* Publishing House of Shanghai College of Traditional Chinese Medicine, Shanghai 1988, Volume 4, The Chinese Materica Medica

Thema westliche Kräuterheilkunde

Bedrik, Karin, *Westliche Heilpflanzen in der TCM,* Medizinische Literarische Verlagsgesellschaft, Uelzen 2000

Blarer Zalokar, Peter und Ulrike, *Praxisbuch Westliche Heilkräuter und Chinesische Medizin. Wirkungsbeschreibungen und Indikationen der im Westen gebräuchlichen Phytotherapeutika,* Bacopa Verlag, Schiedlberg 2011

Holmes, Peter, *The Energetics of western herbs,* Artemis Press USA, 1989

Madaus, Gerhard, *Lehrbuch der Biologischen Heilmittel,* Georg Olms Verlag, Hildesheim, New York, 1979

Magel/Prinz/Luijk van, *180 westliche Kräuter in der Chinesischen Medizin,* Haug Verlag, Stuttgart 2013

Pahlow, M., *Das große Buch der Heilpflanzen,* Gräfe und Unzer, 1993

Ploberger, Florian, *Westliche und traditionell chinesische Heilkräuter,* Urban & Fischer Verlag, München, 2005

Ploberger, Florian, *Das Große Buch der Westlichen Kräuter aus Sicht der Traditionellen Chinesischen Medizin,* Bacopa Verlag, Schiedlberg, 2013

Ross, Jeremy, *Westliche Heilpflanzen und Chinesische Medizin Kombination und Integration,* Verlag für Ganzheitliche Medizin, Kötzting 2006

Schauenberger, P., F. Paris, *Heilpflanzen.* BLV, München, 1981

Schneider, Ernst, *Nutze die Heilkräftigen Pflanzen,* Saatkorn Verlag Hamburg, 1974

Traversier/Staudinger/Friedrich, *TCM mit westlichen Pflanzen. Phytotherapie – Akupunktur – Diätetik,* Haug Verlag, Stuttgart 2010

Traversier, Rita, *Westliche Pflanzen und ihre Wirkungen in der TCM,* Haug Verlag, Stuttgart 2014

Wurzer, W., *Die Große Enzyklopädie der Heilpflanzen.* Neuer Kaiser, Klagenfurt, 1994

Index

TCM-Einzelarzneien

(Pharmazeutischer Name, Chinesischer Name in Pinyin)

TCM-Einzelarzneien

(Chinesischer Name in Pinyin, Pharmazeutischer Name)

Klassische TCM-Rezepturen

Klassische TCM-Werke

Autoren klassischer TCM-Werke

Index
Begriffe und Symptome

Über den Autor

Dr. med. Florian Ploberger B. Ac., MA;
Wien
Geboren im Wasser-Büffel-Yin-Jahr.

Dr. Ploberger

Schwerpunkte:
Traditionelle Chinesische Medizin (TCM) und Tibetische Medizin.

Ausbildungen:

Medizinstudium und Turnus in Wien, Akupunkturausbildung bei der Österreichischen Gesellschaft für Akupunktur und Aurikulotherapie 1996; dreijährige TCM-Ausbildung bei Claude Diolosa bis 1998; Bachelor in Akupunktur der K.S. Universität in den USA 1999; vier Semester Studium der Sinologie sowie 35 teilweise mehrmonatige Studienaufenthalte in China (TCM – Universität in Peking, TCM-Universität in Chengdu), Indien (LTWA – Library of Tibetan Works & Archives, Men-Tsee-Khang (Institut für Tibetische Medizin und Astrologie unter der Schirmherrschaft des XIV. Dalai Lama in Dharamsala, Nordindien) und Nepal. 2012 Master der Tibetologie an der Universität Wien.

Internationale Lehrtätigkeit und zahlreiche Publikationen in den Themenbereichen TCM (z.B. das bereits in 8. Auflage erschienene Buch «Westliche Kräuter aus Sicht der Traditionellen Chinesischen Medizin» (auch in englischer Sprache unter «Western Herbs from the Traditional Chinese Medicine Perspective» erhältlich), das bei Elsevier erschienene Buch «Westliche und traditionell chinesische Heilkräuter») und Tibetische Medizin. Zahlreiche Artikel in deutschen sowie englischsprachigen Fachzeitschriften.

Leiter des Wissenschaftlichen Beirates des Bacopa-Bildungszentrums in Oberösterreich sowie Präsident der Österreichischen Ausbildungsgesellschaft für Traditionelle Chinesische Medizin (ÖAGTCM). Mitglied von IASTAM (International Association for the Study of Traditional Asian Medicine).

2007 wurde er vom Men-Tsee-Khang eingeladen, dort Vorträge zu halten.

Seit 2007 hält er wöchentlich als Univ. Lektor am Institut für Südasien-, Tibet- und Buddhismuskunde der Universität Wien (ISTB) eine Vorlesung über diverse Themen der Tibetischen Medizin. Im Rahmen dieser Tätigkeit konnte er bedeutende tibetische Ärzte wie beispielsweise Dr. Dawa, Dr. Namgyal Qusar, Dr. Tsultrim Kalsang, Dr. Teinlay P. Trogawa sowie die Astrologin Dr. Tsering Choezom zu Gastvorträgen an die Universität einladen.

Im Sommer-Semester 2010 ein Semester lang Lehrtätigkeit am «Institute of South and Central Asia» der Prager St. Charles University, 2011 ein Gastvortrag am Institut für Ostasienwissenschaften der Universität Wien, Bereich Sinologie, seit 2012 jährlich ein Gastvortrag an der Medizinischen Universität Wien im Rahmen der Ringvorlesung Komplementärmedizin, 2014 vier Vorträge über «Westliche Kräuter aus Sicht der TCM» auf Einladung der Österreichischen Apothekerkammer sowie ein Vortrag am Institut der Sozialanthropologie der Österreichischen Akademie der Wissenschaften (ÖAW).

Darüber hinaus Vortragstätigkeit bei diversen internationalen Kongressen, beispielsweise 2012 am 12. ICOM-Kongress in Seoul/Südkorea, 2014 am «3rd International Congress on Traditional Tibetan Medicine» in Kathmandu/Nepal sowie Vorsitzender für die Sitzung «Akupunktur» beim Menopausekongress in Wien (Veranstalter: Universitätsklinik für Frauenheilkunde), 2015 am «International Workshop on Tibetan medical formulas» an der University of Westminster in London, British Academy sowie am «Establishing Meeting for the Tibetan Medicine Committee of the World Federation of Chinese Medicine Societies & First Annual Conference on Tibetan Medicine» in Xining, China.

2009 wurde er offiziell von Dr. Dawa, dem damaligen Direktor des Men-Tsee-Khang, in Absprache mit dem «Health Department» der Exilregierung der Tibeter mit der Übersetzung der ersten beiden Teile des bedeutendsten Werkes der Tibetischen Medizin (rGyud-bZhi) beauftragt. Dieser nun unter dem deutschen Titel «Wurzeltantra und Tantra der Erklärungen» erschienene Text dient seit dem 12. Jahrhundert als Grundlagentext in der Ausbildung der tibetischen Mediziner und wird noch heutzutage auswendig gelernt.

2011 wurde er von Dr. Tamdin, dem damaligen Direktor des Men-Tsee-Khang, mit der Übersetzung des letzten Teiles der rGyud-bZhi beauftragt (erschienen 2015 unter dem Titel «Das letzte Tantra aus Die vier Tantra der Tibetischen Medizin»).

Preisträger des Lebensweise-Preises 2013 in der Kategorie Wissenschaft & Medizin.